经典中医实录

我对蓝肇熙先生中医学术的评述

谭政 冯麟 金毓 ◎ 主编

中医古籍出版社
Publishing House of Ancient Chinese Medical Books

图书在版编目（CIP）数据

经典中医实录：我对蓝肇熙先生中医学术的评述 / 谭政，冯麟，金毓主编．
— 北京：中医古籍出版社，2024.3

ISBN 978-7-5152-2556-2

Ⅰ．①经⋯ Ⅱ．①谭⋯ ②冯⋯ ③金⋯ Ⅲ．①中医学
—研究 Ⅳ．①R2

中国版本图书馆 CIP 数据核字（2022）第 146644 号

经典中医实录——我对蓝肇熙先生中医学术的评述

谭 政 冯 麟 金 毓 主编

策划编辑　张　磊
责任编辑　张　磊
文字编辑　庄文元
封面设计　蔡　慧
出版发行　中医古籍出版社
社　　址　北京市东城区东直门内南小街16号（100700）
电　　话　010-64089446（总编室）010-64002949（发行部）
网　　址　www.zhongyiguji.com.cn
印　　刷　廊坊市靓彩印刷有限公司
开　　本　710mm×1000mm　1/16
印　　张　17.875　彩插　32面
字　　数　294千字
版　　次　2024年3月第1版　2024年3月第1次印刷
书　　号　ISBN 978-7-5152-2556-2
定　　价　98.00元

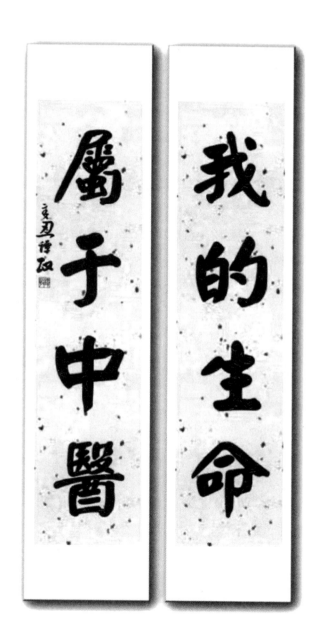

四川省首届十大名中医蓝肇熙先生座右铭
"我的生命属于中医"谭政书写

编 委 会

前言

　　政，字天震，乃宁夏贺兰人氏。自幼愚钝，及至龆年，方始启蒙。弱冠之岁，始学中医。盖西方之学，幼年之基，阴阳之术，医道之本，官学三载，未明岐黄之理也。

　　时年偶感风寒，高热不止，先诊西医，不效，或六时又热，或三时复热。逢张氏新渝先生讲学，诊其门下，先生视、闻于吾，处以玄参、麦冬、生地黄、蝉衣、僵蚕、冬桑叶、薄荷、甘草八味，服三剂，即愈。遂感中医之奇哉，不可言喻乎！故而虔志，修学医道，中西医学，研习参半，逾历六载，方药、针灸、导引、按跷悉熟于心，然《经》《难》《伤寒》《要略》不熟，故遍求橘井之家，师从大医蓝氏肇熙。

　　蓝氏医道，承家学，拜名师，传五世，及至先生，集诸子所长，自成一派。愚每临证侍诊，无不叹服其才秀也！

　　先生自幼博闻强识，精勤不倦，《灵》《素》《伤寒》《要略》览之，立诵，不遗一字。凡其治病，审谛覃思。遣方处药，经典博引。诗词歌赋，脱口即叙。各家之说，无不了然。噫！是故天地间才秀之士甚广，然，余视先生乃杏林之翘楚尔！

　　余侍诊六载，由是感激。先生倾力相授，然吾天资愚钝，每至先生省病诊疾，立于旁侧，观其辨证，审其形候，不敢稍有懈怠。先生或上病下取，或下病上取，或以左治右，或以右治左，察病所在，以知其应，药味异同，无不知之。

是年，余而立又二，医行十三载，始悟蓝氏岐黄之术精微也。

荀子云：学不可以已！先生之学与悟，亦随天地而易。授之于吾，不无详情。《经》《易》运气，方知病变。寒热虚实，乃查病性。阴阳表里，方明病本。辨证论治，乃止病根。嗟乎！愚，今于蓉城，临证四诊，小成一得，乃知先生岐黄之术深远尔，如沐春光，如饮甘醴，孜孜汲汲，欲罢不止！

子曰：三人行，必有我师。是故弟子不必不如师，师不必贤于弟子，闻道有先后，术业有专攻，如是而已。先生之思，纵贯中西，巴蜀之地，首屈一指，非吾侪可望其项背也。愚本拙痴，记述粗瑕，然精华之处，心已深达，希冀吾辈，学之，用之，传之。

今天下之医，西学恃强，世人甚爱，然，予独爱青囊之术，三指辨脏腑，两剂见奇效，一针决死生，故作"政心书院"，作此拙作，享于同道尔！

庚子年·冬腊月·撰于蓉城政心中医书院

内 容 提 要

　　蓝肇熙先生系成都中医学院 1988 级中医内科学博士研究生，其学术传承于成都中医学院院长李明富教授、全国名中医张发荣教授、国医大师李克光教授，以及文、史、书法、风水家蓝锡纯先生，继承三代家学医术以及硕、博导师医学之大成。我与蓝肇熙先生共处多年，本书分别编辑《经典中医实录》三部分，展开对先生从医以来的经典中医的评述，即：

　　学术思想篇　分别从先生家族五代祖传的学术思想及其从医 50 余年的学术经验回忆记述先生的中医理论。其中，重点讲述了先生的中医新思想——"脏腑的象思维""寒温统一派""中西医整合医学"的研究以及中医工程的科学研究。

　　临证经验篇　分别从先生的中医诊断理论、方法、临证用药、方药规律来记述其临证特色。并且一一回忆了先生 50 余载的临证验方和养生膏方（说明：文中秘方、经验方、膏方，请广大读者不要私自实验研究与加减造方，若未经允许以个人名义声明、专利、实验与制药，本工作室将追究其一切法律责任）。最后，记录了第一次跟诊先生的详细医案，以及第一次从业诊治疾病时先生教授的疑难病诊治医案，共 50 余则，所有医案均从我个人的角度与学术水平展开实战实录，希冀"50"岁之年，能够在中医上如先生一样，通悟不困惑，辨证不浮浅，悟道而不愚。

　　名医之路篇　　分别从先生童年、青年、大学等时期搜集有关资料，从我的角度讲述先生启蒙中医教育及家族五代中医氛围的影响。其次，我也记述了先生对家乡的贡献，以及先生对于儒、道、释、书法、音乐与文物的认识。并且也讲述了先生所接受的中医教育，以及先生与其恩师的学习、评述、对话等方面的信息资料，以此来记述先生的中医历程。另外，我搜集整理了蓝肇熙先生60余年的中医学术论文、中医科研记录以及其编辑的所有书籍。篇章最后，记录了先生医学、文学、中医梦的点点滴滴感动。

　　总之，本书对蓝肇熙先生的记录与讲述，每一个地方都经得起时间与历史的验证，文中每一个学术思想，从我个人学习的角度，都值得挖掘、继承、研究与发扬，我曾经的许多中医同道有幸先读此文，而后应用在临证中，每每收效，与我论道，无不钦佩先生中医学术思想之奇哉！我暗暗自喜，有幸进入"蓝门"，故于庚子年冬撰于家中小院，写下些许回忆与纪实分享，希冀更多中医人能够读过、学过、用过，用自己的一生，造福于伟大的中医事业。

辛丑年·正月雨水·撰于蓉城政心中医书院

　　医家治病，藏家养性，琴家怡神；融三才于一炉，集三绝合一身。为名医而术业精锐，口碑成林；为博士而海纳百川，旷达雄浑；为藏家而首开藏馆，薪火传承；为琴家而广采众长，技高韵深。兼善书法，并重诗文。斯人何奇异，四川蓝肇熙。

　　地灵养育人杰，赤子添彩乡梓。殷殷眷顾，弘扬故里千年文化；劳劳奔走，促进故园现代文明。乡情何浓郁，富顺蓝肇熙。

　　今夕何夕，琴动故乡。西湖秋水映月，文庙沧桑随想，玛瑙青山鸟语，江畔古城春光。弓弦情意，心声心迹。二胡有灵犀，倾听蓝肇熙！

——廖时香《贺蓝肇熙博士举办"故乡情二胡音乐会"》

2012年孟秋撰于自贡

　　来到蓝教授的诊室，那真叫一个热闹，患者和家属"打拥堂"不说，小小一个诊室硬是叫蓝教授弄出个车水马龙、门庭若市的感觉。这人气，简直比外面的气温还高。

一、世代从医、家学渊源

据蓝教授称，自己 13 岁从医，至今已有六十余年。从祖辈算起，他已经是第四代传人。祖师爷叫蓝秀熙，第二代传人叫蓝敬修，第三代传人有两位，分别是蓝述苍和蓝锡纯，第四代也是两人，分别是蓝颖聪和蓝肇熙，第五代在瑞士，叫蓝群。

因家学渊源，加之后来与各位大家交流，蓝教授渐渐形成了自己的学术流派，被他自己称为"蓝氏流派"。他从事中医学教学、科研与临床多年，在外感疾病辨证上，力主将伤寒温病融为一体，提出"寒温结合统一外感热病辨证诊治纲领的初步方案"，善用古方及个人经验方治疗外感疾病，对湿热类疾病的治疗尤具独到之处；在内伤杂病诊治上，思路新颖，重视阳气虚损及痰瘀在发病中的作用，常以大剂量温阳益气之品和除痰化瘀之品治愈沉疴痼疾；常以中医运气学说理论结合现代医学成果辨治疾病，收效甚著。此外，对应用中医中药治疗常见运动疾病亦有心得。

二、博采众长、融会贯通

蓝教授对行医有自己独到的见解，他常说："行医者，常怀悲悯之情。""大医精诚，博采众长，融会贯通，而成也。"在此基础上，经过几代人的共同努力，形成了"蓝氏流派"。

关于蓝氏流派，蓝教授自我总结为以下几条：①治病从心启。治病养生，向太阳学习。②糖尿病的发病机制在于脾胃失调。③健康的大敌在于心脾失调。④肝病的发病机制在于脾虚湿胜。⑤肝病从胆治，胆病从肝治（肝胆相照）。⑥高血压的发病机制在于肺气虚（心肺交换不充分）。⑦治病第一要义——在于与患者沟通（病为本，工为标，标本不得，邪气不服，故病不愈也）。

在诊室，我们眼见一位患者手持厚厚一摞处方，正在与蓝教授交流。这是蓝教授的忠实粉丝，因为马上要出外旅游，需要耽误近两个月的时间，所以赶紧到蓝教授这里讨要处方和近两个月的养生方。经过耐心细致的交流，蓝教授为她开出处方和一份含6种植物花的"六朵金花"养生方，她十分高兴地拿着两份方子取药去了，像这样的患者在蓝教授这里已经是司空见惯了。

蓝教授称，自己的主要学术思想来源于中国古医学，特别是《黄帝内经》对他的影响尤为深远。他对其中的"天人合一"理论提出了自己的独特见解：天地人的"三才"医学模式奠定了中医学的基础，因此"天人合一"便有三层含义。即：①天人一体；②天人互动；③人神合一。盘古开天后，清气上扬，浊气下沉，天长一丈，地亦长一丈。于是，盘古将血肉之躯置于其中，顶天立地，并衍化为万物，这样人与万物共沉浮。"天人合一"即为最高境界，用现时流行的话可置换为"万事万物皆聚焦于物质和能量"，这便是"蓝氏生命全息论"。

三、为中医愿献出一切

为将中医学发扬光大，蓝教授不仅身体力行地推广自己的"蓝氏学说"，还在家乡设立国医馆，为家乡人民造福。据他介绍，2016年10月国医馆将正式开馆，邀请我们届时共同去见证。

说到激动处，蓝教授一把抢过采访本，在上面奋笔疾书，用英文写下自己的心情与感悟。第一句便是"我的生命属于中医"。然后，洋洋洒洒写下以下的感悟："我，蓝肇熙，富顺人。我热爱我的祖国母亲，更热爱我的家乡。今天，中国梦正深入人心。我们每个人都应该为此做出自己应有的贡献。中国正在崛起，中国人民也必须要崛起，我们大家都要互相学习、互相支持，共同实现中国梦。"

此时，他给我们的感觉是热血沸腾、无法自已。其实，蓝教授的中医梦和爱国梦在圈内已不是什么秘密。他最大的愿望就是用自己的医术来解救患者的痛苦，在家乡开医馆只是迈开第一步，以后还将陆续用行动将自己的心愿落实，实现自己的梦想。蓝教授告诉我们，以后一定会将自己的理论好好整理，并通过我们报社报道后传播给大家，使大家能够从中受益。

路漫漫，其修远兮。其志高远，其行稳重，上下求索已有期。我们坚信，蓝教授的梦想必定会实现。

——四川记者《我的生命属于中医》

目
录

上 篇
经典中医实录：学术思想篇

中 篇

经典中医实录：临证经验篇

下 篇

经典中医实录：名医之路篇

上篇 经典中医实录：学术思想篇

在我中医学习成长中，我对蓝肇熙先生的学术思想认识有两个方面，即蓝肇熙先生的学术思想主要有：一是五代家族传承的蓝氏医学，二是先生长期中医跟师与临证的学术思想。其中，蓝肇熙先生在前人基础上独创了『中医象思维』『寒温统一派』『中西医整合医学』等学说，对于吾辈的中医学术具有极大的提高与启迪，希望每一位中医人能够从中开悟与受益，使得中医的光辉照耀祖国的每一寸土地。

第一章
蓝肇熙先生之五代学术思想

一、治病之首重

蓝肇熙先生临证治病，首重医生与患者的沟通，即"交心"。在我的跟诊实践中，观察到蓝肇熙先生治病的核心，即治病之首，重视交心。患者病的不是身体，而是心理生了病，如果只关心于治病的身体，而不关注患者的心理，则药无效矣。

因此，他很注重与患者平和的沟通。首先，良好的沟通可以在患者看诊时宽慰心灵；其次，良好的沟通，可以与患者拉近距离，不至于让患者感到陌生，增强患者对医生的信任感，有助于医生了解病情的发生与发展。另外，在某种程度上，和谐的交流可以达到疏肝的作用。所以，蓝肇熙先生很重视这门"与患者沟通"的艺术。

二、治病之本质

2005年6月，蓝肇熙先生在《四川中医》杂志发表了《试析心为人体阳气之主宰》一文，先生从《素问》"心者，五脏六腑之大主"等文字对"心"的论述，认识到心为人体阳气之根本，故临证治病擅长从"治心"的角度思考。

在先生的论述中，他分别从心的位置、五行所属、心肾关系、心阳心阴之功能，以及临床经验等几个方面强调"治病从心"的临床意义，为临床治疗阳气不足的病证"从心阳"而论开了先河。因此，先生始终强调：治病之本，最重治心。

三、养生之秘诀

心脾的关系在气、血、阴、阳等多个方面均有体现，蓝肇熙先生认为：养生之秘，心脾协调。一个人的健康最重要的是"精、气、神"，其中因心主神、脾生气、五脏之精藏于肾、肾生精、心肾相济，故若心脾关系失调，则直接影响人体之心神与脾气，进而影响肾精乃至五脏之精。因此，一个人的健康最关键的是心脾关系协调。

四、肝胆相制衡

肝胆关系，蓝肇熙先生认为如同成语"肝胆相照"一样，彼此互相影响，又彼此共生，即"肝病治胆，胆病治肝"。在本书第二章"蓝氏中医象思维"将详细介绍肝胆的关系。蓝肇熙先生结合多年临床以及对《黄帝内经》的领悟，认识到肝病往往治胆效佳，胆病往往治肝效优。因为肝为罢极之本，而胆主十一脏之决断，故临床沿用"肝病治胆，胆病治肝"之理，往往能收到意想不到的疗效。

五、肝病之本质

蓝肇熙先生认为肝病往往表现在"肝主疏泄"的功能失调，其中最重要的是肝与脾的关系，即"脾虚湿盛，肝病之本"，"肝本温而脾本湿"，又肝脾在五行之中为木土相克关系，故临床发生肝病往往除了肝本脏之因外，还在于"脾虚湿盛"。

脾主升、主运化，且脾又"宜守、宜升、宜燥、宜补"，故脾虚而运化无权，失于气化，产生湿气，湿盛则反侮肝木，导致肝病的迅速发生。因此，肝病之时，蓝肇熙先生主张培补脾土为治肝之要。

六、糖尿病之本

临床上，蓝肇熙先生结合多年经验，认为糖尿病的发生与脾胃关系密切，脾胃关系失调往往是糖尿病发生的关键因素，即"脾胃失调，糖尿病之本也"。

脾升胃降、脾喜燥、胃喜润、脾宜守、胃宜攻，且脾胃为气血生化之源。

因此，根据它们两者的关系，若不协调，则影响气血津液之代谢，导致血糖升高。而五脏六腑之中，除了脾胃可以直接影响血糖之外，其余均为间接影响血糖之脏腑。故在临床上，其治疗糖尿病，总以"调理脾胃"为根本。若不侧重于源头之法，则其余之法皆如亡羊补牢之术。

七、高血压之机

蓝肇熙先生通过临床观察，认为"肺气亏虚，乃高血压之机也"。先生发现，高血压的发生总与肺有关，其中肺主气之功能是直接影响血压变化的最重要因素，其余脏腑则间接影响气的运行。肺气虚，则机体气的供应不足，机体在气不足状态下，加强血管收缩能力，使得血可以上达头目，故引起一种血压升高的假象。通过大剂量应用补益肺气之品，临床观察到血压往往容易下降。因此，"肺气虚"这一发病机制是诱发高血压的最重要因素。

是故肺气足，则能气与血相结合，运送血至全身脏腑组织，这一理论的提出源于蓝肇熙先生数十年临床治病经验的总结和观察。

第二章
蓝肇熙先生之中医象思想

脏腑本身具有了"位"，即形态、结构与位置，但中医学认为每个脏腑都具有无形的功能，即"功能态"，蓝肇熙先生在中国首创的这种中医思维模式，我们称之为"中医象思维"。

一、五脏虚实观
（一）虚实各异，治法不同

关于肾的问题，肾藏精，精是肾中很重要的物质。肾精不能亏虚，它是人体先天之本、生命之源。但临床上，我们在肾虚的基础上，经常见到兼有实证的情况，因为肾的实证，大多是在"虚"的情况下形成的。比如临床常见的水肿病的发生。肾气虚，大多是肾的气化不足，兼有瘀血、湿热之证，其所兼带的实证，以及男女生育问题，都与肾虚兼实证有关。所以，临床每遇肾病，都要有"虚实"之分。

张锡纯的清肾汤，适于肾虚的基础上兼有湿邪。临床上遇到此类案例，往往是在肾虚的基础上，伴有白带黄稠、小腹疼痛、脸色蜡黄、小便黄等症状。这样的证型应用清肾汤效果较好。

（二）脏腑虚实，主攻血瘀

《黄帝内经》云："肝藏血，血舍魂，肝气虚则恐，实则，怒""脾藏营，营舍意，脾气虚则四肢不用，五脏，不安，实则腹胀，泾溲不利""心藏脉，脉舍神，心气虚则悲忧，实则笑不休"，"肺藏气，气舍魄，虚则少气，实则喘气""肾藏精，精舍志，肾气虚则厥，实则胀，五脏不安""必审五脏之病形，以知其气之虚实，谨而调之也。"

每个脏都有虚实，蓝肇熙先生认为：临床如果应用虚实之理论，大部分中医都会成为明医。但若没有中医的大思维，则根本不行。例如骨伤科，当患者手术完了，如果中医的大思维建立，能够应用虚实理论处理各脏腑关系，则术后势必恢复良好。当然通常情况下，解剖达不到这种思维高度，因为解剖对"气、血、精、津、液"宏观概念的认识不足。

因此，蓝肇熙先生强调：人的主体是五脏，五脏是人的主体。主体的情况怎么样，反映了疾病的愈后情况。例如在骨伤科方面，应用中医脏象思维，补虚泻实，就可以打破"伤筋动骨一百天"的魔咒。所以，在骨伤科医院加入中医内科医生，对于骨伤科而言是一件极其重要且具有创新意义的事情。从入院、手术、出院到居家休息，应用虚实理论，贯穿疾病前后，完全可以缩短疾病向愈的时间。

蓝肇熙先生认为：骨伤科患者躺在床上，气机不利，气血运行失调，怎么恢复健康呢？这就不难理解，为什么骨伤科手术之后，大量的患者会出现大便秘结、术后高热。蓝肇熙先生专门研究术后便秘与术后高热四十余年，发现这些疾病往往是由"瘀血"引发的。

例如术后产生的疮面，要么引发感染，要么引发上皮细胞脱落，要么是免疫功能低下所致，要么是瘀血阻滞所致。蓝肇熙先生认为：应用"活血化瘀药"就有治疗作用，既可以解决便秘，又可以解决高热之难题。所以，头脑中缺乏清楚的脏腑基础思维与脏象理论的应用，临床上很难提出最优的治疗方法、治疗措施与愈后康复方法。因为局部变化对人体整体脏象的影响实际上是很大的，可以导致全身脏象的改变，主要是气、血、精、津、液等物质在人体的分布发生改变。

（三）虚实合并，如何治之

虚实证候合并，在临床如何治疗呢？

　　蓝肇熙先生认为，在原则上，《黄帝内经》给我们做了很好的示范。对于肝，辛补之，酸泻之；对于肺，酸补之，辛泻之；对于肾，苦补之，咸泻之；对于心，咸补之，甘泻之；对于脾，甘补之，苦泻之。各个脏腑都有虚实，但往往是虚实夹杂。在临床上，纯虚或纯实证很少（如图 2-1）。

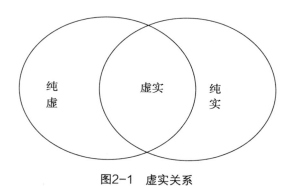

图2-1　虚实关系

　　比如肝病，既有虚证也有实证，虚实兼夹，所以处方一定要用辛药、酸药，这两个非常重要。为什么要用辛味药？因为"辛"五行属金，"酸"五行属木，这是基础药。还有一组药味必须用，一定要用补肾之药，因为肾五行属水，水可生木，这属于辅药。

　　先生认为：为什么要用这样的组合药呢？因为一个是制约，而另一个是辅助。为什么要用酸味药呢？因为小剂量酸味药是补肝的，大剂量酸味药是泻肝的。所以临床上，我们常用小剂量炒白芍、醋五味子、焦山楂、乌梅，而且用这组药的时候，要考虑到甲和乙的关系，甲属胆，乙归肝，甲乙五行均属木。所以少量的白芍，10g 左右补肝，大量就泻肝了。一脏一腑不一样，所以当血压很高的时候，大剂量使用白芍，就可以泻肝降压，又叫"平肝"，平肝的时候，就像跷跷板恢复平衡一样。

　　其次，肺属金，金克木，故肝病的时候，还要用少量辛味的药来补益肝体。而大量用辛味的药时，会惊动肝气，克伐肝木。这个时候，辛味药用细辛，一般用 3g。药味有双向调节作用，而且处方一定要讲求平和。如《黄帝内经·生气通天论》曰："是故味过于酸，肝气以津，脾气乃绝。"

"阴之所生，本在于味"，这些用药规则如同跷跷板一般，少量、多量全在医家处方用药的伯仲之间。所以，关于一些医家加大药材用量，如药材质量不好，加大药物用量的做法，蓝肇熙先生不大赞同。用好了可能一两服药必应，但用过了，反而会从有效变成负效，甚至无效。《黄帝内经》病机十九条有云："必先五胜，疏其血气，令其调达，而致和平。"经典已经告诉我们：先达五胜，疏通就好，人体就是这样的，平和同时兼得就好。所以，蓝肇熙先生认为在治疗肝病时，轻轻地加一点酸味药就好。

此外，蓝肇熙先生认为：但凡入本脏的中药，用量太大都不行，过犹则会不及。虽然辛喜肺，咸归肾，甘入脾，但对本脏有克制的归经药，往往是有用的、有效的。例如，金克木，少量用辛，往往对肝病有益。

又同一种药，炮制不同，针对脏腑虚实则不同。咸本身入肾，是喜肾的，但要区分病情，例如同样都是杜仲本味药，针对中医肾病，是用盐杜仲还是用生杜仲呢？先生认为：当肾虚（不论肾气、精、阴、阳亏虚），邪气较轻时，用生杜仲，此时生品更能针对肾虚证。相反，肾虚（不论肾气、精、阴、阳亏虚），夹湿邪之证，邪气深重的时候，往往用盐杜仲，因为痰湿多了，要用盐制，祛湿的作用更佳。故此西方医学治疗用糖盐水，依然逃不过中医经典理论的先鉴之明。

（四）先生的八点感悟

1. **经典与传统的感悟**　先生讲：历经千年众多医家所著的经典，是可以预测未来的。我们现在所做所思考的，历史上其实早已经预演或预测到了。历经几千年的经典著作，我们修改什么呢？我们又要颠覆什么呢？其实，那些理论都是真理！之所以是真理，因为它是"传统"。那什么是传统呢？"传统"是从过去走到现在，传承下来，统治未来的。它不是历史的来源，是一个未来概念。从历史走到今天，并且穿越时空，统治未来，这种概念叫作"传统"，或者叫"道统"。

2. **中医与西医的辨证感悟**　我们吃饭也是同样的道理，饭菜可口一点，就过量饱餐，结果肠胃不舒服。其实，这些原理，经典著作均有记载，只是过去与现在两个时间状态罢了，但结果都是一样的。因此，中医药要发扬一种吸取的方式，绝对地释放。我们的中医药文化与世界的发源发展本身就是和谐的，为什么中医学治疗人无副恙，而西方药学却产生不良反应呢？这些都是因为西药本身不符合"天道"（即自然规律），它是人工化学合成制造出来的。人类诞生之前，大自然已经给予了丰盛的物材，然后我们叛逆天道，制造出化学合成药，"人道"取代"天道"，故产生不良反应。

但是，不能否认人的主观能动性，在一定范围内应用西药也是可以的。发挥人的主观能动性，把控风险的时候，西方医学是有效的、快速的。稍微严重一点的病，西医预防、管控风险是必要的。所以大量的医生都是西医医生，因为西医是管控风险的，但蓝肇熙先生认为中医却是一辈子使你幸福的学科。

蓝肇熙先生的医学生涯里一直从事中医、西医，据先生讲，他曾经是一个西医迷，30岁后是一名中医的战士。先生用50余年时间研究了大量中医课题，发现中医与西医不一样，他认为现行医学名词不应是"中西医结合"这个词语，应该在临床上应用"中西医整合"这个概念。先生认为关键缘由是，中医的核心是"神"，西医的核心是"形"。在中医"神"的领导下，把西医一些"形"的概念整合进去。实际上应该抛开西方医学的概念，把数、理、化、天文等七大学问直接整合在中医里、融入中医，如同"X线"也是中医的，那么就可以从X线检查脾虚的症状；做胃镜，我们可以看看"胃系统"的变化，看看胃的"腐熟受纳"功能怎么样？这个都可以先汇总，全部融入中医，所有的西医检测全部转化成中医的方法，研究出中医装备。我们将来将建立"中医装备专业"，或者叫"中医工程学"。

先生认为这样的愿望完全可以实现，关键是中医的原理一定要清楚，因此，一定要回到《黄帝内经》——我们的先辈建立的中医学体系中，一定是从最原始的积淀中来，用原始与当今中医的思维去思考，顺沿着这种思维，发明创造的几乎都是"精准科学"，先生把这种学术思维称作"中医的思维"。

3. 死亡与幸福的感悟　我们人类这辈子不可否定死亡，除此之下，就是生。死亡的时候，有的人死在它处，有的人喜欢在家里死亡，在他们熟悉的环境里，像庄子一样死去。因此，每个人死亡时，都具有一种幸福感。死亡的幸福，还是死亡的遗憾，都应是自己的选择。

4. 人体是最佳的配伍　我们人类常会想：最好不吃药！但我们人体本身往往就是药箱。自然界大量的本草一定满足不了人类的需求，因此，药食同源，人类还得靠食物去自我调节身体健康，但药食同源的关键在于配伍。人体的五脏六腑、经络、气、血、津、液，最佳的配伍就是人体。《黄帝内经·本神》云："天之在我者，德也；地之在我者，气也。"天有道生之本，地有春行之气，天道、地道，才是人道，道生一，生二，生天；二生三，生万物。只有天地才有万物，包容万物。所以，道生万紫千红、大千世界。任何事物都一定要评估，它们都是天地创造的。每一味草药都是自然衍生，可能由神农尝百草尝试出来的，所以我们的先贤给我们指明了一条光明的道路。

5. 仲景方药规律的感悟　张仲景把这些人体健康规律研究出来了，并总结病因病机，制定了处方。在桂枝汤里面，营卫不和，肺出问题的时候，仲景用辛药（桂枝）、酸药（白芍）这两味治疗太阳中风之营卫不和。这两种药（桂枝、白芍）非用不可，每一种病变都用，然后转换到"土（即脾胃）"，组成方，一般是四种药：君、臣、佐、使。这两种药就是君和臣，桂枝为君，白芍为臣，姜、草、枣则为佐使。

在"脾"方面，仲景用半夏泻心汤，甘补之，苦泻之，黄连、黄芩"泻"，大枣、甘草、人参"补"。所以说，仲景是把《黄帝内经》这些医理研究得非常透彻，因此才成"医圣"。

6. 国家层面对中医的感悟　习近平主席说："中医是打开中华文明宝库的钥匙。"所以，将中医上升到国家层面并颁布了《中医药法》。可以说，只要一辈子与中医沾边，你就是幸福的。背离中医的原则，你就是痛苦的人、悲哀的人。

7. 书读百遍其义自见的感悟　关于中医，这里面玄学或者说要学的东西太多，包括中药学，都是拥有五行属性的，方剂也有，甚至人体也有五行属性。比如面对骨伤科患者，医者应该知道患者原始是一个怎样的体质，受伤后气血发生了怎样的改变，脏腑出现了什么情况，若没有这样的一种认识是不行的。另外，我们可以通过一些物理器材检查患者的营卫情况，亦可以检测津液分布情况，这样对疾病都会有更透彻的认识。

8. 中医学习中的感悟　中医它要涉及每一个系统，心、肝、脾、肺、肾五大系统，然后做一个深度的讨论。达到这个深度，中医学识就丰满了，此时达到了硕士研究生的水平，并且中医思维构建成功，带着这种思维临床临证，才能有所收获。你把其他学科当作"术"，归到中医道路上来，你的中医思维与水平才会得到更大的飞跃。同样的，我们人体本身就是个多维的世界、多维的宇宙空间，多维人体一定要简单化处理，西方医学恰恰犯了一个错误，太简单又太复杂化，故临床效果不甚理想。

二、六腑象思维

《素问·五脏别论》云："六腑者，传化物而不藏，故实而不能满也。"此论既描述了六腑的功能特点，又讲述了六腑的活动规律。其中，六腑"传"与"实"是六腑的功能特征。六腑做事，就是要"传"，它的状态是"实"的状态，所以与水谷直接接触，直接传化事物，且不能"满"，就是一种"实物"的状态。

此外，六腑的运作、活动规律就是"不能满"，所以，它的本体是虚的，故"六腑以通为顺"。其中"通""顺"就是"不能满"，是指胃肠不能同时满盛。因此，"水谷入口，则胃实而肠虚"，肠实胃虚，胃实而肠虚，如此反复循环。如果胃也满，肠也满，就会生病。从飞门到魄门，不断地承接。所以，张仲景用"承气汤"处理。食物入咽，口腔空了，进入食管，食管空了，胃满了。胃空了，小肠满了。小肠空了，大肠满了。大肠空了，排便出去。不断承接的这个过程，名曰"承气"。

那么，另一方面，传化物处在"实"的状态过程，活动规律一定是"不能满"的，所以，不断地成空像，随时有食物的存在。即便是在"传"的过程中，它依然有"实"的存在，它不能壅满，不能所有的位置都是食物。所以，张仲景在"阳明病篇"记载："阳明之为病，胃家实是也。"等它全部充满，胃也满，肠也满，则应表现为阳明经证、阳明实证，整个胃肠道充满——痞、满、燥、实、坚。同时，六腑是要"藏"的，"藏"是六腑的基础。"藏"后才能"实"，再能"满"。

因此，可以说，张仲景是一位大智慧之人，他的聪明智慧来自哪里？撰用《素问》九卷已经说明。

三、心的藏象观

（一）中医药法的感悟

蓝肇熙先生曾讲述，当年看到教育部和国家中医药管理局发布的文件上写道：

1. 深化高等院校中医药改革，要尊重人才培养的质量。

2. 优化中医药专业学科结构，建设世界一流学科、一流大学。

3. 改革中医药课程体系，推进中医药课程内容的政策优化，以中医药传统文化与经典课程为根基，提升以中医药健康普及率为导向的科学体系。

4. 加强中医药实践能力的校园建设，进一步理顺中医药院校与附属医院教学医疗的关系，强化医学的教学主体医疗，强化中医四诊的建设，建设若干国家中医药发展中心，让专家上讲台，中青年教师做临床，临床医师学经典，探索经典等级考试（蓝肇熙先生曾讲述经典考试就像英语一样，《黄帝内经》应该设置考试等级）。

5. 建立健全毕业后教育，注重彼此之间的联动关系，积极推动全国中医师培养，既要加强师承教育，提高中医药传承的方式能力，将中医药人才与师承教育全面结合（这也是中医发展必要的过程，还有专科阶段、硕士阶段、博士阶段都应有专门的老师），又要秉承充分发挥世界一流教学的独特作用，总结师承教学教育的规律，保障师承教育标准和相关政策的实施，建立师承教育医疗体制，完善师承教育考评和监管体系，推动师承教育的全面发展，整合师承教育、毕业后教育和继续教育。建立国医大师、全国名中医、省级名中医不同层次的衔接，着力推进优秀人才的培育。

教育部、国家中医药管理局的这个文件是 2017 年 7 月 3 日发出的，对中医的发展起了很大的作用。归根结底，中医的发展需要中医文化（即中医经典和传统文史理学经典）的铺垫，没有这些，整个中医药文化和整个中医专业的临床水平可能会停滞不前，整个中医药人才的培养将处于断截之中。

所以，我们今天按现行的理论型教材一个方剂对应一个疾病，临床上很难效如桴鼓。那是没有经过检验的理论，而中医临床根本不是坐在教研室编写出来的。如果按照现行的《中医内科学》教材，医者想从事大内科，困难重重。历史上没有一位中医名家是按照教材来临证治病的。因此，全国最一流的中医药大学统编教材——经典著作，才应该是学习的课程。

（二）中医“神”的感悟

关于“心”的问题，最重要的就是“心藏神”的问题，现着重探索“神”的基本概念。蓝肇熙先生认为“神”的内涵外延有四个方面的内容。

一是天神，我们讲是“自然之神”，亦称“天地神”，也叫“元神”。

二是阴阳八卦神，宇宙运动的真谛与规律是矛盾的对立方面推动万事万物的变化与发展。这层含义涉及人神，即生命之神，指整个人的生命外象的彰显，整个生命活动的外在表现。

除此之外，还有我们的“心神”，这里包含精神、意识、思维。

此外，还有我们大脑的脑神，也叫识神。

所以“神”是建立在这样一个机制的整合的完整体系中。那么，这样的分类，在临床上有什么现实应用价值呢？

首先是阴阳失调，这是“自然之神”的失调，即自然层面的神的失调，那我们的人神（是另外一种生命物质），即整个生命活动的表现、我们的生命力就会受到影响。这些年天气非常热，尤其南方地区特别炎热，为什么呢？因为今年（2017 年）是火年：上半年是阳明燥金司天，“燥金”为重点，下半年是少阴君火在泉。所谓“司天”“在泉”，分别指司天之气在上面，在泉之气跑到下面，而且"司天之气"它不仅贯穿上半年，还要直接贯穿整个下半年。

也就是说上半年"燥热"，而且燥不仅贯穿上半年，还要贯穿下半年，所以下半年天气表现为一个"燥"和一个"火"，所以七八月份伤阴的病变特别多，对我们鉴定"生命之神"有一定的意义。所以，今年（2017 丁酉年）阴虚火旺之人特别多，"阴虚火旺"就会波及我们的心神。

因为我们的精神、意识、思维受影响，直接影响到神（"心神"），所以失眠多梦，而且这些情况特别突出。在临床上我们看到许多失眠患者少神、失神，这就是"天人合一"。因为"神"的失调，轻则心虚烦躁，多表现为失眠、多梦、健忘、神疲；再严重之后，"神"的失调就表现为神疲乏力、记忆下降、辨识事物不清。其中，手机是最严重的祸因，这可以说是"失神"原因的关键。

所以，从这几个层面的失调：自然神→人神→心神→脑神，整个体系的紊乱，集中表现在失眠上。失眠似事小，实则事大，古人云："不觅仙方，觅睡方。"各种疾病的最终归宿，都会导致失眠。据不完全统计，失眠人群占全世界人口的三分之一，也就是说全世界 20 多亿人都有睡眠障碍，如果有睡眠障碍的人能解决失眠，那是多么幸福的一件事。

失眠患者可能伴有情绪异常，这很痛苦。我们讲吃得好，睡得好，则身体自然好，所以睡眠是非常重要的。从自然界与自身层面讲，机体有自我调节的功能。短时间失眠，全身气血就会失调，一个月后全身功能严重失调。所以蓝肇熙先生和四川大学、中科院在 2018 年 3 月 21 日睡眠日成立了"睡眠健康管理中心"，就是从这几个层面探索睡眠。

现代医学治疗失眠主要考虑"脑神"的表现，探索的是"识神"层面，直接作用于大脑，例如安定、褪黑素片等，但没有调"心神"。在心神与事务活动这个层面，我们需要心理介入参与。最重要的是生命活力，即"人神"，因此我们还要体育学院运动医学系参与进来，进行运动性实验。

因此，在调理脑神和心神的基础上，进行全身体生命活动引发的实验，结合自然之神，从这四个方面综合调理治疗失眠，基本上是有效的。蓝肇熙先生所建立的睡眠健康管理中心，其临证治疗失眠，就是从这四个方面对失眠进行干预的。

（三）中医"不寐"的感悟

关于失眠，经典著作《伤寒杂病论》里有很多的治疗实验、准则与方法。在《伤寒杂病论》的少阴病篇，少阴病的提纲证是"少阴之为病，脉微细，但欲寐也"，其中少阴病又有少阴热化证与少阴寒化证之分，因此，蓝肇熙先生认为以少阴病论治失眠，是一个很大的进步。

这一个医案是著名医学家刘渡舟的医案：男，49岁，从事编辑工作，他长期习惯性熬夜，慢慢地患者开始失眠，越发严重。此外，他还有一个习惯，天天晚上喝浓咖啡，开夜车，最后导致彻夜睡不着。于是晚上经常在操场上大呼小叫，把自己搞疲劳，导致阴虚之症。舌色绛红，杨梅舌，多裂纹。心火特别亢旺，夜里烦躁失眠。每天晚上在操场上大声呼叫，别人说他神经病。确实是身体有问题了。

这个患者，刘老师认为是少阴病之少阴热化证，在卦象上呈现上"— —"（阴爻）、中"—"（阳爻）、下"— —"（阴爻），中间火往上走，下面水少了、干了，所以舌象是红绛舌，而且是杨梅舌，裂纹非常多，肾属少阴，肾水不足，不能上济于心，心火不能下降于肾，这就是"心肾不交""水火不济"。刘老师开的是黄连阿胶汤，用黄连、黄芩降心火，用阿胶、鸡子黄、生白芍敛肾阴。诸药合用，使"心肾"关系合和，则长期的失眠障碍好转，一共3服药取效。蓝肇熙先生在临床也常用黄连阿胶汤，效果比较好。这是典型的少阴热化证的案例。

心神、脑神出问题，表现在外的生命状态、彰显的表现为烦躁不安，整个生命状态有变化。如果遇到丁酉年（2017年），自然就更麻烦了；如果是遇到太阳寒水之年，水还能补脏腑。所以，人与自然的关系是密切结合的。

还有一个情形就是少阴寒化证，还是伤寒大家刘渡舟老师的一个医案：刘女士，64岁，第一个症状还是神疲乏力、形体消瘦、畏冷，最近一周突然神识不清，到医院检查诊断：阿尔茨海默病。在医院住院，一会儿诊断第三脑室出问题，一会诊断为脑梗死，治疗不奏效，于是找刘老师看诊。刘老师切脉以后，认为此人乃是肾阳虚，故平时神疲乏力、怕冷，近一周才出现神识有误，原来是"心神"出问题，在心神出问题之后逐渐加重，才暴露出"脑神"问题。伤寒大家刘渡舟先生认定此病为：少阴寒化证，心肾阳虚证候。

我们再看提纲"少阴之为病，脉微细，但欲寐也"。什么是"但欲寐也"？就是想睡，这种理解是错误的，应该是懵懵懂懂、时清时寐的一种状态，"寐"是梦寐的"寐"，一会儿清醒一会儿不清醒。阿尔茨海默病就是这种状态，它的神一会儿清醒一会儿不清醒，这叫"但欲寐"。这种患者多是老年人，坐在沙发上看电视，他神气不足，坐着坐着就时清时睡、哈欠连绵，这已经是精神、意识、思维即心神层面的影响。一旦加重，"脑神"受到波及，时清时寐。偶尔心阳振奋，大脑则短暂清明。这就是"脑神与心神"的交互。

这种情况怎么办呢？蓝肇熙先生一般会直接用四逆汤加党参。完整的四逆汤只有 3 味药：附子、甘草、干姜。附子是振奋心神阳气的一种特效药，从传统中医来讲，很多人把附子理解为作用于肾。蓝肇熙先生十年前在《四川中医》杂志上发表的文章论述"心阳为人体的主宰"，认为附子主要作用于心。《黄帝内经》云："心为生之本，神之变也。"所以在人体，心为阳中之太阳。所以《黄帝内经》的学术思想非常强调阳气的作用。在《生气通天论》里讲："阳气者，若天与日，失其所，则折寿而不彰。故天地当以日光明。"什么是"日"？太阳！我们在太阳系里，"心"就是我们的太阳。那么，在人体，心最重要，而附子可以振奋潜阳。潜阳高照，心阳振奋，人就清醒了。其中炙甘草强心，干姜加附子加强温阳的作用，党参行气。5 服药后，能识人。所以"但欲寐"其实是严重的失神状态，"脑神"出问题了，也是隶属于心神、精神、意识、思维活动层面的。这必然表现在人体生命力的彰显上，即使老年痴呆了，它还是人体生命力的彰显。

所以，这样四个层面对神进行认识以后，就建立了宏观的学科体系，把现代心理学（心理学问题）、现代医学与西医所认识关于脑（脑的问题）、神经科学（神内科的问题）、精气神的问题以及自然的问题，用我们祖先的思维模式，构建成我们中国人的完整的一门失眠学科，这就是将来我们要做的事情。几十亿的人能够睡得好，对全世界的贡献非常大。

除"心神"出问题以外，心神对心体有没有影响呢？对我们的形体、脏器有没有影响？答案是肯定有，临床上除失眠症状以外，还有心体阵痛的症状，这也是常见的心神失调。

我们现在在临床上遇到严重的心神失调患者，往往有病态窦房结综合征（简称"病窦"）。这一情况，最起码要"镇"心即重镇安神。所以我在前年（2015 年），研究了一下刘渡舟先生的伤寒医案，其中有一个故事：就是北京中医药大学的一位老师（宋老师），跟刘渡舟先生是同事，他们俩经常在一起探讨中医的学术，他和刘老师住在一个院子里。有一天这位宋老师生病住院，他的主要表现就是心悸阵痛、坐卧不安、气紧、纳气不佳，心脏像被蜜蜂蜇了一样，然后"轰轰"地跳。住院效果不佳。后来刘老师到医院去看望他，他说："老刘，你给我看看。"刘老师一看：心悸阵痛与失眠同时存在。刘老师诊后，处方桂枝甘草汤，4 味药（桂枝、炙甘草、龙骨、牡蛎），吃了 3 服就痊愈出院了。辨证精准，效如桴鼓。

蓝肇熙先生又讲到，最近有个患者发高烧，39℃，到县医院一查，诊断为肺炎。西医输液，体温一直没降下来。电话求诊于蓝肇熙先生，先生就让他用大剂量芦根浓煎，不断服用。吃后，好一些，第二天早上开了一服药：银翘麻杏石甘汤加减，吃了后，下午 3 点打电话来说：输了一上午的液，体温一直没降下来，结果吃了 2 服中药，大便一排，肺部压力一减小，体温就正常了。先生所开治疗处方为：金银花、连翘、麻杏石甘汤，加桔梗、生甘草、薏苡仁、瓜蒌、柴胡、黄芩，先生开完药，心想肯定 1 服就好，果然 1 服就见效了。这县医院的医生表示很不服气："我们给患者输液，效果上却比不过 1 服中药？"其实是他不明中医理论——"肺与大肠相表里"，患者这种情况，只要大便一通，肺上压力就减小，高热就退了。蓝肇熙先生认为：这其中的关键是辨证，主要是对脏象体系的认识。

回到刘渡舟先生的医案，这桂枝甘草汤治疗什么的呀？就是治疗"心悸"

的汤药，在《伤寒论》第64条："发汗过多，其人叉手自冒心，心下悸，欲得按者，桂枝甘草汤主之。""叉手自冒心"，即心里"咚咚"跳动的感觉，就是外界压力造成心输出压力增大。"欲得按者"：喜按，按后有缓解的是虚证，恰好龙骨、牡蛎能镇静安神。还有一个症状，患者出虚汗很多，"汗为心液"，龙骨、牡蛎还有敛汗的作用。就这4味药，在刘渡舟先生的临证里产生了这么神奇的作用。

所以，蓝肇熙先生认为：看病多，见识广，但不能乱看，没有体系地乱看是不行的，对自己医术的提高以及患者的治疗，根本没用，必须在一定的体系下看病。

（四）神的致病因素

蓝肇熙先生认为，"心神失调"生理基础有两个：一个是"心藏神"，另一个是"心主血脉"。

关于"形、气、神"层面，中医最讲究的是什么呢？最高级的层面，即神的层面。这是心，这是气与血脉，"心藏神"比"心主血脉"高一个层面，中间的连接点是"气"。医学就像一个门有两把钥匙：西方医学主要讲"形质"的问题，而在中医学里，心有神明之心和血肉之心，西方医学主要讲肌肉之心。

1. 心主脉，心充脉　它们之间是主从关系。我们知道，要维持正常的血液循环体系，要满足三个充要条件：心"气"充沛、心"血"充盈、"脉"道通利。其中最重要的是心气充沛，换句话说，血液和脉道要相对被动一些。血是液态物质，液态物质需要"气"的运行，这就是我们所讲的"气为血帅"。

所以，心气就显得特别重要，心气是血运行的动力，把血输送到脉里去。血液到脉里，首先是营养脉，在心气足的时候，脉道有规律地收缩；还有心气直接作用于脉，"其充在血脉"，心充脉。从心气到脉上，主要体现心气和心血的营养作用。所以，有清气才有脉气。

心主脉，心是主宰，所以心与血、脉之间是主从关系，血液和脉道相对来讲是比较被动的。这3个概念里，心气是最重要的，需要循行，脉道要充足，需要血的运行。

在血虚的情况下，脉就要出问题。这时心气直接贯注到脉道上，使脉来运行，产生"震荡现象"。同时，我们又会发现一个神奇的现象，先生认为，我们的心脏大概有 3 个作用。

一是势能的转换，即"气的旋律"。由动能转化为位能，王唯工教授称为"气的旋律"。音乐家拉二胡、拉小提琴的时候，首先是气的灌注。它本身对弦有主要作用。如果一个人不会弹拉琴弦，他会认为弦的作用是主要的。但会弹拉琴弦的，琴弦则是次要作用。再次弹拉就转化为位能，由动能转化为位能。这样使脉具有气，"脉有气，乃生气"，同时也得到血液的滋养，所以保证脉管功能。如果没有气和血液，脉管的功能则不复存在。

二是作用力与反作用力的"壅遏"现象。在病理情况下，为什么脉道会出现粥样病变呢？答案就是心不能主脉。许多人并没有仔细考量脉道的作用。正因为脉有气，所以《黄帝内经》曰："壅遏营气，令无所避，是谓脉。"大家知道"壅遏"是什么意思？很简单，比如左心室射血的时候，动能施加于血液，血马上到处循行，脉因为心气，由动能转化为主动脉瓣上的位能，然后全身循行，往下去循环，这就像苏东坡的诗句"惊涛拍岸，卷起千堆雪"的情景。依据作用力与反作用力的关系，心脏失去动力之后，心气、血气马上转换为位能，在血管壁反弹。作用力与反作用力，再加上落差作用，不断这样循环往复，就形成了"壅遏"之象。河流就是这样，人体的血管也是这样的一个道理。

三是心脏作为转换空间的降阻作用。当我们心脏射频的时候，主动脉为什么设置转换呢？为什么不直接把血液射到头部呢？这样做就是为了降低阻力。同时，为什么不是把心脏放在头部，就像修高楼大厦一样，直接重力作用下压，不就对了吗？答案是我们无法那样做，因为建筑是无生命体，我们人类是鲜活的生命体，所以需要一个转换空间。

庄子讲述过，自然是造就万物的，早已把人类构造设计完整了。若把心脏放在头部，则叫被动。还要加以管控，但若要有一个应对的壳，融洽地保护住心，则实为最妙。但事实相反，恰恰是把大脑放在心脏的位置，还得靠心脏去支配它。所以，心脏在心位是最重要的。

因此，临床上发现心脏有问题，比如突然的心肌梗死，马上大脑就失去意识。单纯的大脑意识出问题，心脏则还要持续很长时间。但只要心脏一出问题，直接就进入大脑死亡时期。所以心重要，还是脑重要呢？答案肯定是心，但西方医学认为是脑，所以这种认知水平确实与真理不同。

心脉、心血，加起来的内涵"心主血脉"，它们是主从关系，所以，大脑的意识、思维主要靠的是心气。心气施加的动能与位能是从物理学的原理上来解释的。从中医学角度来看，施加清气的作用传递至脉道，产生脉气。然后，脉气再由壅遏营气之作用，才能发挥作用。

因此，临床切脉，心气不足、清气不足的时候，脉虚无力；心血不足的时候，脉细无力；心血瘀阻的时候，脉出现涩象，叫涩脉。严重者，心的工作暂停，即当心气衰败之前，出现结脉和代脉。所以各种脉象原理就这么简单。反过来，一个方面的作用，但另一个方面需要三者有机的结合。

2. 心藏脉，脉舍神　"心之合脉也"，蓝肇熙先生认为它们之间的作用是协同关系。

心合脉，即心藏脉，指是心、血、脉三者有机的协调关系。那么，心血不足的时候，影不影响心情呢？当脉道不通利的时候，影不影响情志病的多发呢？西医学也认识到了这一点。当心脑、心动的时候，则收缩血液到血室，致心室射血。当心脏的舒张期转化为脉管的位能的时候，则维持舒张压。因此，当老年人到了一定的时候，脉管出现了问题，如老化且心血不充盈时，就会导致"位能"出现问题，由此引起了脉压的增大，这也就是老年人脉压增大的原因。

相反，脉的病变对心的影响也非常重要。当脉道壅堵的时候，会出现心胸憋闷的症状；血脉瘀阻的时候，我们的心气就会不通畅，于是上焦必生病；当心血不充盈的时候，即血液不充足的时候，我们的脉道也会不充盈，此时引发心气的虚证。脉的病变为什么会影响心脏呢？因为血液处于亏少的状态，此时脉搏处于缺血状态，营养不够，因此指挥心脏做无用功，才出现这种情况。

弄清楚这一点，我们就能深刻地理解"心主血脉"。"心主血脉"的功能和"心藏神"的功能之间的关系，一个是主宰（即"心藏神"主宰"心主血脉"），一个是基础（即"心主血脉"是"心藏神"的物质基础）。最后，心主血脉和心藏神二者之间有一个桥梁，即血液！血液是神之桥梁（如图2-2）。

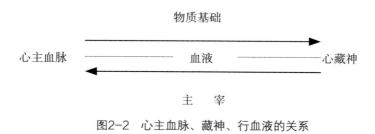

图2-2　心主血脉、藏神、行血液的关系

心藏脉，脉舍神，心主血脉，然后入神，是脏腑系统中血脉之根本。所以临证时遇到的贫血患者，往往多是一种"疲脉"。平时劳神，思虑过度，因为少阴"心"气血运动了之后，就是眩晕。另外，妇科方面，若月经都已经处于崩漏的情况下，则会出现全身软弱无力、头晕目眩的情况。所以我们要把心的体系建立起来，即"心、血、脉、神"体系。再回到《黄帝内经·六节藏象论》："心者，生之本，神之变也。其华在面，其充在血脉，为阳中之太阳。"按照"心、血、脉、神"体系去理解，脏象理论的内容就一目了然了。

所以，要学好"心、血、脉、神"这个体系，这个体系中的每个因子、每个关键指征，有主从关系，有协同关系。对心来讲，我们主要讲形、气、神，心脏本身、心的血液还有脉搏，这些是有形的东西，发挥主导作用的是"心气"，最高级的是"神"。

（五）心系统的经方思维

气与血脉在临床的病变一般最多，以冠心病为例，其病因病机为心血瘀阻，心血瘀阻证和心气亏虚证这两种证型临床最多见。

关于心血瘀阻，蓝肇熙先生常应用一个处方，即"冠心Ⅱ号方"：川芎

12g，降香 12g，红花 12g，丹参 20g，赤芍 12g。它们均是活血化瘀药，其中有1 味补气活血药，4 味化瘀药。对于心血瘀阻证型的疾病，这个方剂效果很好，先生在临床上经常使用这个经典方剂，特别是见到"瘀血"的指征：脉涩、舌下静脉瘀结、瘀斑等情况，效果更好。

这个方剂原本源于西医人总结，后经他人制备了一个雏形，没有真正制备出来，此后日本人购买了这个处方，又转售给华西医科大学，经多位工作人员研发，现在的制剂叫"乐脉颗粒"，此后华西集团又和成都的地奥药业合作制作出了"地奥心血康"。

此外，蓝肇熙先生治疗心气不足证，也常用一个经典的名方，即"生脉饮"，要注意的是"生"，而不是人参之"参"，原因是《黄帝内经》云"心者，生之本"，生命的"生"，而非"参"。此方由人参、麦冬、五味子 3 味药组成。如果又有气虚又有血瘀的，就直接两个方合在一起，临床上常用。

要注意的是，临证中高龄患者容易发生冠心病，尤其在骨科手术以后一定要小心冠心病的发生。蓝肇熙先生认为，患者进行骨科手术以后，全身的气血会重新分配，若不能高度重视气血之间的关系，则可能要发生医疗事故，在这个气血重新分配的时刻，中医治疗这种疾病，也没有十足把握。

联系到《伤寒论》，我们在治疗肺心病的时候，要考虑什么呢？蓝肇熙先生认为：应该考虑血液与津液的关系，最重要的是还要调和"气"的状态。所以在"胸痹心痛"这一篇章中最先标注的方剂是"瓜蒌薤白半夏汤"，其中瓜蒌化痰，薤白宽胸化痰，法半夏祛痰。一般性心脏阵痛应用"瓜蒌薤白汤"；兼痰湿的加法半夏，即"瓜蒌薤白半夏汤"。兼心气不足的，用什么呢？"理中汤"，也叫"人参汤"，原文又是怎样讲的呢？"胸痹，心中痞，气结在胸，胸满，肋下逆抢心，枳实薤白桂枝汤主之；人参汤亦主之。"其中，桂枝就涉及血液，它可以行十二经络之血。

蓝肇熙先生强调，如果既有瘀血，又有痰湿，还合并心气不足，就可以几个方剂联合应用，以瓜蒌、薤白、法半夏为基础药。若临证感觉到化瘀中药的不足，就可以加酒丹参，或者酒川芎，然后加桂枝强化心血。如果患者还有胸满、气虚、神疲乏力等症状，则大剂量使用党参，甚至人参，以这样的思维模式临证，则会效如桴鼓。

因此，在此时的医疗体系中，蓝肇熙先生也主张西医的诊疗模式，ICU 是一定要建立的。最重要的是，现在的体系已经直接进一步提出"体系转化"，即 60 岁以上的人全部要做多系统医学检查，如果有隐患，比如严重的高血压病、糖尿病、心血管疾病（包括冠心病）等，一定要兼顾处理。

（六）急重症的思维模式

我们原本是骨科医生，为什么国家要培养我们做全科医生（蓝肇熙先生针对成都体育学院的研究生发问）？先生认为：要建立以中医"心为大神"的思想基础，管住"心"气血变化，才能预防重症的发生。其他脏器发生疾病，可以稍稍缓解或转慢性，"心"一旦出问题就是危急重症。

心为大神，五脏六腑之大神，一旦出现"气血逆乱"，便是急危重症，若处理不当，就会造成医疗事故，对于一个青年医生，职业生涯往往就停止了，同时，一生中也会永远带着一种负罪感工作。因此，作为一名医生，要时刻高度警觉，心系统出现问题，不能忽视，要全心全意地体会世间含灵之苦，不然则颓叹一生。

在内科方面我们依然要加强管控风险的能力，没有这种能力是不行的，这就是叶天士先生所说的："虑其动手便错，反致慌张矣。"一旦建立这样的中医大思维以后，临证就不会犯错。比如一些金属器材，犹如医学的千军万马，在手术中，绳结的牵拉过重，且血管稍微出错，则立即就出问题，这个时候工作难度非常大，只能直接送进重症监护室。讲到这一点，蓝肇熙先生希望大家引起高度重视，因为医生临床疏忽的原因导致患者死亡，是非常痛苦的，一辈子会悔恨，也会背负沉重的压力，所以做医生很难，也很神圣。

（七）火神派的认识

关于"心主血脉"，蓝肇熙先生经常介绍一位四川的医家——郑钦安先生，邛崃人，他用一生的心血著述了《伤寒恒论》《医理真传》《医法圆通》三本书，在蓝肇熙先生40岁前这些书给予了他不少医学上的提示。

此外，郑钦安先生在心阴和心阳两个方面的研究非常深，其中有个著名的方剂，叫"补坎益离丹"。我们都知道坎水中间是离火，"离"代表南方，"坎"代表北方。当心阳浮起，则心火上冒，此时肾水沉积则双腿水肿，这就是"心阳虚"形成水肿的原因。所以，郑钦安在《医理真传》重点指出"一点灵火"，即"心"，关键就是这个太阳。其中"灵火"指的就是心之"气"，心气和心阳是一个层面的内容，只是严重程度有所不同。"心阳"一旦暴露，心气则容易外露，到最后则"神"失。

"补坎益离丹"包含附子、生姜、桂枝、炙甘草、海蛤粉这5味。大剂量使用附子，附子为"一离"，强心气，顾护"离火"。坎水有沉积，则用海蛤粉，填补肾阴。

蓝肇熙先生认为，人体水肿，其原理则为正常的津液离开本位，多余的浊水引起水肿，按压时水肿明显就已经是覆水难收之时。应用此方则能使心肾之间有所相连，因此这个方剂配伍得非常好。蓝肇熙先生在临床上应用过许多次，效果较好，挽救了多位危重患者，其中一位患者是四川理工学院的工作人员，一位是成都市委书记的夫人，还有著名的二胡演奏家王国潼先生。

所以，蓝肇熙先生常喟然慨叹，郑老应该是近代"火神派"祖，或者更确切地说，"火神派"的鼻祖应该是著述《黄帝内经》的众医家，故有云"阳气者，若天与日，失其所而不彰"。张仲景亦吸收了《黄帝内经》的学术思想，创立了四逆汤，其思想也应是"火神派"学术的基石。再延续下来的明代医家：张景岳、薛立斋、李中梓以及创立"命门学说"的赵献可等人，亦是"火神派"的引路人。其中，张景岳认为"天之大宝，只此一轮红日，人之大宝，只此一息元阳"。他们都是"火神派"代表人物，其学术思想值得后学者不断传承与发扬。

（八）"心部于表"的理论分析

关于"心"，第一个问题就是"心部于表"的理论。这句话来自《素问·刺禁论》，"心部于表"是什么意思呢？先生认为可以从气机的角度寻找答案。

从气机的角度，这句话讲述了气的运动。我们都知道脏腑活动的形式，是升、降、出、入。因此对于心来讲，它的气机主要是出的气。因为人体的升降出入是个平衡态，对于每一脏腑，都有侧重，如有的脏腑以出为主（如胃、膀胱），有的脏腑以升为主（如肝、脾），有的脏腑以降为主（如肺、大肠），更有的脏腑以入为主（如肾）。但对于总体状态来讲，人体的升、降、出、入是一个平衡状态。肺先宣后降；胃降脾升；肝疏泄气机，要升，要外达；肾藏精，要内守；脾主升清以外，还固守，故脾主升清降浊；心的主要气机是出气血而入脏腑。不管是哪一脏腑，心都向外周输送，把心的气、血、阴、阳带到全身肌表。

我们讲气血运动，罗列出气、血、阴、阳，那么"心部于表"有什么临床意义呢？大家都知道，基础物质向肌表布达，产生特定或固定效应，对肌表起到滋养作用和温养作用，故在《黄帝内经·本神》篇讲道："怵惕思虑，则伤神，神伤则恐惧自失。破䐃脱肉，毛悴色夭。"伤心之后会出现这些症状，此则为伤到了气、血、阴、阳。一语可明"心部于表"之临床意义。

1."其华在面"的理论分析　"其充在上，其华在面"有何意义？蓝肇熙先生认为，"其表"即指面部——肌表最重要的部位，面如华色，说明心的气血充足，川剧中的花脸就有这样的含义。因此，人的肌表，尤其是面部，对人体非常重要。当心的气血往外出，气、血、阴、阳布达，滋润体表的时候，面部改变是最明显的。所以，整个肌表，它所出现的任何一个临床表现，都体现了"心部于表"的临床意义，比如疼痛、麻木、疮疡及其他体表的感觉异常。

我们中国人一见面时常会说道："你气色怎么样？"这句话便说明了面的重要性，它代表你的心。看面见色，代表了第一印象。所以，中医颜面望诊非常重要。看眼神知心神，看面色知心气。临证时，通过观察一个人的气色要对疾病有初步印象。这都是"心部于表"的一种体现。因此，我们皮肤上出现的麻木、异常感觉等，都与心神有密切关系。一些疾病可以循着"心部于表"来认识与预防。气色不华，首先考虑心。阴霾之脸色，颜面暗，口唇发青，则表明心血不能布达于表。

2．"心部于表"的临证指标　我们讲的"象思维"，一是指藏象的反应，一是指现象是本质的应答，即现象是脏腑的敏感指标。一个人气色不好，如红光满面，通常提示可能是高血压患者或二尖瓣面容患者；口唇发青，则一般说明其身体处于高原反应状态。因此，蓝肇熙先生认为以下四个内容可以作为特异性指标：

第一个指标是毛悴色夭。首先体表皮毛枯槁、色夭、面容憔悴，往往有脱发的症状。《黄帝内经》理论讲：发为血之余，则"心主血脉"与脱发有关，即毫毛脱掉，往往与心火有关。所以，临床常常用黄连清解心火亢旺，治疗脂溢性脱发。同时，我们亦可以用"泻心汤"，即大黄、黄连、黄芩——三黄泻心汤，很有效。蓝氏洗发液的主要成分包含这些，用于临床非常有效。因此，心火亢旺的人，往往容易头顶脱发、颜面红、颜面上有很多油渍、经常头发是颗粒样的，"心部于表"理论可以解决。

第二个指标就是肌肤甲错。临床上使用张仲景的处方：大黄䗪虫丸，它适用于全身肌肤甲错无光泽、暗斑，多见于女性。实际上是干血在里，瘀热在表，所以又要活血化瘀，又要清热，又要养阴，又要养血。此方剂治疗五劳七伤，小剂量使用，效果非常好。因此，可知张仲景深谙《黄帝内经》，他就是在这些基础之上结合《汤液经》《神农本草经》，编写出了《伤寒杂病论》。当然《黄帝内经》给了张仲景很多启发。

第三个指标是各种皮肤病。实际上，我们可以这样来看，"心神"或"心火"与皮肤有关，如西医的神经性皮炎就与心有关，因为心主神，心易化火，且皮肤赖心气、心血之生化有所变动，故此时皮肤易生病变。

此外，关于"火"，刘完素在病机十九条中反复强调了"火"的性质，在其中加上"火""热"的性质，即讲述了皮肤病的原因与根本。所以蓝肇熙先生提出了两个理论，即"心—神—皮肤病""心—火—皮肤病"的理论。在皮肤病里面，尤其是顽固性皮肤病，他认为一定是从"心神"到皮肤病、"心火"到皮肤病的脉络去思考治疗与处方。直接治疗皮肤，效果往往不好，因为没有调"心"，没有治"神"。

第四个指标是疮疡及其类型。例如许多人年轻时，面部长青春痘，负面压力大时面部长粉刺，这些就是中医学上所讲述的"疔疮""走黄"，随着疾病的发展，都可以直接影响到心。因此《黄帝内经》病机十九条中提出"诸痛痒疮，皆属于心"。

在五十余年的临床生涯中，蓝肇熙先生认为，把握中医的藏象学说，找准一个研究方向，就足够做好临证处方用药，若把"患者的疗效评价"作为医术与职称的晋升，那么，每一位医者都应该是真正的名（明）医。此外，回归中医经典，找准一个学术理论的"点"，就足以治好许多医学上的疑难杂病，但这些都需要建立在足够的中医思维高度（即《黄帝内经》）之上。没有临证学术理论经典的支持，在临床上则易导致无法下手。如果患者不理解"心部于表"的经典理论，心理压力增大时，则很快就会出现脂溢性脱发、面容憔悴、老年斑、黄褐斑等症状，这就是建立在这个高度上的一种认知与临证经验。诸多医学先贤治病，一般都具有相当高的维度，即上知天文、下知地理、中知人事，故大多先贤容颜青春、面容红光、记忆惊人，在中医学上造诣深远。

四、肝的藏象观

（一）肝藏象的认知

《素问·灵兰秘典论》云："肝者，将军之官，谋略出焉。"此处的"将军"和军事上的"将军"不一样，它既要勇敢，可以抗压除邪，又要有谋略，可以疏通代谢。又《素问·阴阳类论》云"肝……其脏最贵"，则说肝很重要，最为高贵。肝者，干也。骨干，国家的栋梁之材，能撑起一片蓝天的顶梁柱，加之肝在五行中是"启动行"。所以，它对于五脏弥足重要。这是《黄帝内经》对"肝"的基本定位。

（二）肝的自然属性

从自然属性来讲，肝属少阳，应于春。从气象、微象上来讲，它亦属于少阳，和自然界的春季相对应。所以《素问·六节藏象论》云："肝者，罢极之本，魂之居也……阳中之少阳。"

它是一年四季的开始，春天阳气开始升发，大地之上，属性是热的，而大地之下属性是凉的，而此中间分隔之位，即是少阳。阳代表天，阴代表地，太阳射向地面，地面表层是热的，而地面里层则是凉的，此时之位，阳气不足，阴气不存，这种情况就称之为"少阳"。

正如《素问·脉要精微论》云："冬至四十五日，阳气微上，阴气微下。"从冬至日晚上 11 时，一阳开始生，至后来的四十五天都是阳气在慢慢生长。冬至日以后还有小寒、大寒，加上冬至节本身共四十五天、三个节气，阳气微微上，这四十五天恰恰刚到立春。这个时间段就是"少阳"，阳气相对比较微弱。所以，在自然属性上来讲，此时间段属于少阳。

然而，关于"少阳"这个问题，有一个学术上争论的地方，即一种说法认为它是"阳中之少阳"，另一种说法则认为它是"阴中之少阳"。那么，如何理解呢？两者有何区别呢？

蓝肇熙先生认为：一是部分医家认为它是"阳中之少阳"，此句出自《素问·六节藏象论》，它讨论的是"肝性"。从一年四季来讲，它对应春季，而春季是一年四季的第一个季节，属于阳。因春夏为阳，秋冬为阴，上半年春季属于阳，对应春，故为阳中之少阳。这个"阳"对应的分类标准是季节，以张景岳和张志聪为代表的医家等都是这种认识。二是部分医家认为它是"阴中之少阳"，此句出自《灵枢·阴阳系日月》，讨论的是"肝位"。肝位于下焦，这个"阴"对应的分类标准是位次，位于阴分，如《素问·金匮真言论》所云："背为阳，阳中之阳，心也。背为阳，阳中之阴，肺也……腹为阴，阴中之阳，肝也。"吴鞠通等医家都是这样的认识。因为蓝肇熙先生非常推崇李东垣先生所说："少阳春生之气，春气升则万化安。"故在先生看来，这两者应该是统一的，没有太多的区别。

（三）"肝生于左"的理论

"肝生于左"，出自《灵枢·刺禁论》："肝生于左，肺藏于右"，那么怎么理解呢？我们要结合前面所讲的内容来理解。

1. **任督循环理论**　首先，从人体正面来讲，有一个升降关系，即"任督循环"，它发于长强穴，上至百会穴，下至任脉，交于会阴穴。任脉属阴，督脉属阳，阳升阴降，这是第一个大循环，我们将这个循环称之为"小周天"，所谓"打通任、督二脉"，即为此。《射雕英雄传》《七剑下天山》等武侠小说皆有这种说法。这个任、督二脉是个非常重要的循环，并且在颈椎病、腰椎病的治疗上非常重要。

原甘肃省卫生厅厅长刘先生就强调打通"小周天"，推行中医，在此后的几年内，甘肃省的医疗成本降至全国最低，下降约 1/3 的成本费用，各种卫生工作都以中医为主，中医为先。因此，在玉树地震中，甘肃受影响后，直接服用苍术煎汤作为医疗工作的主要内容。刘厅长原本是西医出身，但他是个中医迷，他做过"打通任、督二脉"的研究，发表过期刊文章。所以，国内其他中医人得知此事，也很支持刘厅长，不久后，发表了"凡是用了西医抗生素三天无效的，一律使用中药治疗"的文章。

2. **肝肺循环理论**　"肝肺循环"是人体内重要的循环。蓝肇熙先生认为，肺藏，"藏"就是"降"的意思；肝生，"生"就是"升"的意思。肝升肺降的循环即是"东升西降"，它是一个连续的过程。好比"田"这个汉字：上面加一笔，是"由"字；下面加一笔，是"甲"字；"田"里长苗了，是"由"；禾苗生长了是"乙"，故有"甲木、乙木"之区别，"乙"是阳中之阴，"甲"为阳中之阳。其中"胆"从"升发"的程度来讲，一旦升发，禾苗生长弯曲了，则称为"乙"，所以，"肝"为象形的"乙木"，从而构成肝胆之间的关系（如图 2-3）。

肝与胆之间一定是"肝胆相照"的关系，故李东垣说："胆者，少阳春生之气，春气升则万化安，是故胆气春生，则余脏从之。"肝为乙木，胆为甲木，天地交相，万物以荣，百花齐放，此时，大自然呈现出一派生机勃勃的景象。但这时的"少阳"比较弱，要精心地养护它。反之，则如《黄帝内经》所讲："逆之则伤肝，夏为寒变。"

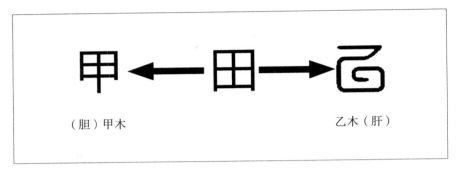

（胆）甲木　　　　　　　　　　　　　乙木（肝）

图2-3　肝胆关系

人体不外乎是一个循环，睡眠亦是。我们都知道人体需要睡眠，那么，这个睡眠从哪里开始的呢？它是从肝胆主时开始的。在夜晚，肝胆从23点开始工作至凌晨3点，这之间占了整个人体睡眠的60%，如果这个时间没有睡眠，第二天是无法补起来的。此外，从23点到凌晨5点的睡眠占到了80%。所以，人体的"睡觉"也是一个循环，它是身体"修正"循环。

此外，肝和肺的关系，在经络上也恰恰是一个循环。从凌晨1点至3点是"肝"在工作，凌晨3点至5点是"肺"在工作。在十二经络的循环之中，经络循环起于手太阴肺经，终止于足厥阴肝经，复从手太阴肺经开始，这是一个循环。所以，人千万不要熬夜，熬夜则伤肝害肺，肝肺伤，则两鬓斑白。其次，头部前面脱发是"脾胃"的问题，后面的脱发则是"肾"的问题。所以，肝肺循环非常重要，它是全身气机协调的一个重要因素。

3. **肝象思维的概念**　肝生肺藏，一生一藏，一个应春气，一个应秋气。因此，中医学的"肝生于左"，不是解剖学的概念，它讲的是藏象概念，代表功能。为什么"肝生于左"？它是在讲"象思维"。为什么"肺藏于右"？它也是在讲"象思维"。肺位最高，左右均有，古人说肺有三斤三两，居于心之上，为心之盖，怎么定位肺位于右呢？先生认为，这个"右"仍然是指"象"，绝对不是解剖学的认识。中医学在《灵枢·骨度》《灵枢·肠胃》等篇章专门讲述了解剖，我们的古人已经做了这些工作。因此，仅仅研究"形"是不行的，专门研究"形"是最初级的方法。所以，中医学从"气"的角度、"气机"的层面讲述脏腑。升降关系，就是从气机的层面认识脏腑的功能表象、形态结构以及功能特征。因中医学的优势是认识脏腑的"功能态"，故从这个角度来讲，西方医学讲的解剖，是指"肝位"，而中医学主要是讲"肝性"。脏腑本身的"位"很重要，但中医学认为每个脏腑的"功能"更重要，这种思维模式，蓝肇熙先生称之为"象思维"。

不仅如此，中医学还上升到了更高的层面"神"，这是西方医学根本无法理解与明白的。因为西医学研究越来越细致，研究到蛋白组型，至今始终停留于分子水平，故缺乏宏观思维，换言之，还无法在"能量与信息"的角度来看待生命活动，且生命活动又恰恰是"能量与信息"的表现形式，因此，强调微观的精细化无法从整体认识生命这个宇宙。我们的身体只有几十公斤，但却可以做出惊天动地的事情来，靠的是形体吗？不是，恰恰靠的是"气"与"神"。所以，生命力的彰显依靠的是"气"与"神"，依靠的绝对不是"形体"。因此，人的生命的价值在于"气"和"神"，而不在于"形"。

例如有的人身形虽小，但气场却很大；有的人形体虽很高大，但恰恰是个懦夫，因为它的气与神不够。所以，识人，要从形、气、神三个层面全面考察。例如男女处对象，第一眼，人很英俊或漂亮，一见钟情，往往她（他）没看到这个人的"气"，这个人的"神"；有的人只看形象，主要是看"形""象"（这个"象"与藏象的"象"不一样）。这样的择偶标准，结果一般都不理想。如同金银花和连翘在一起才能发挥能量，但你偏要把金银花和远志放在一起，这样就可能是负能量。所以，研究"形、气、神"三个层面对肝象思维非常重要。

（四）"肝生于左"的临床意义

"肝生于左"有没有什么临床意义呢？这是我们讨论的重心部分。我们掌握它，可以在临床上辨证论治，解决许多实际问题。

1. 助肺降

（1）肺降之原理：《素问·阴阳应象大论》云："左右者，阴阳之道路也。"

阴阳之道路，如何理解呢？阳道升，阴道降，左为阳，右为阴，阳气主升，阳从左升，也就是"左升"之道是阳道，所以人体的始发动量来自"肝"。没有左升就没有右降。从阳则生，从阴则死，反复强调左升、阳升之道绝对不可以伤。因此，一年春三月的"阳生"，完全取决于"左升"，如果春三月的"养生"没有做好，一年的身体都是不好的；一天之计在于晨，如果早晨起来生气、心绪烦恼，则什么事情都不要做，一身全是负能量。一个人可以在家里疏通疏通，思考顺畅，第二天再带着正能量工作。反之，则会出现许多危险。所以，《黄帝内经》讲："左右者，阴阳之道路也。"正是强调"左升"的重要性。

首先，以汽车为模型，"肝"就好比点火器，有的司机经验不足，发动机一闪就熄火了，第二次又熄火，这是"阳生之道"不对。"肝"就如同点火器，没有点火器，所有生命活动都发动不了。所以，"肝生于左"，此语排位第一，而且强调"此脏最贵"。任何身体边缘出现问题，"肝象"立即出去工作，所以，这个"点火器"是全身气机、生命力发动的第一步。

其次，从自然界来讲，春天主生，万物复苏，也是从肝胆开始发动的，肝胆就属于点火器，而点火的副产物是通过肺来排出的。所以，燃烧后的东西从尾气而出，这就是"左升右降"。"阴"都要降，降什么？降浊气。所以，前面讲"肺要平乱气"，所有脏的东西都需要肺来排。肺降浊主要有三个途径：靠肺本身来排；肺主肃降，靠大肠的功能排出；通过膀胱的联系，从小便排出去。这就是肺，在肺排废气的过程中，它既要承担"吸清"，又要承担"排浊"，但这一切的启动都是由"肝"引发的。因为生命一旦诞生，就需要新陈代谢，新陈代谢的产物大部分都是靠"肺"来排出去的。所以保持呼吸的通畅、二便的通畅、汗液的通畅等排毒功能正常运转，极为重要，它们都是"肺降"的结果。所以，"肝升"是注入生命的活力，也是生命的源泉。经过一系列生命的过程，产生的浊气，从"肺"排出。

此外，这两者之间是"联动"的，只有肝很好的"升"，肺才能很好地"降"。反之，肝不能升，肺就不能降。肺不能降，就大量产生浊气。因此，蓝肇熙先生强调"治疗肺部重大的疾病，一定要加疏肝药"。肝始于循环的开端，若肺排浊气的功能不利，要使循环动起来，就要全力资助"肝"。换言之，肺排浊的功能为什么不行了呢？很大程度就是"肝"的问题。

（2）肝升肺降的临床应用：临床上，治疗肝癌、肺癌，很大程度上要疏肝，肝气一畅达，肺排浊气的能力则增强，所以，蓝肇熙先生常以"柴胡疏肝散"作为第一底方治疗肝肺之病。此方促肝升，肝升了之后，肺就好降。肺降则用苦杏仁、生甘草、桑白皮、地骨皮、枇杷叶、前胡、浙贝母之类。这样的组合治疗肺癌，起码挽救患者寿命一年以上。且肺癌在一定时间内不会恶化。为什么肿瘤要扩大与扩散呢？是因为浊气越堆越多，肺没能排出浊气使然。所以，蓝肇熙先生认为，要利用"肝升肺降"的原理，降浊越完全，则病变治疗就越成功，利用这个"肃杀"之气，甚至能够杀灭癌细胞。

所以，"肝升肺降"这个气机的循环非常重要，它是带动外部这个大循环的关键，即"任督循环"。任脉和督脉这样一个小周天，首先是"肝"来发动它，肝气能升发，督脉就能升。肺气能够降，任脉才能降。

（3）脾胃病变，从肝论治：这样的一个升降，我们体内还有一个——"脾胃升降"。这是一个循环。脾升和胃降，也要借助肝的"升"。所以，清代名医周学海在《读医随笔》里说："世谓脾胃为升降之本，非矣！"这句话说明了什么呢？第一，说明了升降之枢的发源在肝，不在脾胃。第二，说明了肝升肺降对脾升胃降的引领作用。前面我们讲胃的降浊一定要靠肺的降浊来平乱气。同样的原理，脾升一定要靠肝升。

因此，先生非常崇尚周学海的观点。对于脾胃、肝肺、任督循环，它们都是一阴一阳相配。所以，我们的脾胃消化功能与肝的关系非常密切，周学海的认识相当独到。消化系统出问题的人，我们不能不用疏肝药。《黄帝内经》也告诉我们"土得木而达"，即说明脾土得木疏才能通达。所以，四川彭州医家唐容川在他最著名的书《血证论》中亦有一句精彩的语言和周学海的观点一模一样，他说："木之性主于疏泄，食气入胃，全赖肝木之气以疏泄之，而水谷乃化。设肝之清阳不升，则不能疏泄水谷，渗泻中满之症，在所不免。"故消化系统的病变就要从"肝"来论治。即是联系到临床的脾胃系统病变则从"肝"来论治之。

（4）蓝氏肝病重启学说：蓝肇熙先生认为，凡是杂病，都要疏肝；所有内伤杂病的治疗，经年累月积滞，更要从疏肝开始。所以，长期跟诊先生的弟子，都知道先生治病常从疏肝大法治之。先生认为要遵从《黄帝内经》之学："其脏最贵。"为什么要这样呢？因为很多慢性内伤杂病辨证论治的时候，已经很大程度上无法追溯原因。医生的切入点不同，经过一段时间的治疗，原有疾病的病因病机可能已经无法追溯，且现有疾病可能更加复杂。因此，我们可以和患者摆摆"龙门阵（聊天）"，患者就愿意和医生倾诉，医生只需耐心去听，让患者讲述完，此时应该可以做出正确的诊断。与患者聊天，让患者倾诉，就是一种疏肝之法，这种方法，蓝肇熙先生命名为"试探性的治疗"。这种方法很科学，为什么很科学？因为分不清楚。分不清楚，我们就重新点燃"点火器"，即"肝"。这就如一个计算机出现问题的时候，或者中了病毒的时候，最好的办法就是"重启"。

在骨伤科患者中，蓝肇熙先生遇到了数十例此类的患者，皆是患者心情不舒畅的时候跌倒，跌倒以后，在骨伤科就诊，蓝肇熙先生使用疏肝大法治之，则起效如神。所以，这种情况，先生常告诫我们，一定要和患者攀谈，给患者做足心理思想工作，加之内服中药、针灸等。这样才能完全治愈。

所以，临床上，蓝氏"重启学说"的本质就是：疏肝。但疏肝一定是要有区分的，即是肝的实证，还是肝的虚证，是肝气升发太过，还是肝气升发不及，这在《金匮要略》第一篇有详细的记载。

四川的一位名医蔡先生，他一辈子喜欢使用麻黄汤，所以人称"蔡麻黄"，与之友好的还有一位谢医生，喜好解读内心，他最喜欢使用小柴胡汤，所以人称"谢柴胡"。蔡麻黄、谢柴胡，他们都是四川的名医。其中，这个"谢柴胡"的小柴胡汤，蓝肇熙先生认为用得非常好。因为小柴胡汤是入肝经的，而且此方虚实均治，寒热皆能照顾，故也是先生所推崇，因为此方既用生姜，又用黄芩，又加"疏"的药，又有"补"的药，故临床用之，效如桴鼓。因此，蓝肇熙先生所谓"试探性的治疗"，即学于此。

先生认为：在寒热虚实兼夹的时候，用小柴胡汤，试探性地治"肝"；明显的情志抑郁兼痰的证型，用柴胡疏肝散；在气郁的基础上，饮食、睡眠均欠佳时，用越鞠丸主之；伴见肾亏之证的，四逆散加六味地黄汤主之；伴见上焦心的气阴两亏证，再合生脉散主之。

此方：上焦生脉散，下焦地黄汤，左边四逆散，右侧加杏仁，这是先生经常用的经典配伍；如果肝郁同时兼有肝阴受伤，先生则用《柳洲医话》的经方一贯煎主之。

综上，这些认识就是先生数十年的临床精髓，即"蓝氏重启经验"。

此外，医之不传之秘在于剂量，很多情况，剂量若掌握不好，即便使用原方，也是事倍功半。但若原方稍加改造，根据气机的升降情况加减，临证之时，具体问题具体分析，则事半功倍。

2. 益君火

（1）君相火之间的象思维：我们都知道人体有君火、相火，上焦多君火，下焦多是相火。那么，相火藏在哪里呢？肝肾。正如古代医家所云，"相火寄于肝肾"。上面是君火，是心；下面是相火，是肝，它们是母子关系。木生火，肝为母脏，心为子脏，所以"益君火"就是"木生火"的关系，也是"木生火"的重要含义。下面相火有"光"，上面心火才能"明"，于是称之为"光明"。

所以，肝与心之间的关系非常密切。"肝主升"，就把下焦相火引之于上，作为君火的基础，故"相火"是基础，"君火"是功能表现。没有下焦"相火"作为基础，上焦的"君火"就不能明亮。若不能光照脏腑，我们全身就会出现阴霾的状况，故"心火"非常重要。

上述的"象"如同我们点燃打火机，下面是阴光（蓝光），上面是阳光（黄光），这就是君火和相火的最好呈现。所以，一个是基础，一个是功能表现。这一"象思维"，先生感悟了很久。他点燃打火机，观察君火与相火之异同。同时在烟雾升腾之时，观察气化是如何产生，气象是如何运动，云雾是如何运转，清阳是如何上升，浊阴又是如何下降。谈及观察，天地之间无外乎就是这些基本规律与道（如图2-4）。

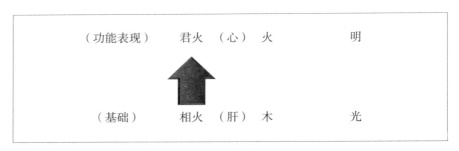

图2-4　君火、相火之间关系

所以，薛己先生在其医案中反复强调君火、相火之间的关系；周学海在《读医随笔》里也反复强调这一点。这也就说明了"为什么晨起发怒，会出现心情不好"之理，这说明肝对于心的影响至关重要。

（2）君相火思维的临床应用：这样的理论在临床上有什么实际价值呢？比如高血压患者经常会出现眼睛充血的现象，伴见头晕。因"心其华在面"，故脸色红，但这时的红，他红过了，似醉酒时的面红，且有点醉意朦胧的感觉。这是什么原因呢？藍肇熙先生认为这是在人体卦象上出现了问题。三个阳，火在上，三个阴，水在下，这就是"否"卦，火苗上冲，而水往下沉，故在上则血压高、眼睛充血、头胀头晕；在下则双腿水肿。此时问患者自我感觉，患者往往会说："身体上面热的不得了，但身体下面很冰凉。"临床若检查肾功能，尿蛋白阳性，这一定是长期高血压引发的肾病。然西方医学的治疗方案则都是在降火，肯定无法降压，总会有一天血管破裂，引起出血等重病发生。

其次，西方医学的治疗中，一旦得了高血压病，则多半是终身性疾病，一生服用降压药，但中医学根据君相火之间的关系，将君火引下来，即为倒过来的"否"卦，火在下，水在上，这即是"泰"卦。这样一来，火往上炎，水往下走，"气化"便自然生成了。这就如同我们煮饭，锅里面一定是水，下面是火。

所以，要将君火引下来，在方中加肉桂。在这种情况下，藍肇熙先生喜欢用济生肾气丸。患者往往兼有下肢水肿，肉桂即可引君火下降。因为相火移位非常麻烦，故相火不能移位，同时用封髓丹，封住相火，这样治疗高血压病临床上效果很好。同时，相火一直在生君火，致使君火过旺，此时重用白芍30g以上，封住相火不移位，同时潜镇相火，这样的方法就可以把高血压控制住了。与此同时，先生喜欢再加两味入肺的药，加强对"肝升太过"的制约，一般加黄芩、桑叶或是桑白皮，协调君火、相火之间的关系。

（3）蓝氏疏肝法调和君相火：因为明代医家王纶在《明医杂著》中说了一句非常著名的话："肝气通则心气和，肝气滞则心气乏。"所以，蓝肇熙先生认为，心气和取决于肝气通畅。因此，在临床上治疗疾病，蓝肇熙先生都会在各脏腑的治疗中加用疏肝药。不论治脾、治肺、治心，还是治肾，都要稍加疏肝的药。临床上一般性的肝气郁结，用香橼、佛手之属；肝气郁滞严重时，选用青皮、香附之类；肝郁化热时，先生遵循叶天士先生"忌刚用柔"的思想，用川楝子（金铃子）之类；肝郁伴瘀血时，用川芎，因为川芎一味既可走气又可以走血，它为"血中之气药""气中之血药"，故只要有气机不畅而导致血液运行受阻的，蓝肇熙先生常用川芎。

此外，唐容川在《血证论·脏腑病机论》里记载："肝属木，木气冲和调达，不致遏郁，则血脉得畅。"所以，肝对于心，在母子循环上也有一定的联系。因此，在冠心病的治疗过程中，常常要用疏肝药。在介绍心的象思维时，已介绍了一个方叫"冠心Ⅱ号方"，其中的"香"药，先生认为要分情况选用。如果表现为心胸憋闷的症状，最好用降香，因为它有降肺气的作用，可以协调"肝从左升，肺从右降"的气机循环；如果是以心前区疼痛为主，则用香附，因为香附有镇痛的作用，且它和川芎之间有相须作用；夹痰时，则加用瓜蒌薤白半夏汤。

五、胆的藏象观

关于胆的问题，我们都知道"凡十一脏，取决于胆也"，这句话出自《素问·六节藏象论》。那么，这句话怎么理解呢？

（一）胆藏象的认识

首先，原来的教科书是这样认为的："十一"是个错误的数词，应该是"凡五脏取决于胆也"。但《黄帝内经》说的是"十一脏"，他认为是传承过程中的讹误。

其次，有人还认为这个"一"应放在"十"字下面，因此，又改成"凡土脏取决于胆也"，这就把胆的功能作用局限了起来。脾胃需要胆分泌的胆汁促进消化。如果这样讲得通的话，也是一下子把胆的功能局限化了，它仅仅说明了胆汁对消化功能的促进作用。所以，我们最好不要有这样的认识，这样有些牵强。所以，全国统编教材这样讲述，非常不明智，极不负责任，极大地把"胆"的功能弱化。

（二）肝胆藏象的认识

前面我们讨论了肝，古语云"肝胆相照"，说明了胆对于全身气机的影响非常重要。我们已经知道"肝从左升"，这样的升发，需要胆的配合，故"胆气也主升"。那么，可以说肝胆共同主升发。既然肝的左升运动是人体气机的发动点，推理可知胆也是如此，它的功能也涵盖在里面，故肝胆同时升发人体之气机，使其运动。因此，肝胆对于全身气机起着重要的作用。正如金元四大家李东垣所云："胆者，少阳春生之气。"因此，只有"胆气春生"，才能"余脏从之"，万化生焉。

此外，我们都知道，胆为甲木，肝为乙木，甲乙共同来完成左升的运动（如图 2-5），从而对全身气机起到重要的促进、促升作用。"胆主春生之气"，故胆属"少阳"，即足少阳胆经。肝对应着春季，故它也属少阳。胆直接就在经脉上属于"少阳"。所以，这两个"少阳"共同配合，即甲乙两木共同配合，助推全身的气完成升降运

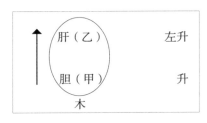

图2-5　肝胆关系

动。这是对应的、联合的。正如医云："春气生，则万化安。"全身脏腑都从之于"胆"，在它的助推作用下，才能"万化安"焉。故先生坚定地认为：十一脏，皆取决于胆。

（三）肝胆的生理特性

肝是主谋略的，脏主谋，胆决断，这是个连续过程（如图2-6）。

脏主谋，这个脏主要是指肝，即肝主谋略。但我们讲五脏都有谋略之性。因此，脏主谋，心藏神，肝藏魂，脾藏意，肾藏志，肺藏魄，都和精神意识思维有关。所以，脏是主谋的。此外，这是个连续的过程（如图2-6）。"胆决断"是实施阶段，而"脏主谋"是策划阶段。策划的下一个阶段就是实施。因此，这两者不是割断的。如果胆气弱，它就不能主决断，不能主决断，从而导致所有的谋划都是徒劳。

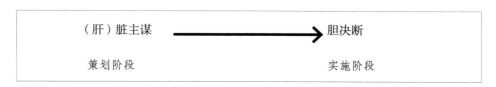

图2-6　肝胆的生理过程

然而，五脏在主谋的时候，它一定会耗散气、精，在策划过程中需要消耗物质。物质消耗后，胆主决断就不能落到实处，从而做无用功。所以，五脏通过谋划以后，能不能实施主要靠"胆"来决定。

故临床上，胆气弱的人，往往优柔寡断，始终处于犹豫、徘徊与惆怅之中，长久下去，徒耗精气。因此，十一脏要取决于胆。胆气十分重要，胆大则滔言过海，胆小则寸步难行。相火积于胆，有了胆气，才能由此布达于全身。

（四）肝胆的关系及其临床应用

谈及胆与相火之间的关系，可以这样理解：肝中之相火要想发挥推动全身的作用，必须依靠元气来发动相火，而胆就是这个中间过程最重要的中转站。此外，相火寄于胆中，由此而发，为什么可由此而发？因为足少阳胆经与手少阳三焦经两条经络表里相连，故胆能够通过三焦实现这个功能。因此，相火可以通过三焦布达于全身，而胆正是其能量的中转站。

我们在临床上经常发现，胆囊摘除的患者有一个特征——怕冷，这是源于能量代谢急剧下降。另一个特征是发胖，这也是能量代谢下降的结果。胆囊摘除的患者，"胆决断"能力下降，于是出现性格的变异，容易得抑郁症。其次，睡眠不好终致失眠多梦，这都是胆气不足的表现。所以，在临床上，先生常用温胆汤治疗胆囊摘除而能量不能激发的患者，为什么此方名为"温胆"呢？因为胆能量不足了，相火不能寄住在胆里，所以机体怕冷、发胖，趋向于一种全身负能量，用温胆汤则能提高能量。临床上，这个方非常著名，使用频率非常高。

（五）胆位及其临床应用

蓝肇熙先生认为，胆者，通达于阴阳。这是临床上特殊的位置，因为它处于半表半里之位，即少阳胆正处在人体特殊的枢纽位置。《黄帝内经》提到，上下诸外，分为三元，即上、中、下，表、里、半表半里。从坐标法来分，分为横坐标、纵坐标。从纵坐标来分，分为上焦、中焦、下焦；从横坐标来分，分为表、里、半表半里（如图2-7）。因此，半表半里可以通上，亦可以达下，既可以入里，又可以出表。这是它所处的位置所决定的。临床上，对少阳半表半里所引发的疾病，先生常常使用小柴胡汤。

小柴胡汤，寒温共用、虚实并进，它就是作用于少阳半表半里。既可以出表，又可以入里；既可以通上，又可以达下。它的主证是什么呢？口苦（胆汁外溢）、咽干（胆经夹舌咽）、目眩（可以针刺丝竹空）、寒热往来、胸胁苦满，这就是小柴胡汤的主证。

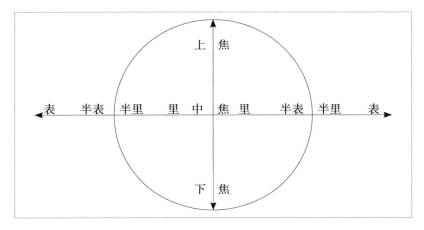

图2-7　胆位描述

　　除口苦、咽干、目眩这些少阳病的提纲证之外，"伤寒五六日，中风，往来寒热，胸胁苦满，嘿嘿不欲饮食，心烦喜呕"，加或然证，这些都是上下内外交织其中，堵塞在半表半里的症状。故出于阳经则发热，入于阴经则恶寒。

　　所以，蓝肇熙先生认为，在临床分不清疾病在表在里，在上还是在下，可先服用一剂小柴胡汤。服用后很快就起作用了，这样的一些绝招，用之又安全又有效。

（六）胆与肝脾的关系

　　蓝肇熙先生认为，胆者，助肝疏泄，助脾运化。一方面，它可以助肝完成疏泄，另一方面，它可以助脾完成运化之工。助脾运化，这就是"凡土脏取决于胆也"的认识。因此，胆既能助肝疏泄，又能助脾运化。

（七）胆藏象的总结

　　综上六点所述，蓝肇熙先生认为，十一脏取决于胆也。不能小看它，解剖学的胆囊，是否摘除应是一件很慎重的事。尤其胆囊摘除后，患者往往出现很多问题。如性格变异，由高兴变为优柔寡断，精神萎靡不振、能量不足，甚至导致抑郁症的发生；如怕冷、肥胖并且长期腹泻，大便稀溏，这些问题都是盲目摘胆所引发的病证。

因此，先生强调：摘胆一定要做好医学评估，除非胆囊已经出现了严重的病灶，局部问题对整体生命产生威胁的时候，才能摘胆。其他情况下最好保护好胆，每个器官对人体都十分重要。

六、脾的藏象观

（一）"仓廪之官"的认识

"仓廪之官"，出自《素问·灵兰秘典论》"脾胃者，仓廪之官，五味出焉"。什么叫"仓"？什么叫"廪"呢？大体来讲，都是古代的仓库，装谷的称之为"仓"，盛谷者，谓之"仓"，盛谷之所；盛米之所，谓之"廪"，由谷子打掉外壳，则为米。"仓"一般来讲，它是透气的，因为谷里面含有许多水分，如果刚刚打起的谷子没有晒干，或者即便晒干之后又立即放入仓库里，还是会返潮。所以，对于"仓"来讲，它是开放性的，它与周边环境有交流，这种环境我们视之为"仓"。谷变为米后，它就不宜再与外界相通，这个时候我们要加隔板。"谷"与"米"对于人体来说是非常重要的原材料，因此，象思维一旦衍生，则"脾"就如同人体的后勤部长，即可称之为"气血化生之源""后天之本"。

古语云："兵马未动，粮草先行。"尤其是在冷兵器时代，这太重要了，没有物质资源的保障，部队无法打仗，粮草辎重不齐全，是不能发动战争的。所以，粮草必先行。《三国演义》中之所以曹操能够占得先机，正是因为烧毁了敌人的粮草。在北征乌桓的过程之中，在战官渡的过程之中，两次烧了敌人的粮草。粮草一断绝，军心自乱。所以，"脾"作为人体的后勤部长，在人体中占有很重要的位置。所以它是"气血化生之源"，为"后天之本"。可以说，它关系到人体的整个生命状态。如果说出生之前，人是靠父母的先天之精支撑自己的话，那么出生以后，很大程度上取决于后天之"脾"的培育。

（二）"脾藏营"的认识

"脾藏营"，出自《灵枢·本神》："脾藏营，营舍意，脾气虚则四肢不用，五脏不安，实则腹胀，经溲不利。"而"脾为之使"，出自《素问·刺禁论》："心部于表，肾治于里，脾为之使。"我们今天的关键词是"营"与"使"，怎么理解呢？其次，"脾藏营"，那么这里的"营"是物质还是功能呢？

"仓廪之官"，产生气、血、津、液，水谷的原始精微是在脾，合成的"营气"是在肺，所以直接把"脾藏营"说成是物质，不太妥当。众所周知，到了肺才能产生营气，若直接说脾藏营气，则实为不妥，最多只能说营气乃是"脾藏营"之原始材料。所以，这里的"营"主要指的是功能。什么功能呢？什么又叫"营"呢？这个问题和蓝肇熙先生家乡的一位历史名人有关。

这位历史名人就是段玉裁先生，他在富顺做县官时，在西湖边历时三十余年写下《说文解字注》，充分地解释了"营"的意思为：营，市居也。在讲"营"的时候，他进一步说到，市居谓环绕而居，名"营"，既然是环绕的意思，从而引申为"经营、营运"的意思。

所以"脾藏营"的意思就是"脾主运化"。例如生意做得好不好、圆不圆满，在这里理解为"经营"与"营运"的意思。它们的关键是"运"。因此，在这里我们才能理解什么是"脾藏营"，即"脾主运"。血液的运行，周而复始，就是"环绕"的意思。于是说"脾主运化"。这强调的"营"为运化，而非营气，故不能把它看作物质来讲。因为如果把它认为是物质，那么，很显然，会形成理论矛盾，因为这种物质根本就不在脾中产生。因此，在这里，"脾藏营"是指生成宗气、营气、卫气、元气等的原材料在脾。至于气的生成，主要是在肺，所以肺也很重要。人体重要的气都在肺中，如营气、卫气、宗气等。元气是先天化生的，它藏于肾。所以《素问·五脏生成》篇讲"肺主气"，这个营气显然是肺来运转。如果《黄帝内经》强调"脾藏营气"的话，那么，脾与肺之间就会相互矛盾。所以，在这里的营一定是理解成"营运、运化"的一种功能。

（三）"脾为之使"的认识

《黄帝内经》在另一篇《素问·刺禁论》篇中讲"脾为之使"，这个"使"其实和"营"是一个含义。使，指"使役、使者"的意思，好比人民的公仆。磨盘不断地盘旋，把谷物碾碎，这就是"脾为之使"。主要体现在以下几个方面：

1. 脾化生物质基础　通过"脾藏营"和"脾为之使"这样一种经营、营运的功能活动，给机体带来重大的生命状态。脾把这个"仓廪"里重要的生命物质——谷物、米碾碎转化成水谷精微，化生为气、血、津、液等物质基础。

总之，我们通过训诂的方法，得出"营"具有"经营、营运"的意思。脾具有"经营、营运、使运"的功能，脾可以使"仓廪"中的物质既储藏又转化，转化成水谷精微，水谷精微又为化生气、血、精、津、液的化生提供物质基础。所以它的机理就是磨合"仓廪"之物质转化为精微，这是作为营运和驭使的功能而达成的。

2. 脾承接全身气机　脾对全身气机的承前启后发挥重要的作用，也就是对全身气机的调畅发挥承接作用。先生认为人体内有以下几大循环比较重要。

在谈这几个循环的时候，我们先要了解一些现象。首先，宇宙大爆炸以后，宇宙全部进行了旋转如银河系也进入了旋转，这样的旋转能产生无穷的动能。所以，先生认为，宇宙的本质就是旋转，在旋转之中打开了它的钥匙，即"阴物质与阳物质、明物质与暗物质"，它们都在不断地旋转后才形成广大的星系。其次，飞机采用涡旋发动机18，可以对飞机动力提供强大的动能。所以，先生通过观察这些事物而领悟，一切事物都需要旋转，生命亦然。

因此，古人很有智慧，他们观察天体气象，就把这种现象——太空的旋转，联系到了我们人体。人体的小宇宙在体内不断地旋转，例如我们的血液循环是在旋转中，人体的津液代谢也是在旋转之中，我们人体的气血津液的流转都是在旋转中达到平衡（如图2-8）。

旋转在体内有两两对应的关系。例如已经讲述的任督旋转，即任督二脉阴阳的旋转。其次，肝为阳脏，肺为阴脏，它们配合起来形成肝升肺降的阴阳旋转；还有，脾胃之间的阴阳旋转。最后，心为阳，肾为阴，它们之间亦构成了升降旋转运动。所以，体内主要是这几个旋转运动，且这几个旋转在人体内最重要。心、肝、脾、肺、肾全部都是旋转中的重要脏象，我们的脏象学说就是以五脏为中心的五大系统变化的运动、旋转发展，而且处于旋转的稳态之中。

正如《素问·六微旨大论》篇所云："出入废则神机化灭，升降息则气立孤危，故非出入，则无以生长壮老已；非升降，则无以生长化收藏。是以升降出入，无器不有。"

脾升胃降，是它自身的小循环，它们对其他循环之脏腑起到了一个承接作用。它们之间相互交叉叠加。因此，在图2-8中可以看到：

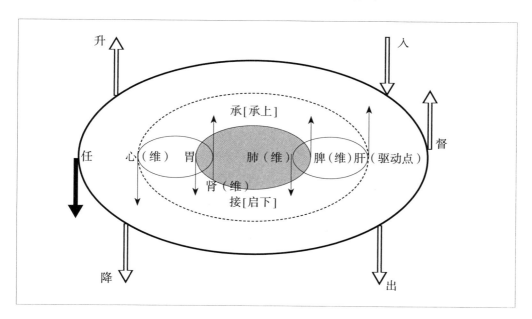

图2-8　藏象气机图

脾胃同病圈：除了本身病变，还易引发脾肺同病与肺胃同病。

肝肺同病圈：除了本身病变，还易引发肝脾同病，导致木土关系失衡；亦会引发肺脾同病的咳嗽。

心肾同病圈：除了本身病变，还易引发心胃同病。

脾胃同病圈叠加心肾同病圈：易发生脾肾同病与心脾同病。

脾胃同病圈叠加肝肺同病圈：易发生肝胃不和证、肺胃不和证。

在大的气机循环中，心肾同病圈与肝肺同病圈再借助脾胃同病圈的连接，易发生金水不生、脾肾同病、心肝同病、心肺同病、肝肾同病等。

此外，如果内部脏腑的升降出入出问题了，那么它们将在任督二脉这个最大循环的调节下，恢复平衡。这样我们的"周天"就打通了。因此，周天的打通，离不开中间的三个循环。但这中间的驱动力是什么呢？即是心肝的循环。它就像汽车的车轮一样，驱动、旋转整个脏腑。所以，心肝的循环给全身提供了旋转循环的驱动力，但全身气机的协调，都依赖脾胃的承接作用。因此，中间的营运很重要。它处于中间，所以它具有"承上启下"的功能。

肝在循环中是点火器，驱动整个气机循环运转，然后脾来承接，所以，肝循环在整体中是启动环节，而脾循环在人体中是关键环节，其中脾胃箭头的运转代表承接环节。所以，周学海说："世皆谓，脾胃为升降之枢，非也。"驱动点应在肝，这是五行的启动行，然后交由脾来承接。先生认为，黄元御对于脾胃为升降之枢的领悟最为深刻。在他所著的《四圣心源》一书中，他认为脾的旋转箭头很重要，其起到了重要的承接作用，所以，他在《四圣心源》里有一段话，即：

（1）"中气衰则升降窒"是讲脾的"营"与"使"功能弱了以后，就会导致气机升降停滞，这样脾就无法完成承接作用，当然也包括了胃。

（2）"肾水下寒而精病"是讲中气衰败后升降阻滞，导致肾水偏寒，而出现精的病变，这也是"肾藏精"异常的临床表现。

（3）"心火上炎而神病"是讲心出问题，导致心火上炎则扰神明，这是"心藏神"异常的临床表现。

（4）"肝木左郁而血病"是讲肝气瘀结，则导致血的病变，这是"肝藏血"异常的临床表现。

（5）"肺金右滞而气病"是讲肺气阻滞而导致气机病变，这是"肺主气"异常的临床表现。

所以，最后他总结到"四维之病，悉因于中气"，就是讲这些病变全部都是由中气虚弱导致的。因此，除了"脾"以外的四个维度的病变，都与中气虚弱有关。先生读完《四圣心源》以后，认为这些理论是著作中最精彩的部分，充分说明了脾胃对全身气机的承接作用。脾胃一运，其他四脏都要运转，人体的气血津液也就随之而运转起来。

周慎斋也说："诸病不愈，必寻到脾胃中，方无一失。"而且，在《素问·玉机真脏论》篇中提道："脾为孤脏，中央土以灌四傍。""四维"就是四傍。所以，先生强调，我们治疗内伤杂病的时候，如果疾病长久不愈，我们一定要考虑脾胃的问题，从调脾胃入手，则能柳暗花明，步步可赢。

3."四维之病，悉因于中气"的临床应用 在张仲景著作的113方里，仲景应用"甘草"这味药，高达70多次，主要是用它来解毒；其使用"生姜"这味药的频数达30多次；其使用"大枣"这味药，达40多次。姜草枣联用，这样组合的使用频率相当高。桂枝汤中有姜、草、枣，以桂枝汤为基础的方剂更多，所以，先生认为，张仲景将《黄帝内经》的理论精髓，掌握得十分深入。《伤寒论》113方，《金匮要略》205方，其中有4个方，有方名没有药，有201个方是有药的。其中，出现"姜草枣"联用、"参草枣"联用的组合占了绝大部分的处方。所以，先生认为，研究《伤寒论》务必要总结规律，为什么如此组合，其用意就是要顾护"中气"，正所谓"四维之病，悉因于中气""诸病不愈，必寻到脾胃"之尔。例如桂枝汤一化裁，则构成小建中汤、大建中汤等，全部是仲景对先贤理论的升华。

换句话说，治疗慢性病，仲景皆是如此组方。一般先生在治疗脾阳虚的基础上引发阴虚的，应用小建中汤；兼有虚寒较盛，且由脾波及肺，则大剂量使用黄芪，演变成黄芪建中汤；在《金匮要略·虚劳》篇中，虚黄、萎黄的病证则用小建中汤；偏于脾阳虚，或中焦虚寒，出现痞逆、呕吐等病证，则用大建中汤；长期腹泻者中焦虚寒，则理中汤主之……全是顾护脾胃，所以，张仲景深谙《黄帝内经》之道。

把握以上观念，再读《伤寒杂病论》，一定会更明此中道理。且张仲景组方非常简洁，药简效弘。此外，张仲景的药吃起来口感也非常好，很舒服。尝起来像饮料一样，它一定是照顾到了脾胃。因为口味所喜欢的，多是脾胃所喜欢的。

所以，我们讲脾胃通过"营""使"的作用将饮食转化为水谷精微，从而为气、血、津、液的化生提供物质基础，同时对全身的气机发挥了承前启后的承接作用。那么，它营运的特点是什么呢？就是我们的下一个主题：脾主升清。

（四）"脾主升清"的认识

1. "脾主升清"的含义　"脾主升清"一语，为后人总结《黄帝内经》之意而概括之。那么，脾是怎样运营的呢？我们讲脾的功能，用"脾气"来概括，脾的"营"和"使"，它的作用趋势是做"上升"运动，我们把这个"上升"运动称之为"升清"。"升清"已经说明了这是精微物质。那么，当气机调畅，它升的是什么呢？第一个是精微，第二个升上去的是清阳，即清阳和精微物质。所以，我们讲脾的运营模式是"营"和"使"。

2. "升清"的四个生理效应　此外，这个精微里面还包括水液和津液，升上去带来了哪些生理效应呢？我们从四个方面讲述：

生理效应一：脾主升清，升精微至头目上窍，化生气、血、精、津、液。精微通过脾的升清，上达心肺和头面，通过心肺的化合反应，化生了气、血、精、津、液等物质。

生理效应二：脾主升清，可以营养心肺头面诸窍。脾主升清后，精微通过心肺进一步化合、加工，近水楼台先得月，故精微先营养心肺头面诸窍。

生理效应三：脾主升清，助胃降。脾主升清后，使得脾胃升降有序，因此，可以帮助胃降。

生理效应四：脾主升清，维持了腹腔脏器位置的恒定。常见需要维持平衡的脏腑是肾、胃、肠、子宫等这些腹腔脏器。所以，临床上常见的许多腹腔下垂，如胃下垂、肾下垂、脱肛、子宫脱垂等，都需考虑脾主升清的举脱功能是否正常。

实际上，"脾主升清"不仅仅是一个单独的功能，它还是营运功能的一种模式，后人总结为"脾主运"。谈到脾的时候，"运""营""使""灌""散"都是它常使用的动词，如"脾藏营""脾为之使""脾气散精""脾为孤脏……以灌四傍""脾为胃行其津液"等，教科书一言总结为"运"。"运"才能发生脾胃的转化。一系列动词指向于这个"运"，最终，通过"运"之后而达到"化"的目的。

3. "脾不升清"的病理症状　脾主运，提取精微，进行运输，分布心肺，产生气、血、津、液，所以，命名为"脾主运化"。这样的功能，在临床上非常重要，它运营的模式就是不断地升清，因此，临床上"升"不上去，就会出现病理症状。

（1）脾不升清之临床意义：一方面，尽管有精微存在，但升不上去，不能通过心肺化合转化为气、血、精、津、液，终由正气转为邪气，化生痰、饮等邪。所以，明代医家李中梓云："脾为生痰之源。"另一方面，无法化生气、血、津、液，则全身脏腑经络器官失养，尤其是上部心肺，这时，会出现"脾肺同病"。此时，大量的痰不能运化，壅阻于肺，同时"肺主气"，但气无法化生，导致气虚。

因此，在临床上，有痰且又有气虚就表现为气虚夹痰。此时用参苏饮效果甚好，先生与我都有体会。为什么《医宗必读》讲"脾为生痰之源，肺为贮痰之器"呢？因为这时大量的痰，虽不能运化，但却可以"升"上去，最终贮存在肺中。所以，用参苏饮，既可以降肺、化肺中之痰，又可以补气。

（2）脾不升清之心脾同病：脾主升清，不能升清，心也会出现问题。此时，"清"不能养心，故出现心脾两虚。临床上，先生常用归脾汤，效果甚好。

（3）脾不升清之脾脑同病：脾不能升清，除了心肺会有病，出现肺脾同病、心脾同病，脑窍也同样会出现问题，出现脾脑同病。头目清阳不能上达，精微不能上承，就会出现头晕、目眩等脑窍失养的症状。临床上怎么办呢？此时先生喜用补中益气汤合温胆汤治之，效甚。刘渡舟先生就有一则这样的医案。一位40岁的男性患者，西医诊断为：梅尼埃病，出现神疲、乏力、眩晕两年多，经常发作，患者很难受。找到刘渡舟老师看诊，刘老用的主要是补中益气汤加温胆汤，同时还加用了王肯堂《证治准绳》中的益气聪明汤，三方合用，5服药即效，随访了一年没有发作。这就是脾和大脑出现了问题的临床案例。

（4）脾不升清之中气下陷：脾不能升清，到了一定的时候，不仅不升，还出现了"下降"，临床上就会出现长期腹泻的症状，这就是《素问·阴阳应象大论》所述"清气在下则生飧泄，浊气在上则生䐜胀"的临床表现。此时，先生常强调，务必调脾，又需调胃，脾胃同调，才能效尤。临证时，一方面大剂量使用补中益气汤，另一方面必须"降浊"，降浊则使用法半夏、砂仁之类；亦可以补中益气汤、理中汤合用，重用干姜，干姜入脾，生姜入胃。清阳不升反降，如果病情严重者，加附子，组成附子理中汤，和补中益气汤合用，此时需去补中益气汤中的当归，因为当归有滑肠的作用。这种慢性的腹泻，应用先生多年领悟之法，效果甚好。

此外，如果出现了脏器下垂，仍然使用补中益气汤，可以合用升阳散火汤，或者张锡纯的升陷汤，均可因情况而用。当然，临床上遇到肠道脱出，尤其是直肠脱出（即脱肛），这种情况往往继发便血或长期痔疮，这时可以使用补中益气汤加槐花、地榆，效果较好。

（5）脾不升清之脾肾两虚：脾不能升清，阳气则无法升发，再加肾水本寒，就会出现脾肾两虚，怎么处理呢？先生认为，张仲景做了很好的示范，给了两张处方，即四逆汤和白通汤。

其中四逆汤由附子、干姜、炙甘草组成。先生认为，附子一枚抢救心肾阳虚，干姜一两半斡旋中焦之阳气，炙甘草二两补脾胃中气。方中用大量的炙甘草，培补中气，源于"中气衰则升降窒"；干姜直接走脾去斡旋，然后带动能量库——附子，快速将阳气布达于四肢，所以叫作"四逆汤"。

此外，白通汤也是三味药，附子、干姜、葱白，这也是治疗心肾循环的，因为"肾水寒而精病"，故用附子温肾，目的是激发相火，使肾的阴精向上升发与布达。而且心肾相交的本质是肾阴上济心阴，心阳下温肾阳，形成水火既济。所以，用附子温肾，将肾中之寒水蒸化起来，形成肾阴上济心阴之用。且葱白走心，把上炎的心火下济肾阳。再用干姜去斡旋中焦，此三味药亦为促进心肾循环。

仲景之思，智慧超凡，故蓝肇熙先生认为黄元御可能是看了张仲景的处方，然后他才总结出图2-8所示之理，万病"悉因于中气"。

（五）"脾不主时"的认识

脾不主时，出自《素问·太阴阳明论》一文的总结："脾者土也……常以四时长四藏，各十八日寄治，不得独主于时……不得主时也。"首先，"脾不主时"可以理解为脾不单独主时节。其次，《素问·脏气法时论》又单独讲"脾主长夏"，"长夏"即指土气很盛，其强调土乃万物之母。那么，"脾不主时"究竟是上述哪一个意思呢？先生认为这句话应是强调，脾主各个时节，故总结为：脾不主时，主各时也。

因此，这两个提法"脾不主时"和"脾主长夏"，看似有矛盾，实际上都是统一的，都建立在"土乃万物之母"的基础上。我们生命过程中，脾每一天都要通达与主导。所以，"脾不主时"的含义应该是说："脾时时都要主，每时每刻要主时。"正如《素问·太阴阳明论》云："脾脏者，常著胃土之精也……故上下至头足，不得主时也。"它把胃受纳的水谷精微不断转化，布达全身，生成全身的气、血、津、液。但每个季节又各有十八天功能旺盛，所以《素问·太阴阳明论》又云"各十八日寄治"。因此，可以说，每时每刻脾胃都在为我们工作，它是人体的"孺子牛"，不断地化生气、血、津、液。

（六）"胃为之市"的认识

1. "胃为之市"的含义 "胃为之市"出自《素问·刺禁论》："脾为之使，胃为之市。""市"是什么意思呢？市场。市场又是做什么的呢？采购。采购什么东西呢？仓廪之谷米。故《黄帝内经》云"胃者，五脏六腑之海""水谷之海"，胃为"太仓"。因此，采购的事物到胃里叫作"受纳"。正如前面所讲"脾胃同病圈"，胃受纳的食物能不能转化，要依靠脾为之运转，再交于其他脏腑，合成气、血、津、液。

2. "胃主磨"与"胃主津液"的关系　先生认为"胃主磨"。我们称之为"腐熟"。那么，腐熟是什么过程？腐熟就是发酵，谷米既要受纳于胃，还要在胃之密闭空间进行发酵成熟，因此，称之为"腐熟"。但"腐熟"需要津液之水与热之能量，故又有"胃主津液"之说。

3. "胃主津液"与"喜润恶燥"的联系　因为"胃主津液"，故胃又有一个特性——"喜润恶燥"。临床上，西医中的萎缩性胃炎，胃镜检查可见胃表面呈山脊样改变，可知胃中津液缺失，故往往形成"胃阴虚"之证。且缺少津液之水后，无法完成"腐熟"，不能发酵及运化，故出现口干、大便干、舌质红和舌苔干裂，尤其中部裂纹多。因此，先生强调胃最怕失津液，故常将沙参麦冬汤或益胃（生津）汤相继使用，补充津液效果甚佳。

4. "胃主津液"与"腐熟"的联系　因为"胃主磨"，需要腐熟的动能，故临床上出现胃寒，则动能不足。西医同胞们都知道胃动力不够，使用吗丁啉之属促进胃动力。故胃寒之人，一旦食用冰冷之物，则胃中阳气伤，阳伤则无热能游移精气，剩下的就全是死水——饮邪，则胃部不舒，这就是"饮入于胃，游移精气"之病理表现。正如南宋诗人朱熹所写《观书有感（其二）》："问渠那得清如许？为有源头活水来。"没有热能游移的津液之水，就不是活水，而是一潭死水，称之为饮邪。换言之，这种因胃寒而致热能不足成病的原因为饮邪，不断在胃中游移。所以，先生认为，胃最怕寒凉，苦寒最易伤胃。此时，处以理中汤，最是甚好。

5. "胃"的临证护理　治疗胃病或者说是对于胃的保护，一是少食寒凉，以免伤及胃阳，导致胃寒，能量不足；二是辛燥、辛辣之品伤津液，导致胃阴虚。正所谓"保胃气，存津液"之理，故胃既怕伤胃阳，又怕伤津液。

因此，治疗胃病的时候，一定要清楚说明饮食禁忌，以使胃得到最好的保护。对于川南地区的人们，如富顺、自贡等地的盐帮菜，因饮食过于辛辣，食辣较多，虽味道鲜美，但对胃部的刺激巨大，伤害胃肠之黏膜，故导致胃炎最多，其次溃疡病也会特别多，再后则是肠道疾病。

6. "磨动力"的临证应用　先生将"胃腐熟水谷"的功能，称之为"磨动力"，那有没有补胃阳的汤药呢？有突然食寒凉冷饮之品伤及胃阳，此时用良附丸，疗效最优。胃阳伤之慢性病，我们以护脾为最佳方案，处以理中汤就可以解决了。因腑围绕着脏而发挥功能，故所谓胃阳不足，很大程度上责之于脾阳不足，导致脾胃阳虚之证；但胃阳伤之急性病，我们以护胃为最佳方案，处以良附丸即可以解决，此乃"急则治其标"之理。

此外，脾胃有湿热的情况，因脾胃属黄色，故此时用泻黄散泻脾胃之热，虽以泻胃热为主，但却可以清除脾之湿热。因为长期阴虚之后，会产生虚热，又加以长期辛辣刺激，最终产生湿热。故"泻"一般作用于"腑"，"补"一般作用于"脏"。泻腑补脏，已经形成圭臬。

另外，若胃气不足，也就是"胃主磨"的功能不足，此时临床怎么办呢？先生认为要加健脾的药——四君子汤或五味异功散。所以，在临床上，我们用四君子汤或五味异功散增加胃肠动力。另外，在"磨"的过程中，蓝肇熙先生最喜欢用鸡内金、鸡屎藤、焦三仙、隔山消，增加胃"磨"的功能，先生将这种功能称之为"磨动力"。

总之在临床的辨证过程中，蓝肇熙先生认为，如果是脾虚，胃动力不够，我们用四君子汤或五味异功散，驱动脾升，使胃降浊；胃阴虚则用益胃汤或沙参麦冬汤；增强"磨动力"则用鸡内金、鸡屎藤与焦三仙之药。

在临床上，我们还会见到一种慢性疾病，即长期脾胃功能紊乱。这种疾病多属脾虚胃实，之后虚则现寒，实则现热，导致寒热虚实夹杂。这种情况往往病程比较长，如何处理呢？先生认为，仲景先生选用五个泻心汤治之。一般情况下，半夏泻心汤效果最好；如果呕逆比较甚，则用生姜泻心汤；腹泻，大便泄利比较剧烈的，则用甘草泻心汤；胃热较盛的，大黄黄连泻心汤主之。蓝肇熙先生认为这四种经方，尽量把握其用法，临证时辨证寒热虚实，效果甚好。

（七）胃小结

治疗胃病做到上面所述，已经可以在临床屡效不败了。胃气非常重要，因此，中医临床上把保胃气作为一条最重要的治疗原则。如切脉，也是在察胃气。一年四季脉象：春弦、夏洪、秋毛、冬石的出现，都依赖于胃气，故《素问·平人气象论》云："胃者，平人之常气也。"把握胃气太重要，所谓"后天之本""气血化生之源"，皆在其中。

七、肺的藏象观

（一）肺藏象的基本属性

肺的藏象属性，在《黄帝内经》里有两个说法：第一个是"肺属少阴"，另外一个是"肺为太阴"。那么，这两种观点如何理解呢？

1. 天人相应，肺属少阴 关于"肺属少阴"的观点是从"肺应秋季"而言的。从阴阳角度来讲，单数属阳，偶数为阴，因而一年四季的运转首先是从少阳开始，其次太阳，及至少阴，最后太阴。那么，从人与自然阴阳相呼应的角度，则少阳应春天；太阳也叫老阳、巨阳，应夏季；少阴应秋，肺应秋季，故肺从藏象属性上为少阴；太阴也叫老阴、巨阴，应冬季。

春天阳光和煦，地面以上是暖的，地面以下是冷的，正如一天的运转，早晨太阳出来，地面以上是热的，地面以下是阴冷的，故名少阳；夏天阳光普照，地面烘热，正如一天之中，午时阳光处于最高点，直射强度最大，地上地下一片炽热，故名太阳；秋天早晚退热较快，早晨大地之上为凉性的，地面之下则为热性的，故少阳倒转即为少阴；冬天天气寒冷，水冰地坼，天地皆冷，如一天之深夜，故名太阴。先生认为，所谓"无极生太极，太极生两仪，两仪生四象"，其中无极即为道，道生一，一生二，二再演变。具体来讲，细分的话，"二生三"，则少阳与太阳之间有阳明，少阴与太阴之间分出厥阴，这也就是六经雏形（如图2-9）。

三生万物，万物即是在这样一个状态下衍生的。四象再分，就是八卦；六十四卦后又分为一百二十八，无穷的排列组合，带着宇宙间万事万物变化的基本规律，这就是"易"。所以从一年四季来讲，我们大概划分为春、夏、秋、冬，这基本上就是按照少阳、太阳、少阴、太阴的规律而形成气候的演变规律。综上所述，肺应少阴。

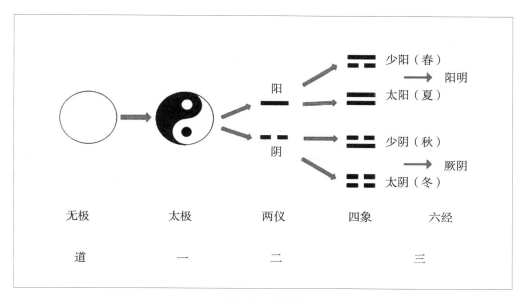

图2-9　阴阳图

2. 心肺居上，肺为太阴　"肺属太阴"论可以从以下三点进行理解。

一是经典著作中《灵枢·本神》云："肺藏气，气摄魄。"又《素问·六节藏象论》云："肺者，气之本，魄之处也；其华在毛，其充在皮，为阳中之太阴。"故可知肺属太阴。

二是肺与心相对而言，心肺同居上焦，处于阳位，其中心为阳中之太阳，故可知肺为阳中之太阴。

三是从经络的角度而言，肺为手太阴肺经，为十二经络之起始，它的阴气隆盛，故为太阴。

由上可推知"肺属太阴"。故临床上，蓝肇熙先生治疗阴虚证多从"肺"论治。这也正如《理虚元鉴》所云："阴虚之症，统于肺。"

3. 临床应用　首先，肺属金，肺位最高，它如水塔一般滋润着全身脏腑。当秋天气候突变时，"天气以急，地气以明"，空气中水分就会减少。且立秋之后，空气不再闷热，能见度增加，此时万物就处于一种"肃杀"的状态，然则肺作为五脏之中唯一能与自然界相通的脏腑，往往先受燥邪，因此，肺伤则阴液自少。同时，全身津液缺少时，内燥与外燥就会同时出现，又因肺与大肠相表里，外合皮毛，故临床上多出现鼻干、鼻衄、咳嗽、少痰、大便干燥、皮肤干燥等一系列燥象。

换言之，因"肺属太阴"，阴气最甚，故肺的津液最多，全身脏腑的阴液都要靠肺来滋养。又"肺为少阴"，恰恰少阴应秋季，而秋季燥邪偏盛，气候最为干燥。故肺在人体内的藏象定位非常重要。

所以，临床上，夏天刚刚结束时，大量的余温夹杂秋之燥邪，变化为温燥，伤及肺金，此时先生则常用桑杏汤，此方由桑叶、浙贝母、北沙参、栀子、淡豆豉、梨皮组成。为什么方中用梨皮呢？因为人体一到秋季，则肺水缺少，大自然创造"梨"这种水果来补充人体阴液的不足，这就是天地变化与循环的规律。

另外，西方医学名曰"肺结核""肾结核"等疾病，其主要临床表现在中医看来就是肺金受伤，表现为咳嗽、消瘦、咯血、皮肤干燥、少痰、眼睛充血丝、大便干燥等。为什么人会消瘦呢？因为津液不足，全身细胞脱水。为什么咯血呢？因为虚火灼伤肺络。临证时，针对这种情况，蓝肇熙先生常用两个处方治疗：一个是月华丸，一个是百合固金汤。蓝肇熙先生认为，养肺金最好的本草就是百合；兼咳的，用百部；"二百加梨"是他临证时屡用屡效的药对。此外，因为肺燥和肺少津液，有的患者会出现痰稠黏滞，此时用浙贝母最好，还可以加北沙参。因此，蓝肇熙先生认为，月华丸中的二百（百合、百部）、北沙参之类药非常适合调养肺金。

因此，在理论上"肺属少阴"与"肺为太阴"的观点有所区别，但临床上，两者其实是统一的整体；一者从脏腑与自然的对应关系来强调，肺的象应是少阴，通于秋季；一者强调肺的阴气隆盛，全身脏腑的津液都需要肺来滋养。故蓝肇熙先生认为这两种观点虽然不同，但其本质却是一样的，皆统于肺。

（二）"肺藏于右"的认识

1."肺藏于右"的含义　"肺藏于右"，出自《素问·刺禁论》。它与肝之间构成了气机升降的平衡调节。

中国古代有个学说叫作"浑天说"，它的本质是右旋，因此，"浑天说"也叫"右旋学说"。圣人面南而坐，因而（如图2-10）肝是左，肺是右，从左到右旋转。肝代表"升"，肺代表"降"。左边为东，右边为西，东方代表日月升起，西方代表日月的降下。日月为光明，皆从东方起。所以，"肺藏于右"，是从气机的角度讲述肺从右边降下来，而非解剖学之认识。

东升西降，自然界到秋天，气机往往开始下降，主收。中国处于东方，主升、主光明，而西方却与之相反，因此，从运气学说的角度，中国将逐渐崛起。东方升起，西方肃降，肺的肃杀有没有意义呢？有。肺为升降平衡的调节起了重要的作用，它们如同中国的圆桌，始终是以圆为主。

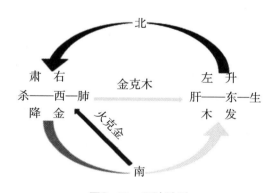

图2-10　肝肺关系

那么，从整体来看，这样一种"升"与"降"就是一个升降的系统，它们之间矛盾对立，却又相辅相成。因此，肝的升对于肺来讲，一方面促进了肺的"降"，另一方面又制约了肺的"降"。西方文明总是欲想制约着中方文明，谓之"金克木"。但围绕着整个世界的和平来讲，东西方文明又都是需要的，在这个过程中就看哪一方是主动点。对此，木易生火，故金火之间又有了制约与克制，如同毛泽东主席所说，"星星之火，可以燎原"。肺与肝处于一种平衡的稳态之中。因此，治世界、治国与治病，三者是统一的，故"上医治国，中医治人，下医治病"。肝肺的升降循环就是大势与规律。

2."肺藏于右"的临证意义 那么，对于人体来讲，"肺藏于右"有哪些生理效应呢？

（1）助肝升：为什么"肺藏于右"能够助肝升呢？先生认为，主要是肝升与肺降的气机都要通过肺，肝从左升，肺从右降，形成一个循环。至于肝能不能升上去，取决于胸膺部气机的虚实情况，胸中旷达无邪，肝气才能顺利地升上去。肝"升"气机顺畅的前提是一定要有良好的肺"降"，因此，要保持心胸的旷达，必须要有"肺降"，降即"肃杀"之意，肺不断将邪气、气机等往下肃降，这是一个连续过程，如若稍有停顿，则肝气无法升。一旦心胸壅塞，则生疾病，如心胸生热、生痰、生瘀以及气机郁滞等一系列病变。

肝性喜条达，一旦郁滞，就会出现问题。肝气不升，则终至"不在沉默中爆发，就在沉默中灭亡"之状态，此时，肝升失于肺降，直达清空，冲击巅顶，肝气上冲导致高血压产生，这也就是"肝阳上亢"之原理。故先生总结："肺降"是肝气升的前提，它可以保证肝气源源不断地上升，心情特别愉悦畅快。又《黄帝内经》病机十九条中就有"诸气膹郁，皆属于肺"，故肝肺的气机必须调和，一出一进，一升一降，两者不和，则产生一系列病变。

临证上，先生认为肺癌产生的病理机制则如上所述。肺为什么不降？往往与忧愁有关，长期忧愁之人，肺气不能下降，于是阻塞肺中。左边肝气不疏，右边肺气阻塞，两气夹击，终至胸膺受伤，痰、热、瘀、气纠结在一起，长此以往，导致疾病恶变。

因此，蓝肇熙先生认为治疗肺癌应遵循两大原则：左则疏肝气，即疏肝降气，右则降肺气，清除肺中之邪气，即除痰、化瘀、清热、调气。先生常处以柴胡疏肝散合泻白散加苦杏仁、桔梗、浙贝母治疗肺癌，屡用屡效。

案例1：李某，男，73岁，祖籍重庆合川，在自贡工作，他的儿媳在富顺工作，通过熟人引荐求诊。某西附院诊断确诊肺癌后告知其家人患者最多生存3个月。因为患者此时肺癌已经扩散，距离肺的部分又有一个巨大的肿块，推动纵隔移位，因此，西医无从处理。蓝肇熙先生辨证后采用上述处方：柴胡疏肝散合泻白散加苦杏仁、桔梗、浙贝母、枇杷叶、前胡，保证肝肺气机的循环，维持了患者生命3年半，不但延长了患者生命，还使得患者未受放疗、化疗之痛苦。

案例2：杨某某，女，64岁，重庆人，成都某中学工作，直肠癌患者。手术后，加之患者家人去世，情绪十分不稳定，唉声叹气。主诉心胸憋闷，刻诊面色发青（化疗刚过3天）。先生即采用上述循环之理，处以柴胡疏肝散合参苏饮，5服药后，心胸不再憋闷，病情相对稳定。因肺与大肠相表里，故肺降，则肠道问题也得以解决。

通过上述两个案例，先生强调，临床各科均需抓住"肝升于左"与"肺藏于右"这样的象思维，即"肝肺小循环"，临床上每遇疑难重症，才能应对有方。如骨伤科患者，卧床休养继发肺部感染，则可以采用上述之法，拟定相应处方，便可泰然处之。

（2）济肾水："肺藏于右"为什么可以济肾水？首先，从五行角度来讲，肺属金，金生水，又《理虚元鉴》云"阴虚之症统于肺"，故临床上肾水不足时，我们要通过补肺金来生肾水。其次，从阴液的角度来讲，肺水可以滋养肾水，故汪昂在《医方集解》里说："肺为水之上源，肾为水之下源。"最后，从气的角度来讲，肾纳气，肺主气，肺气根于肾气，肺中之清气又下达肾中，固摄肾气。故临床上出现"肾不纳气"时，我们可以通过补降肺气来固摄肾气。

（3）通膀胱：不仅肾与膀胱之间的关系非常密切，而且先生认为，肺与膀胱的关系也非常密切，如《素问·经脉别论》所云："饮入于胃……上归于肺，通调水道，下输膀胱。"此外，肺为水之上源，肺好比人体的水塔，肺水多了，则下输于膀胱或肾。举一反三，此时临床上常见一种情况，即急性肺水肿，我们可以看到患者端坐呼吸，为什么呢？因为水邪全部堆积在肺导致气机阻塞，故患者出现胸闷气喘。正如张介宾所说："上焦不治，则水泛高原。"急性肺水肿正是这一理论的临床表现。

这个时候，蓝肇熙先生认为急性肺水肿的处理措施与膀胱是否有尿液无关。不管有无尿液，亦和（或）有无腿肿，此时都应该以"利水"为第一要义，膀胱通利肺之水邪自然消失。《四川中医》杂志曾经有一篇文章《关于五苓散治疗急性肺水肿的治疗》即可说明之。

因此，如果有一个患者手术后，躺卧病床时，肺中有水，马上应该考虑到应用五苓散，通利膀胱。膀胱通利，肺的压力则立即缓解。因此，先生认为前后二道都与肺有关。故张仲景说："视其前后，知何部不利，利之即愈"（《金匮要略·呕吐哕下利病脉证》）。

此外，因肺合皮毛主表，膀胱经主表，故五苓散作为表里双解剂、气化剂，外可解表邪，内可通水道。因此，五苓散可以同时治疗经证、腑证。此时，患者往往表现为：水液多，口渴却不喜饮，饮后可能吐逆。因肺降于右，膀胱一引，肺得肃降，则肺水通利，急性肺水肿顿消。

（4）降胃浊：首先，从气机角度而言，肺藏于右，主右降，肃降气机，且因胃也主降，沉降气机，它们之间气机是联动的，故肺可以助降胃浊。临证时，若肺气不降引发咳嗽时，往往会引发干呕，导致胃气上逆。反之，当胃浊不降发生呕吐的时候，亦易引发咳嗽。所以，两者的气机往往是联动式的，故病机十九条中写道："诸痿喘呕，皆属于上。"

其次，从经络的角度而言，《素问·咳论》中记载："其寒饮食入胃，从肺脉上至于肺则肺寒，肺寒则外内合邪，因而客之，则为肺咳。"又《灵枢·经脉》记载："手太阴肺经，起于中焦，下络大肠，还循胃口。"故肺与胃之间密切联系。

综上可知，肺与胃在经络和气机方面相辅相成，故《素问·咳论》总结道："此皆聚于胃，关于肺"，即肺可以助胃降浊。

因此，临床上，蓝肇熙先生常处以小半夏加茯苓汤或二陈汤之类治疗肺胃不和之咳嗽，这既能降肺化痰，又能和胃降逆，许多骨伤科术后患者经常继发顽固性咳嗽亦是如此治疗。先生认为，病变在肺，则加苦杏仁、桔梗、生甘草，其中苦杏仁降肺气，桔梗宣肺气，甘草调中，先生认为这三味药起着联动性作用；如果兼有表证的，则加荆芥穗、防风。

此外，仲景记载："伤寒表不解，心下有水气，干呕，发热而咳……小青龙汤主之。"外有表证，内有停饮，肺胃同病，故先生也常处以小青龙汤治疗此类疾病。但需要注意的是，一旦口干，应谨遵"渴者，此寒去欲解也"，此时应不再用小青龙汤。

所以，先生认为，这些理论直接与临床相关，医生水平的高低，就是在理论上看谁更高瞻远瞩。理论要与临床相结合，只有这样，才能成为医学大家，中医理论的提升还是要靠中医的经典著作来补充与支撑。只有把这些经典理论完美地应用于临床，才能够成为中医大师。并且，还要每一个理论与临床形成体系，这样临证时，就能很快处理，并行之有效，治病才能做到心明眼亮。

（5）泻大肠：关于"肺与大肠相表里"的理论，国家投入了大量的经费进行研究。其中，某中医药大学主攻临床研究，某中医药大学主攻分子生物学研究，而另外一所中医药大学则做机制研究。研究者发现肺与大肠有必然的联系，有人实验发现，钳夹肠系膜10分钟以后，肺部出现瘀点。且肺出现问题的时候，肠系膜也会出现气泡征，这种情况是肺气不能通利的情况下，空气向压力小的疏松部位走，在黏膜层就会出现气泡，形成肠胀气。

先贤有个著名的方剂叫上清丸，当肺有热，大便秘结的时候，痰热壅滞于肺，服用上清丸，两小时左右，痰热即从大肠排出。先生一般会大剂量使用全瓜蒌，在上则能清肺、宽胸、化痰，在下则能通便、清热。除上清丸以外，先生还常用清金化痰汤，适用于痰热壅肺这类疾病。这种肺有问题而治肠道的思考模式是先生常常耳提面授的，先生强调此乃泻肠以缓解肺部压力之理。

（6）平乱气：五脏之中，肺位最高，"高"即高大、在上之意。故《素问·痿论》云："肺者，脏之长也。"蓝肇熙先生讲："《黄帝内经》为了提醒后人重视或者要强调某个脏腑，往往都会单独列出某脏的领悟以强调其重要性。"如《素问·五脏别论》云："胃者，水谷之海，六腑之大源也。"《素问·灵兰秘典论》曰："心者，君主之官。"《素问·六节藏象论》云："凡十一脏取决于胆也"等。所以，《黄帝内经》此处讲述"肺者，脏之长也，为心之盖也"一句，着实是在强调肺在五脏之中的重要性。

此外，从气机角度而言，因肺主肃降与宣发，其气机趋势分别为肃降向内与向下，宣发向上与向外，这说明升、降、出、入的气机形式，肺都有。因此，五脏的升、降、出、入都是由肺来统领。故《中医基础理论》中讲"肺主气，司呼吸"，调节全身气机。

因此，蓝肇熙先生认为，肺如同脏腑的"华盖伞"，笼罩着人体的脏腑，全身的气机如若发生动乱，肺可以平乱气，动用金气的肃杀功能去镇压、肃清人体内的邪气，保全身之安康。故涉及全身所有气机的紊乱，一定要从肺的角度去考虑，如若它脏引发，用药时，也要用宣发肃降肺金的药辅之。这样的平镇，才有利于全身气机的协调。

故《素问·至真要大论》曰："谨守病机，各司其属，有者求之，无者求之，盛者责之，虚者责之，必先五胜。"这涉及了五脏胜负之间的关系，"疏其血气，令其调达，而致和平，此之谓也"。

（三）"肺主治节"的认识

《黄帝内经》在《素问·灵兰秘典论》中写道："肺者，相傅之官，治节出焉。"为什么肺可以主治节？因为肺为丞相，从治国层面来讲，丞相指挥国家资源的调度；从人体层面来讲，肺主持全身津液气血的调度。故张景岳《类经·脏象论》云："肺主气，气调则营卫脏腑无所不治。"

那么，沿着气血津液的这一层面，肺如何调理与治节呢？我们都知道脏腑的所有功能都集中在气上，因而，肺的功能我们称之为"肺气"，肝的功能我们称之为"肝气"，脾的功能我们称之为"脾气"，肾的功能我们称之为"肾气"，心的功能我们称之为"心气"，各个脏腑往往由"气"来代表功能，其往往涉及能量代谢。因此，肺气就代表肺的功能，也代表它的呼吸功能，即司呼吸。故司呼吸也叫肺的功能、呼吸功能或者肺气，它衍生出了两个功能：一个是主气，即主气的生成与运行；一个是气机，即气的运行。因此，先生认为，调气，就是调节全身气、血、津、液这些生命物质。

1. 治节宗气　宗气是人体内极为重要的一种气。那么，宗气如何生成与运行呢？

（1）宗气的生成

首先，宗气在《黄帝内经》里称之为"大氣"，其生成主要由以下几部分原料构成：一是肺从自然界吸取清气，这里的清气不是氧气，而是自然而成的气体化合气构成。二是脾胃对水谷精微的运化。它们理论上加起来构成"肺气"，但它们必须由肺的呼吸功能来参与，才能生成"宗气"。故这个"气"字最好加个"米"字才构成"氣"，这才是完整的"氣"。因此，古人常讲"大氣一转"。

其次，肺呼吸越强，肺功能越强，则肺气越强，司呼吸功能越强。那么，清气与水谷精微在哪里结合呢？在肺中生成，故肺为它们的加工厂。那又如何运行呢？《素问·平人气象论》曰："胃之大络，名曰'虚里'。"这个虚里，"贯膈络肺，出于左乳下……脉宗气也。"水谷精微就是通过"虚里"直接灌注到肺。

综上两个方面，清气和水谷精微在肺的化合作用下，在肺的整合下、生成精气。这些必须得有肺功能的参与、肺气的参与。肺功能健旺，宗气就越足。

所以，当老年人到了80岁的时候，宗气开始减少，肺气不足，宗气又无法支撑身体，致使身体不能挺拔，就会出现驼背，歌唱家的"胸音"与挺拔亦是此理。故《素问·脉要精微论》云："背者，胸中之腑，背曲肩随，府将坏矣。"又《灵枢·本神》提道："肺藏气，气舍魄，肺气虚，则鼻塞不利少气。"所以，宗气虚，肺魄就不足，"气魄"一词之来源于尔。

此外，宗气有哪些功能呢？两大功能。宗气"积于胸中，上出喉咙""贯心脉"而行呼吸。因此，一方面，宗气"贯心脉"，推动血液运行去强心；另一方面，因为宗气在肺中合成，近水楼台先得月，故反过来作用于肺，加强肺的司呼吸之功能。简言之：强心助肺。这就是宗气的作用，是宗气在支撑着人体。

作为老师，讲课即是在消耗自己的宗气，故俗语有言"说话费精神，弹琴费指甲"。这也就是为什么儒道释文化中强调"导引""吐纳""打坐""禅定"，因为胸膺部呼吸加强胸式呼吸，则清气聚多。腹部呼吸加强腹式呼吸，胃肠运动健运，则水谷精微增多。从而肺中生成的宗气就越多，肺功能就越强，以致心功能越强。这也就是为什么圣人面南而坐，大脑冥思，把大自然的各种气象融合于一身，导引吐纳，交替进行。这一切的目的就是加强宗气的形成。

（2）宗气的运行：因宗气的功能是助肺贯心脉，所以，它的功能可以用两条道来说明：一道是宣发，把宗气向上向外宣发；一道是肃降，把宗气向下向内肃降。通过这两种方式，宗气布达于全身上下。

前文已讲述，在人体里面，只有肺具有升、降、出、入的功能，它直接与自然界相通，其他各脏在气机运转方面各有侧重。

又，吴鞠通在论述温病的时候叙述了三大死证，即上焦死证，肺的化源耗竭；中焦死证，阳明太实，土克水则死；下焦死证，阴津耗竭。对于肺来讲，最怕肺的化源耗竭。所以，肺"入"不够、"出"太多时，人体则大汗淋漓，尤其是邪热迫肺的情况下，大量的津液耗损，大量的汗液滴出，汗出如油、鼻煽、脉散，此时危矣。因此，当肺气耗散的时候，是上焦死证，且肺的"出"多"进"少，则肺会出严重问题。升、降、出、入四种气机运行的形式均有且功能正常，才是正常的肺。因此，要保证肺的升降出入正常，才是关键。只有通过"肺"才能把宗气灌注于全身。

这样的原理，在临证时有什么现实的意义呢？先生讲，清末医家张锡纯先生最擅长于抢救肺，他有一个秘方，名为"升陷汤"，其主药就是黄芪，当宗气不够的时候，大剂量使用黄芪，此乃补宗气最好的药。

临床上，蓝肇熙先生特别喜欢应用黄芪，由他主持的国家自然科学基金就是研究黄芪对免疫系统的影响，先生认为，要提高免疫力，必保正气，而黄芪则为保正气之要药。此外，先生通过观察骨伤科损伤的现象，结合对《素问·阴阳应象大论》中"寒伤形，热伤气；气伤痛，形伤肿"以及"外有所伤，则脏腑内动"的理解，创造性地提出，除开放性损伤大出血以外，骨科损伤治疗的初期，以大剂量黄芪应用以提高免疫力为主要治则。此时虽损伤处肿胀，但五脏气血皆受损伤，气机紊乱，全身免疫力低下，故不宜冷敷与热敷，而应以提高免疫力为主攻方向。并且，黄芪一味，既可以补气以行血，又可以补气以摄血，还可以补气以生血，并利水，其行血则活血，摄血则止血，生血则补血，利水则消肿。故可保住正气，不期而愈。然而，单纯的活血化瘀药，虽然能够立刻消肿，但一周之后，往往组织发生再灌注，继续水肿，此时患者免疫力非常低下，很可能继发并发症。

为什么《黄帝内经》讲"肺气虚，则鼻塞不利少气"，此时患者多说话有气无力，因为此时患者根本没有宗气，宗气塌陷，则肺的功能严重受损了。于是，先生据《黄帝内经》之理，常重用黄芪 80～120g，效妙且价廉物美，乃补气之圣药。临证时，中风脑卒中以后，大剂量使用黄芪，加点活血药，如补阳还五汤，此时，古人没有使用人参，不正是黄芪补气之效的说明吗？骨伤科损伤后的出血，为离经之血，不正是与中风同理的吗？

2. 治节营卫　人有先天从肾中发出的元气，有后天合成的宗气，有经络之气，有脏腑之气，营卫则是指营气与卫气。营卫之气就如同国家的宰相，调配国家资源。那么，营卫之气是如何生成的呢？

营卫在哪里生成呢？大部分人认为，营卫生成于脾胃，这种认识先生认为是不正确的。为什么呢？先生通过《黄帝内经》认识到，营卫生成的资源，源于脾胃，但营卫的生成，却在于肺，故《灵枢·营卫生会》开篇即问道："何气为营？何气为卫？营安从生？卫于焉会？"岐伯答道："人受气于谷，谷入于胃，以传与肺，五脏六腑，皆以受气，其清者为营，浊者为卫。""人受气于谷"点明来源；"谷入于胃"指明在脾胃，经过转化以后最多叫作水谷精微；"以传与肺"直接指明把水谷精微传到肺，在肺中转化为营气和卫气，然后将营卫之气输送到全身，故说"五脏六腑，皆以受气"。

蓝肇熙先生认为，读经典要仔细。"人受气于谷，谷入于胃，以传与肺"说明营卫生成的原料在胃，生成部位在肺。其中，营养全身，化生血液，是营气的基本功能。化生血液难道肺不参与吗？肯定要参与，首先是吸纳自然界中的清气，才能变成红色的血液，故"中焦受气取汁，变化而赤"（《灵枢·决气》）。

但《黄帝内经》又提出来一个问题"营出于中焦，卫出于下焦"，是否和前面所述矛盾呢？先生认为并无矛盾，这一句强调的是它们的出道，其场所还是在肺，这一问题在中医界一直争论不休。

先生认为，营卫的资源在脾胃，合成在肺。这样的原理，《黄帝内经》还有其他文字加以说明，即"此所受气者，泌糟粕，蒸津液"，如何泌？在脾胃中，说明这是脾胃功能。又"化其精微，上注于肺脉"，通过什么化合？肺也，说明在肺脉化合。"乃化而为血，以奉生身"，说明化合为血。

所以，先生认为，仲景已将《黄帝内经》理解透彻，只是没有说明而已。那么，理解透彻的证据是什么呢？先生认为，就是他的群方之冠——桂枝汤。他在《伤寒杂病论》第12条写道太阳中风证。为什么服桂枝汤以后，要服粥？就是要提供营卫的来源。其次，桂枝汤的作用趋势：桂枝调卫，白芍调营，生姜作用于胃，草枣作用于脾，姜、草、枣实际上调化源。它们共同作用于肺，可见桂枝汤虽然调和营卫，但我们说桂枝汤入手太阴肺经。因此，肌表不固、汗出的时候就要用桂枝汤，它作用于肺。桂枝汤一例，即见营卫的生成与化合之理。

由《黄帝内经》所述营卫理论再衍生，黄芪桂枝五物汤亦是如此，为什么在桂枝汤基础上去甘草加黄芪呢？先生认为是因为炙甘草药力太缓，而黄芪直入肺部，补肺气，又可以健脾，脾肺同调。观察黄芪颜色，可见黄芪皮为黄色，内部为白色，白入肺，而黄入脾，故脾肺两补。又仲景讲："血痹……外证身体不仁，如风痹状。"这已经说明了此病与肺有关，强调肺功能与其化源的作用。

此后，李东垣也学习了这种学术理论，在《脾胃论》里注明了他创造的著名方剂——补中益气汤，虽然其作用在脾，但仍然大剂量使用黄芪加当归，构成当归补血汤，当归补营，黄芪补气，营卫同调。李东垣知道肝升肺降之理，故加柴胡、升麻。医学大家一定有大家之理，且明先贤大家之理。

因此，先生强调学习中医学不能浅尝辄止。临证时，我们调和营卫，以桂枝汤作为基础，然后加入黄芪入肺化合"中气"。首先，骨伤科遇到术后营卫不和虚汗淋漓者，用此方甚好。其次，四川省骨科医院的闵本初老师也最擅长用黄芪桂枝五物汤治疗不安腿，他将这种理论指导下的临床经验发表在了《四川中医》杂志上，大家可以拜读。最后，先生讲，血痹轻证，如"骨弱肌肤盛，重因疲劳汗出，卧不时动摇，加被微风"，可以用针灸调和营卫；血痹重症，如"阴阳俱微……外证身体不仁，如风痹状"，则重用黄芪，处以黄芪桂枝五物汤，调和营卫。

营气运行的第一条经络就是手太阴肺经，终止于足厥阴肝经，再从手太阴肺经开始；而卫气运行的第一条经络是足太阳膀胱经，故晨起卫气从睛明穴开始，且肺与膀胱相联系。因此，手太阴肺经对于营卫的运行产生重大的影响，故《灵枢·营卫生会》曰："太阳主外，太阴主内。"

张仲景称为"医圣"，一个桂枝汤即可见其中医功力之深厚。虽桂枝汤主要在外感病变之中应用，但若稍加演化，则能在大量的内伤杂病中起到举足轻重的作用，例如睡眠不佳、妇女更年期综合征等疾病的治疗。

3. 治节清阳　五脏之中，肺位最高。从空间角度来讲，五脏之中肺离大脑的距离最近。所以，先生认为，肺出问题，我们的上窍则出问题，上窍依靠什么呢？《素问·阴阳应象大论》云"清阳出上窍"，可知，上窍依靠的就是"清阳"。清阳，指的是我们人体的精微物质，精微物质要上达巅顶，至头目，维持上窍器官的功能。所以，我们耳朵的听力、眼睛的视力、鼻的嗅觉、嘴的语言能力，凡此种种，皆与肺有关，这就是清阳。

我们的头部名"清空"，清空要如天气般晴朗，我们的视力才能看得更远。然而眼睛视力下降的时候，通常我们就是调肝，这是大家所知的"肝开窍于目"之理的应用。但《灵枢·决气》云："精脱者，耳聋；气脱者，目不明。"说明肺气不足的时候，则眼睛视力下降。所以，先生认为，老年人为什么视力下降呢？很大程度上与肺气不足有关。此时，大剂量使用黄芪之品，托起清阳之气，则视力稳步提升。

因此，李东垣他自己创始的补中益气汤治疗耳聋，亦再次说明，失聪往往与正气不足有关，中气下陷，则肺气不升。头晕目眩，则清空不晴朗，尤其是老年人虚性的头晕目眩；此外，临证时，五官上窍的功能丧失，口角流涎之中风后遗症，大剂量使用黄芪升清阳，则能治之；说话声音小，依然是五官功能减弱，大剂量使用黄芪，亦能效如桴鼓。这些都说明了"清阳之气"的作用。

4. 治节血液　治节血液主要通过两个功能进行调节。

一是呼吸功能的支撑。血液运行，必须依靠肺的呼吸功能来支撑。其中，《素问·平人气象论》云："人一呼脉再动，一吸脉亦再动……闰以太息。"也就是说人一呼一吸，脉各跳 2 次，一个呼吸的转折再跳 1 次，即一个呼吸周期总共脉跳 5 次。一分钟呼吸 18 ～ 20 次，那么，一分钟人的心跳为 60 ～ 100 次，低于 60 次 / 分为心动过缓，高于 100 次 / 分为心动过速。

二是宗气的作用，推动血液运行，即"肺朝百脉"，辅心行血。《灵枢·刺节真邪》云："宗气不下，脉中之血，凝而留止。"这说明宗气没有发挥作用，就会在心胸中出现大量的瘀血，这也是冠心病形成的重要病机。所以，稳心颗粒里大剂量使用黄芪、人参补气，就是此理论的应用，而且肺部形成瘀血以后，往往大便干结，睡眠久佳。为什么大便干结呢？因为肺与大肠相表里。又为什么睡眠久佳呢？因为瘀血影响了心神。

因此，临证面对大量心血停留在心胸部的情况，我们使用血府逐瘀汤，如此处理之后，很快大便通畅，心胸旷达，睡眠得以改善。西方医学将血府逐瘀汤提取之后改名为"神调 1 号"，临证时，在用西药镇静安眠治疗"脑神"的时候，就用中医的血府逐瘀汤治疗"心神"，命名曰"神调 1 号"。这样的命名保留了中医精髓，说明西方医学也在学习与研究中医之理。

5. 治节津液　津液与血液均为液态物质，那么，肺治节津液，主要是通过以下两个方面：一是宣，一是降。具体来讲，通过呼吸可以排出津液；通过肺合皮毛排汗液；通过通调水道从膀胱而利小便，因肺与大肠相表里，故从大便而排津液。这些都是肺对津液的治节。

6. 治节脏腑　关于肺治节脏腑的功能在"肺藏于右"中讲过，肺的气机升降出入作用于其余脏腑。其与肝之间，则维持肝升肺降的平衡；与肾之间，则金水相生；

与心之间，一为太阴，一为太阳，且肺朝百脉，心主血脉；与脾胃之间，则培土生金，助胃降浊。

（四）肺小结

综上所述，先生认为，张景岳之"肺主气，气调则营卫脏腑无所不治"，一言以蔽之。

八、肾的藏象观

（一）肾藏象的基本属性

关于肾的自然属性的问题，有两种不同的说法。

一种认识：肾为少阴，其中以《六节藏象论》为代表，指出："肾者，主蛰、封藏之本，精之处也。其华在发，其充在骨，为阴中之少阴。"这个"肾属少阴"的理论是从物质层面来讲的，它是物质属性。从经络学说的角度来讲：肾以阴气为本，肾中精微物质很重要，坦白说，这种物质就是肾精。因此，从物质层面讲，其属性为少阴；从经络学说来讲，肾为少阴。

另一种认识：肾为太阴。主要是讲它与自然界之间相通，通于冬气。肾为水脏，主北方，通于冬气，故为太阴，也名老阴，更可称呼为巨阴。太者，大也。其中"太阳"，也叫老阳，更可名为巨阳。阴到此时为太阴、老阴、巨阴，说明阴气非常盛。

因此，冬天气温是冷的，地面结冰，此之所谓"冬三月，此为闭藏"，那么，这是什么状态呢？"水冰地坼"，天地皆冷，即天地都处于异常寒冷的状态，这就是太阴、老阴、巨阴；然而，夏天则不是这个状态，它是老阳，天也热，地也热；春天气温太热，地不温暖，则名少阳；如果是秋天，立秋以后，天是凉的，但此时地面还是热的，这个季节状态名为少阴。它们分别代表冬、夏、春、秋，即"四象"，这就是八卦的起源与演变（如图2-11）。

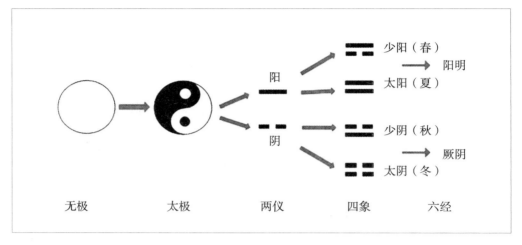

图2-11　四象

所以，从肾的自然属性来讲，"通于冬气"，故为太阴。那么，这个学说在《黄帝内经》里面，有两篇文章可以说明：一是《九针十二原》，二是《阴阳系日月》。这两篇文章主张的都是：肾为太阴。

因此，先生认为，以上两种观点，是从不同的角度认识的。从物质、经络层面，肾属少阴；从脏腑联系上，肾也属少阴，心又属少阴，故有手少阴心经、足少阴肾经；然而从自然相通的层面上，肾属太阴。

1. 关于肾精、肾气、肾阴、肾阳的关系　每位中医人都应建立中医小思维，我们应该掌握每个脏腑气血阴阳的关系，这样临证时，才能做到思路清晰，辨证精准，处方效如桴鼓。

这四者关系有四种认识模式。

（1）阴阳与物质、功能的层面：它们实际上是一个物质，阴代表物质，阳代表功能，那么，它们的表达方式是这样：

第一个要素：肾精属于肾阴的范畴，肾阴包含肾精。

第二个要素：肾气属于肾阳的范畴，肾阳包含肾气。

但要注意，在临床上我们容易发生错误的认识，即：肾精＝肾阴，肾气＝

肾阳，先生认为这种认识不正确。在临床上往往将二者的关系简化，我们常讲阴精、阳气。这种认识将物质等于功能，这是错误的。

"阴"不等同于物质。比如，这个女人属阴，但她和另一个女人不能说是同一个人。两个男人都属于阳，但不能讲这两个男人是一样的。这种思维模式，容易陷入错误。

所以，在临床上，我们要尽可能辨别清楚去治病。这是第一种思维模式的认识。

（2）并列与相互影响的层面：第二种思维模式的认识是：四者是并列且相互影响的关系。

第一个物质：肾精。肾精，这种物质性的亏损主要表现为：衰弱、早衰、发白、齿脱等症状，这是物质基础——肾精的匮乏导致的。

第二个物质：肾阴。肾阴亏损和肾精亏损有何区别呢？区别就在于肾阴亏损产生虚热，因为物质亏损的时候，它不能制约阳，因此产生虚热。

同理，肾气也作为一种物质，具有物质功能。当肾气亏虚的时候，经常发生肾气不固，所以，常出现夜尿频多，生产方面出现先兆流产、不孕不育等症状。

那么，肾阳作为另外一种物质，属于能量物质。当肾阳虚的时候，主要表现为虚寒现象。

所以，在这个层面，它们是并列的四种物质，但它们之间又相互联系与影响。肾精亏损到一定程度，可以导致滋养功能不足，某种意义上表现为肾阴不足；当肾气不足的时候，它的推动能力不行，某种意义上表现为肾阳不足，出现小便清长、大便稀溏、五更泄泻之类的症状。换句话说，也就是肾精亏损的进一步加重，表现为肾阴亏虚。能量物质方面虚损表现为肾气不固，继续发展就表现为能量虚衰的肾阳不足的这种局面。

所以，这四者是并列的物质，并且相互影响。

（3）物质与功能的层面：第三种认识模式：肾精，是肾的物质基础，肾精可以化生为肾气，正所谓"移精化气"。肾气有两种功能趋势：一种功能趋势叫

"肾阴"，另一种功能趋势叫"肾阳"。

换句话说，也就是"肾精"作为最原始的物质，它通过气化，转化为肾气，肾气如何在全身发挥功能效应呢？它有两种不同的作用趋势，一种是对机体产生滋养、濡润的作用，谓之"肾阴"；另外一种是对机体整体的生理功能起到激发、推动、温煦的作用，谓之"肾阳"。

（4）基础与功能的层面：肾精和肾气都可以作为基础物质，肾精通过气化产生肾阴，肾气通过气化产生肾阳，在这种基础物质之上，它们激发、推动表现出来的功能物质是肾阴和肾阳。肾精主要表现为肾阴的功能特征，肾气主要表现为肾阳的功能模式。它们都强调了肾中精、气作为基础性物质，通过气化，把肾阴、肾阳作为功能状态（如图2-12）。

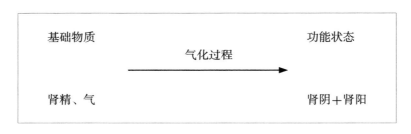

图2-12　物质与功能间关系

以上四种模式，具体再总结以下它们之间的区别，①第一种模式：它的缺陷就在于容易把肾精和肾阴混淆，肾气和肾阳混淆。②第二种模式：并列的四种物质，如同四象，但四象之间的逻辑关系与相互影响必须清楚。③第三种模式：强调肾精是肾的原始基础物质，精化为气，肾气勃发的两种功能层面产生肾阴与肾阳，前者起着滋养功能，后者起着温煦功能。④第四种模式：把肾精作为基础物质，由肾精表现出来的功能谓之肾阴功能；把肾气作为基础物质，由肾气表现出来的功能谓之肾阳功能。在临床上有这种趋势，但没考虑到它们的交互性。临床上经常会发现，肾气不足的人往往滋养功能不足；当肾精亏损的时候，往往有肾阳不足的现象。

2.肾藏象的认识　以下是关于关于肾的几种认识。

（1）《黄帝内经》只有"肾藏精"的概念，没有"肾精"的概念：在《黄帝内经》之中，只谈到了一个概念：肾藏精，并未提及"肾精"这个概念，即《六节藏象论》云："肾者，主蛰，封藏之本，精之处也。"《上古天真论》云："肾者主水，受五脏六腑之精而藏之。"故"肾藏精"。此外，在《本神》篇里面也提"肾藏精，精舍神"，只谈到"肾藏精"，而没有直接说"肾精"。这些都是在强调肾对精气的闭藏作用。那么，"精"是不是只藏在"肾"里呢？显然不是，一个人的"肾"能藏多少"精"？所以，《黄帝内经》中的"肾"绝不是解剖概念的"肾"。并且，现代医学的研究表明，中医的"肾"和我们的内分泌、各种基础代谢等方面的关系非常密切。因此，对于"肾藏精"的理解应该是，肾对人体整体的精气固摄作用，对全身精气的固摄作用，不使阴精无故流失，而不是入肾，直接藏于肾中。

"肾藏精"的概念是强调肾对全身精气的固摄作用，而不是说精仅仅藏在肾中。我们经常说精气藏在肾中，先生认为这是错误的，而是肾对全身的精气有强大的磁性作用，即磁性的固守、固摄精气。

比如肾虚，全身的很多基础物质就会流失。很多人肾虚的时候出现虚汗、汗多，例如肾阴虚多盗汗；在阳气不足的时候，导致肾气不固，多自汗。异常的汗出，都是肾气不足的表现。当然，也有其他脏腑的原因，例如卫气不固，肺功能差导致的异常出汗，以及临床上营卫不和导致的桂枝汤证所出现的汗证。但除了正气不固之外，很大程度上都是肾气、肾精亏损以后，它对机体的固摄作用减弱而致。《黄帝内经》明确指出，"肾受五脏六腑之精而藏之"，除了父母遗传的先天之精以外，大量的精由后天生成而藏之。仅仅是藏于肾中吗？仅仅是先天之精和后天之精共同藏于肾中而成精吗？这种认识先生认为非常不正确。在中医象思维中，肾主蛰，封藏之本，这里的"封藏"不仅仅是"藏"，而是在整体机体里面精气物质都是靠肾来固摄的，所以，这就是肾虚证一旦发生后，就表现为全身机体的退化性症状特别快的原因。

不管肾是太阴，还是少阴，总归"肾属阴"，所以《黄帝内经》云："肾为水脏""肾为牝脏","牝"为雌性的生命。《黄帝内经》指出:"肾藏阴精,为水脏,是牝脏。""阴"不管太阴、少阴,都是"阴"。故先生认为"肾为阴脏之根本"。这四个概念里,《黄帝内经》没有直接提出肾阴和肾阳这两个概念。但《难经》做了补充,提出左肾右命门、肾间动气理论。《难经》指出人体里还有个潜藏肾精,补充《黄帝内经》著述不完整的问题,但还是没有具体到肾阴、肾阳的概念。一直到宋代许叔微在《普济本世方》里面提出了:"火力",即"釜底之火"这些概念,组方二神丸,由补骨脂和肉豆蔻两味药组成,治疗长期腹泻。后朱丹溪又在二神丸基础上进一步变化为四神丸,朱丹溪认为脾不能升清而致腹泻可能是因为下焦的"火"不够,于是提出"肾中之火"可以助"脾中之火"。我们现在的中医教材翻译为:脾阳根于肾阳。所以,临床容易出现脾肾阳虚证,是由这个"火力"(釜底之火)不够引起的。

(2)"坎火"与中医象思维:时至宋代,严用和在前人的基础上进一步发挥,在《济生方》里面提出了"坎火"。肾属水脏,从八卦来讲,北方是坎水,南方是离火,但坎水之中有一个火,称作"坎火"。因此,肾中又有"水",又有"火"的概念慢慢开始流传,水为阴,火为阳,所以,后来我们逐渐把这种理论概括为:肾为先天之本,生命之源,水火之宅。

换句话说,肾既有"火",又有"水",这个时候,"坎"本身是属于水的,它里面也有"火",实际上,就是水、火都有了。

为什么叫"坎卦"?从《易经》来讲:就是要搭桥,遇到"坎"的时候,这个"坎"要过去,那么就必须要搭桥,所以"坎"和"水"之间是紧密相连的,叫"坎水"。为什么叫"离火"?当大火来临的时候,没有水,人就要离其远一些,那个火就叫"离火"。因此,观察自然尤为重要,我们中国文化就是从自然界的各种现象中总结出来的,即名"天人合一"。

"脏象",其中"脏"是在我们人体里的事物,但各种"脏"都要服从于自然界的"象"。在《黄帝内经·阴阳应象大论》中反复引用自然界现象来说明与证实人体的生理现象,即"清阳为天,浊阴为地,地气上为云,天气下为雨,雨出地气,云出天气",这是真实的自然现象。然后马上讲"清阳出上窍,浊阴出下窍，清阳发腠理，浊阴走五脏，清阳实四肢，浊阴归六腑"，也是在讲述"天人应象"，通过自然现象理解生命。所以，中医"象"思维，通过大数据的云计算，建立宇宙天人应象，对人的生命进行了解剖分析，这就是"天人合一"的理念。

此后，许多医家进行了著述，但都逃不过"火力""釜底之火""坎火"的概念。后世医家在这个基础上进一步发展，如朱丹溪提出"相火"，孙一奎提出"肾间动气"，赵献可提出"走马之火"等，这些医家分别从不同的角度提出了"肾中之火"的重要性。

（3）张景岳提出"肾阴"与"肾阳"：时至明代，张景岳作为一个研究《黄帝内经》的大家，他在上述学说的基础之上，进一步提出了他自己的理论，"肾为命门之脏，藏先天，为元气之根，水火之宅，五脏之阴气，非此不能滋，五脏之阳气，非此不能发。"到了这一阶段，明确了"肾阴"和"肾阳"的概念。所以，张景岳是大方之家。时至今日，大家反复提到左归丸、右归丸，就是张景岳吸收"左肾右命门"学说、"坎火"等理论，形成肾中既有水又有火的概念，提出"水火之宅""阴阳之根"，逐渐明晰"肾中阴、阳"之理，创立了左归丸、右归丸这样的著名方剂。

所以，先生一再强调，"肾阴""肾阳"的概念不是《黄帝内经》提出来的，但《黄帝内经》又涉及这方面的内容。其"肾阴""肾阳"基本概念的诞生是伴随着"命门学说"的提出而逐渐发展的，至张景岳才提出了"肾阴""肾阳"的概念。

3. **肾藏象的小结**　综上可知，后世的医家都受到了《黄帝内经》的启发，如"水为阴，火为阳，阳为气，阴为味"，阴阳区分；"味归形，形归气，气归精，精归化"，精气互化。《黄帝内经》提及精、气、阴与阳，但并未明确提出肾精、肾气、肾阴与肾阳这四者的概念。因此，这四者的关系就需要重新认识与总结。

这四者的基础性物质是肾精，就像宇宙大爆炸的时候，都有物质。在人体里，这个物质在做布朗运动，均匀分布，没有方向，这也就是原始世纪；并如同父母生育一样，父亲阳精加母亲的阴精相互结合诞生生命；又如同太极图，不断变化，又趋于稳态之中。

因此，先生认为，功能性的物质未经分化统称为"肾精"。然后开始分化变精为"阴精、阳精"。这就像道生一，一生二一样。从四分法角度分为少阳与太阳、少阴与太阴；如果进一步分化，又会是太阴、少阴与厥阴，太阳、少阳与阳明。其能量级别不一样，则物质结构不一样。于是，道生一，一生二，二生三，天地运动变化，产生万事万物。

此外，肾精又可以分为阴、阳，即阳精和阴精，它们构成什么呢？肾气。阳精与阴精不是简单地区分阴和阳而是二者之间相互作用，阴精是阳精的基础，阳精要蒸化阴精。在人体之中，阳之中涵盖阴精，阴之中涵盖阳精。阳精气化阴精，阴精转化为阳精。在相互的转化之中，相互之间作用与协调，产生它们的"肾气"功能，构成"肾气"。我们姑且可以把"阳精"这部分看作是肾阳，把"阴精"这部分看作是肾阴。

因此，不管阳精、阴精、肾阴、肾阳，它们最基础的就是肾精，一分为二，相互产生矛盾的对立运动，最终产生肾气（如图2-13）。

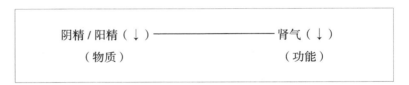

图2-13　物质与功能关系

其中，肾精一旦亏损，阳精和阴精同比例缩小，人的整体"肾气"就会同比例缩小。在临证时，肾虚指的是肾中精、气的不足。在太极图中，有时候就会表现为阳精不足或阴精不足，它们之间又相互作用。因此，临床上，如果肾虚表现为阴精部分不足，往往呈现肾阴虚；如果肾精亏损表现为阳精部分的亏损，往往表现为肾阳虚证候。不管是肾阴虚还是肾阳虚，抑或是阳精不足或阴精不足，总体上均表现为肾气不足。所以，《黄帝内经》指出"修肾气"的人往往是高人，即真人、至人、圣人、贤人之属。张仲景天资聪颖，领略其中之奥义，直接创造出肾气丸，这也就是张仲景是"医圣"的原因尔。

清楚这些内容的关系，临证时则会游刃有余。前面还是"欲辩又朦眼"，好像有说不清的朦胧之感，现在我们却能初步形成一定的认识，全部归功于这些医家的领悟。《黄帝内经》一开始就讲"肾气"，在《上古天真论》讲"女子七岁，肾气……""丈夫八岁，肾气……"，全部用"肾气"这个词来讲，但它的基础性物质却是"肾精"。《黄帝内经》反复强调"肾藏精"和"肾气"这两个概念，没有讲述别的概念。因为《黄帝内经》已经用"水为阴，火为阳""肾者主水，受五脏六腑之精而藏之"等这些内容部分说明了其中奥义。从"女子七""丈夫八"提出了"肾气盛""肾气实""肾气平均""肾气衰"，全部都是"肾"的原因，为什么呢？《黄帝内经》已经把功能活动全部概括为"肾气"两个字，就犹如我们描述"心功能"的时候用"心气"，描述"脾功能"的时候用"脾气"，描述"肝功能"的时候用"肝气"，描述"肺功能"的时候用"肺气"。但却不明言"肾气"是"阴""阳"相互作用而激发的，最终终极的物质是肾藏精之"肾精"。

（二）肾藏象名方解析

先生认为，关于肾，最完美的理论来源于《黄帝内经》；然而，在临床上，临床应用最精彩、最完美的人是张仲景。

1. 肾气丸的认识

（1）肾气丸名称溯源：首先，张仲景所创造的"肾气丸"，即"桂附地黄丸"，后来改名为"金匮肾气丸"，而这一称谓是由后人填上去的。"金匮"一词是由宋代王洙整理《伤寒杂病论》残存版本的时候，从发现的《金匮玉函要略方》里整理出来截取的，林亿、高保衡、孙奇等整理《金匮玉函要略方》后称为《金匮要略方论》，简称《金匮要略》。因为"八味肾气丸"出自《金匮要略方论》，为了方便，后世人们常称它为"金匮肾气丸"。

（2）肾气丸的临床应用：那么，八味肾气丸临床如何应用呢？张仲景应用肾气丸的频率是最高的，原文有多处都用到。

痰饮病篇中治疗痰饮："夫短气，有微饮，当从小便去之，苓桂术甘汤主之；肾气丸亦主之。"

消渴病篇："男子消渴，小便反多，以饮一斗，小便一斗，肾气丸主之。"

妇人转胞病："此名转胞不得溺也，以胞系了戾，故致此病，但利小便则愈，宜肾气丸主之。"

（3）肾气丸的命名：内伤杂病很多层面上都应用到肾气丸，为什么呢？因为"久病之伤，穷必归肾"，说明内伤杂病的转归为肾。张景岳创造的"左归丸""右归丸"都是从这里受到启发的。为什么此方命为"肾气丸"，而不称为"肾阳丸"呢？因为"肾阳丸"一定强调"阳精"的不足。如果称为"肾阴丸"，则一定强调的是"阴精"的不足。因此，先生认为，命名为"肾气丸"，是为了强调"阴精"和"阳精"的同时不足，两者都概括其中，代表了整个"精气"的不足。

然而，在此方中，附子用量并不多，附子与桂枝均用"一两"，而名"八味"，其余多为养阴药，且用量较大，为什么如此处方呢？因为张仲景深谙阳精、阴精都是由"肾精"气化而来之理，所以少量用附子与桂枝。为什么少量用？即为"生肾气也"。少量的应用附子与桂枝，并不是单纯的指挥肾阳，也不是单纯的填补肾阴精，而是通过气化激发肾气。所以《医宗金鉴》精辟地点评为"生肾气也"四个字。所以，在这里，我们要谨遵肾气丸之诣以防偏颇。

然而，部分扶阳派、火神派传承者，无论遇到任何情况，都提倡大剂量使用姜、桂、附，蓝肇熙先生认为这是有一定问题的，《黄帝内经》之理则已说明之。《黄帝内经》有一句非常完美的文字，即"壮火食气，少火生气"。张仲景把《黄帝内经》读得非常透彻，他用少量的附子和少量的桂枝，生肾气，补少火，这样少火才能缓慢蒸腾化生肾气，这是其中之理也。

（4）"壮火食气，少火生气"的认识：前面我们讲的"釜底之火"之"火力"是个关键环节，如同我们煮饭，如果用大火直烧，什么结果？饭肯定煮不好，推之及肾，则肾阴很快就耗竭。所以"釜底之火"之"火力"，是指一种缓缓地

"蒸化"作用。我们熬药也是一样的道理，最好是先用武火煮开药水，然后立即调节到文火，药物才能气化。同理，人亦如此，如果壮火耗竭肾精，很快物质基础就耗竭了，这样最终人的生命就消亡了。

所以，蓝肇熙先生认为，使用火神派的方剂，应该或一定是在管控风险的时候应用的。如机体阳气虚脱、亡阳之余，一定是大剂量使用扶阳之品，单刀直入，其中参附汤就是如此。有的时候，应用独参汤，一味人参，大剂量应用，既能养阴，又能扶助正气。独参汤与附子结合成为参附汤，既能化生阳气，又能保护物质基础。在临床上，阳气马上脱失的时候，亡阳已经继发，这个时候则应大剂量使用姜、桂、附因为我们是在管控风险，此时的第一要务是抢救生命，至于伤到的肾阴，我们再慢慢填补。那个时候，抓住本源是最重要的。所以，李可先生善用扶阳之品，都是这样分析与应用的。

此外，张仲景使用四逆汤也是在管控风险，不是随意应用的，如通脉四逆汤、四逆汤等，都是在人体生命危险的时候应用。所以张仲景一定深谙《黄帝内经》"壮火食气，少火生气"之理。

（5）"生肾气也"的认识：在和平年代，我们要走和平发展的道路，"生肾气"亦是如此，但求阴平阳秘，这里我们就明确了，不是每一个人，在平和或稍有偏颇的体质下就大剂量使用姜、桂、附的，如果这样做，很快肾精就会耗竭，可能当时临时症状改善了，殊不知基础物质的丢失，会导致更加严重的变证发生。

如农村冬天使用的火盆，它是慢慢把火包围住，而非添炭才能使得火大，这种方法就保证了动态能量没有散开。但当它快熄灭的时候，一定要把火堆散开，这样才能完全熄灭或保持温暖。自然现象之理亦是人体生命之理，故此时临证，大剂量使用姜、桂、附，可以抢救回生命，生命抢救回来了之后，就要回到前面"慢慢包围"的状态，才能继续慢慢"生肾气"，而不是大剂量使用温阳之品，恐燃烧过旺，生命无根。大剂量应用姜、桂、附等，是管控风险的时候最需要应用的，相当于西医临床中休克或有生命危险时注入的肾上腺素，实际上在中医学起到肾上腺素作用的就是附子，其作用于心、肾，能够回阳救逆。

因此，医圣张仲景非常智慧，他选用大剂量的阴性物质填补肾精，他确定肾精是基础性物质，肾精充足，阳精与阴精才能得以相互作用后化而生为"肾气"，这之间相互作用的物质资源是附子与桂枝，靠它们对阴性物质的作用而化生"肾气"，并且激发与引领阴性物质所储存的能量。不然，这些阴性物质就如同一潭死水。所以，一定意义上讲，在附子与桂枝的调动下，阳精与阴精相互作用，又是在这种调动下，使得阳精与闭精在互动之中展现了功能状态，即气化而生"肾气"。

（6）方不在多，而在变化：肾气丸这张处方非常好，慢性、内伤性杂病用好了金匮肾气丸，临床上多事半功倍。

先生认为，方不在多，而在变化。张景岳很智慧，他在金匮肾气丸的基础上，创造出了左归丸与右归丸这两个处方，实际上，填补肾精是其最主要的方面，其中大部分的药物都是填补肾精，即便是右归丸，也没有用太多的温阳药，而且温阳药都是中等剂量，其余大部分都是养阴药，这说明，张景岳也深谙张仲景肾气丸之气化理。

（7）宇宙的中医象思维：我们生活的这个浩瀚的宇宙，它的原始状态起初是不成像的，但当到了140多亿年以后的宇宙大爆炸，则显示为物质的成像，在成像完成后又进行了物质的旋转，及至旋转以后有了动量。这就说明，只要有了使动因素以后，事物就能激变，没有物质作为基础，其他则无从谈起。

2. 肾精与肾气之间的"气化"

（1）关于六味地黄丸的认识：医家钱乙也很智慧，他去掉金匮肾气丸中的桂枝、附子，演变为六味地黄丸，用于小儿。估计他深谙小儿刚刚初生，机体物质基础不足，所以，在《小儿药证直诀》里将六味地黄丸应用于小儿。

小儿为至阴至阳之体，往往容易燥化，故小儿很少用附子、桂枝之类。刚刚诞生的小生命，他的阴阳激化还不够完全，仅仅呵护他功能的基础物质足矣。于是，六味地黄丸就此诞生了。

所以，当阴精不足的时候，使用六味地黄丸；当出现阳精不足的时候，应用八味肾气丸；当两者都出现亏虚的时候，我们应该在八味肾气丸的基础上根据阴虚、阳虚的程度，进行适当增减。

（2）关于"气化"的理解：从六味地黄丸到肾气丸，也就是从"肾精"化为"肾气"，这中间的过程名为"气化"，即"精化为气"，亦称"精气互化"。换言之，阳精与阴精相互作用，互相转化，共同气化为"肾气"，维持我们脏腑的平衡状态与功能协调。此外，它们又可以共同构成肾精，补充肾精的不足。所以，从精与气的层面来讲，如张景岳所说："善治精者，能使精中生气；善补气者，能够气中生精。"而从阴与阳的角度来讲，亦如他总结的"善补阴者，必于阳中求阴"，以"阴得阳升"，则"泉源不竭"；"善补阳者，必于阴中求阳"以"阳得阴助"，则"生化无穷"。因此，在临床上，所谓肾精不足，实际上表现为功能状态上的肾气不足。在肾气不足的基础上，我们要分析阴精或阳精不足的偏颇。

（3）关于肾气盈亏的分析：肾气充不充足，取决于两个要素：①肾精本身是否充足；②肾精之中阴精与阳精之间的平衡关系是否协调。这两个因素如同太极图之中的阴、阳是否平衡一样，一旦它们的状态失衡，就会出现问题。如阳精偏盛，阴精不足，根据矛盾的阴阳对立原则，则会发生偏倚，表现为肾阴虚；阳精不足，阴精偏盛，则会表现为肾阳虚。但不管哪一种情形，都可以统称为肾气弱，或是肾气虚。

（4）关于组方的基本规律与应用分析：先生认为，凡是增加肾气的经典处方里，都是以填补肾精的药物为基础药，在这个基础之上再加入"生肾气"的药物，这就是先贤组方的基本规律。只有钱乙针对小儿的六味地黄丸与此不一样。所以，现代社会，日本人把六味地黄丸作为一个养生药来服用，这种认识是错误的。六味地黄丸用于小儿与七八十岁的老人，效果比较好，因为人体阴阳如同太极图的开始、充盛与结束，太极图由点变大再缩小，其中"老""小"便分别指太极图的开始与结束，而中间这个充盛的太极图，即青中年人，用六味地黄丸反而效果不好（如图2-14）。

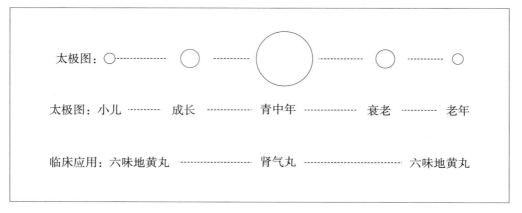

图2-14　人的成长过程与药物应用的规律

所以，我们要进行创新组方，还不如临床应用这种"肾气丸"，青中年用肾气丸效果比较好；"老""小"，亦如图2-14所明示，老年人所关联的太极图越变越小，越变越矮，如小儿一样物质不足，故用六味地黄丸更好。这也就是"肾藏精"的理论意义，它最重要的内容，不仅仅指藏在肾中之精，而是指对全身精气的固摄作用。

3. 肾小结

综上所述，先生认为，若能够透彻理解从肾气丸到六味地黄丸整个脉络的发展，不断梳理分析彼此之异同，临证时，则能做到"山重水复疑无路，柳暗花明又一村"。

（三）临床医案分析

1. 蒲辅周先生医案

（1）医案1：尿血

蒲辅周先生是四川梓潼县人，其医案每每读罢，能令人拍案叫绝。蒲辅周先生给周总理看过病后，两个人成了至交。当时，周总理确诊为膀胱癌，小便出血，身体每况愈下，看诊后，蒲辅周先生给周总理开了一张处方，大致是

"都气丸"。"都气丸"有强化肾气的作用，使周总理病情有了很大改善。后来，他在医院里每每治病都能见效。这其中最重要的一种方法就是扶正，增强肾气，说明这种"强肾"之法能够调理疾病。

（2）医案2：水肿

蒲辅周先生还治疗了一位86岁的患者，当时经人介绍请蒲辅周先生出诊，西医诊断为"前列腺癌"，蒲辅周先生诊断为"肾（气）虚兼湿证"。当时，患者憎寒怕冷，尿闭，蒲老见患者一片虚寒之象，下肢水肿，整个下肢凉，于是在八味肾气丸的基础上增加了三味药，即生杜仲30g，车前仁15g，怀牛膝18g，实际上就是济生肾气丸。这个医案记录在蒲辅周医案中，整个方剂就是增强"肾气"，在金匮肾气丸的基础上加这三味药，生杜仲、怀牛膝、车前仁去渗透。患者吃了6服汤药，然后做成丸剂继续服用，很快就痊愈了。

2. 张发荣先生医案

医案：不育症

这个医案是蓝肇熙先生的老师张发荣教授的一个医案，那个时候蓝肇熙先生还在成都中医药大学读博士一年级跟诊学习。当时，一个男子主诉不射精，无法生育。西医诊断为"不育症、无精症"。张老用金匮肾气丸加了两味药：蛇床子12g，蚕蛹20g，这个蚕蛹是从先生的老家富顺捉来的，富顺盛产蚕桑，他小剂量先用了一斤，然后患者用了以后，真的就得子了，就这个处方用了三个月，患者彻底痊愈。所以张发荣教授让蓝肇熙先生把这个处方作为研究课题进行挖掘与研究，在广汉完成了所有的研究工作。这个方子还加了几味关键的药，但属于科研机密，在此不能详述。这个方子叫"保真丸"，也叫"保真胶囊"。这个课题做好了以后，先生和师兄弟们在泸州医学院做了临床观察。蓝肇熙先生和师弟谢春光教授、曾凡教授一起把这个处方药送到泸州。课题经过两年的时间顺利结题，因为临床效果较好，所以获得了成都市科技进步一等奖。及至今天，先生认为，保真胶囊最有效的几味药就是蚕蛹、蛇床子及另外的几味药，但其中最关键的一味药应该是蚕蛹，因为这味药可以同步补充肾中缺失的阳精、阴精。

3. 蓝肇熙先生医案

（1）医案 1：口咸

十多年前，5 月份，一个妇女来找先生看病，主诉口咸，无其他不适。她说："我口咸，咸了好几年了，到处吃药都不见效。"此外，患者自诉：满口都是咸味，伴见呕吐，唾液分泌出来也都是咸的。服用过六味地黄丸，先生问她，吃六味地黄丸有没有效？她说没效，反而口水越来越多很难受，每天嘴里都是咸的。蓝肇熙先生当时分析，咸味属肾，肾又主唾。所以，先生嘱患者换金匮肾气丸服用。患者服用了 5 瓶，"口咸"就好了。先生认为，阴精太盛，阳精部分不足，肾水泛溢，即肾的精气——肾阴、阴精的那部分泛溢了出来，让患者服用金匮肾气丸，就是在将阳精施加到阴精的基础上，使阳能够化气，故能显效。

（2）医案 2：虚劳

患者 74 岁，女性，双流人，西医诊断为"再生性障碍性贫血"。当时，她的血浆白蛋白只有 49g/L，血小板最低只有 19 单位，这个大家都知道，起码达到 30 单位以上才行。患者 2014 年每月至华西及郫县的某医院输血一次，但血常规指标总是不稳定，输血 20 多天以后就降至正常水平以下。其中有连续三个月都在输血，到了 2016 年 5 月，她的儿子通过朋友介绍，邀先生出诊区给老人家看病。先生诊断后，辨证为脾肾两虚证。蓝肇熙先生用的基本方是补中益气汤合肾四味，其中"肾四味"是李可先生常用的 4 味药——菟丝子、补骨脂、淫羊藿与枸杞子。肾中有一种激素叫促红细胞生成素，先生认为，肾四味的作用类似于促红细胞生成素。

他一直用这样的处方，换来换去用。2016 年 12 月 27 号蓝肇熙先生去看诊，老人家的血红蛋白仍然很低，为了过好春节叫老人家再输血一次，12 月 28 号就去输了血。自那次输血结束后，到现在，一直都靠中药治疗，一次血都没有输，因为药开始奏效了，所以各种血液指标增高了。先生认为，补中益气汤、肾四味的联合应用就是抓住了先天之本和后天之本，是以生气血。

（3）慢性病从肾论治

先生常强调，这个肾脏病，要好好理解，把握肾病，所有的疾病都可以在肾的基础上化裁。如果兼有湿热，肾气丸减附子用量或者去附子，加四妙散，尤其适用于肾气不足兼湿热，西医诊断为前列腺有问题，可采用这种方法；或者再加怀牛膝、车前仁，怀牛膝进一步渗利，车前仁透达；如果再兼瘀血者，在上述基础上加丹参。

所以，蓝肇熙先生认为，肾虚夹湿、肾虚夹瘀是所有慢性病的共同特征。对慢性病来讲，肾系统很重要。"久病之伤，穷必归肾"。归肾，则伤肾精与肾气。

（四）肾主水

一般来说，肾无实证。但临床上肾却有实证，要么夹瘀血，要么夹湿气，要么兼水肿。兼水肿，这就涉及了肾的另一个功能——肾主水。

1."水"的认识　肾的另一种功能：肾主水，即参与水液代谢。《水热穴论》云："肾者，胃之关也，关门不利，故聚水而从其类也。"《灵兰秘典论》也指出："膀胱者，州都之官，津液藏焉，气化则能出矣。"膀胱是储存尿液的，但它的背后真正支撑它的是肾气，所以膀胱气化，实际上说的是肾的气化。讲这一点的时候，主要是给大家提出一个观点，是什么观点呢？即一定要注意"阴虚水肿"。

众所周知，上焦，肺为水之上源。中焦，脾主运化。所以，上焦不治，水泛高原；中焦不治，水停中脘；下焦不治，水乱二便。

这是张景岳所述文字，那么，水乱二便的时候，我们最原始的思维一般都是肾阳虚，因为阳精不足。我们经常讲阳虚水泛，一来就考虑到肾，在张仲景的著作少阴病篇中，论述到水肿的时候，一个是真武汤，这个是太阳病的变证，出现水肿，出现阳虚的证型。

先生认为：张仲景在阳虚证型的变证中还有两个证型。第一是上焦的心阳虚，"发汗过多，其人叉手自冒心，心下悸，欲得按者，桂枝甘草汤主之"。第二个是中焦停水，中阳不足，此处中焦阳虚停水，汗出、下太过以后导致停水，它的主证是："心下逆满，起则头眩，脉沉紧，发汗则动筋，身为振振摇者，苓桂术甘汤主之"，这是中阳不足。总结起来就是，上焦停水选用桂枝甘草汤证，中焦停水选用苓桂术甘汤证，下焦水泛则应用真武汤证。

此外，真武汤证患者出现发热的症状，不可理解成"外感病的发热"而是由阳虚引起，发汗以后机体仍发热，"振振欲擗地者"，这就是阳虚水泛，"真武汤主之"。

2."肾主水"的两张经典处方分析

（1）五苓散与真武汤的认识：前文已经讲述了肾藏精这一部分内容，五苓散与真武汤是在八味肾气丸的基础上灵活化裁，涉及少阴肾病之水肿的处方，即肾主水共两张处方。对五苓散与真武汤的理解与应用，在临床上，先生认为特别重要。

第一，掌握好真武汤用法，阳虚水泛证型的患者，临证应用，效果非常明显。

第二，如果单纯是膀胱的气化不足，直接用五苓散，它的主要特征是口干、小便不利。如果没有波及肾，仅仅是处于外感过程中，既有表证未除，又有膀胱之腑的问题，即外在精气不利，直接用五苓散就可以。

仲景言："伤寒发汗，胃中干，烦躁不得眠，欲得饮水者，少少与饮之，令胃气和则愈，若脉浮，有表证，小便不利，微热消渴者，五苓散主之。"其所述的"小便"在膀胱里面是充盈的，这种情况，腹诊检查膀胱，若发现膀胱充盈、小便不利，直接用五苓散，即可表里双解。

如果伤到肾阳，因肾阳受损而出现的阳虚水泛，则非五苓散能够解决，所以《灵兰秘典论》指出："膀胱者，州都之官，津液藏焉。"说的是"津液藏焉"，不是"尿"藏焉，亦不是"溺"藏焉，说明这个时候还有一次重新吸收的机会，因此，这种情形，我们发现患者虽然水肿，但腹诊膀胱，并不充盈，即膀胱根本没有问题，说明肾出问题了，这也就是两者的区别所在。

所以，先生认为，五苓散证所述"小便不利"的膀胱很充盈，其小便不利，尿不出来，我们直接用五苓散气化则能愈；然临证时，发现患者水肿，腹诊触诊膀胱区正常，患者表现小便不畅，只水肿，则应知其病伤及肾了，这时则用真武汤，而不能再用五苓散来利小便，因为用五苓散利小便，肾气更受伤，肾阴亦会受伤，则会折罚肾精，这样反复利尿以后，看似患者排泄的全部都是"尿液"，而"肾精"则在利尿的过程中，分利太过，导致肾虚加重，病情愈加严重。

（2）五苓散在颈椎病的应用：临证上，先生在颈椎病的治疗过程中，往往多应用五苓散加葛根、黄芪，先生认为，从膀胱经直下，膀胱经气刚好经过颈椎这个位置，但现代医学将颈椎病分神经根型，或颈型，或交感型……不管什么类型，其根源是：膀胱经气不通，太阳经经枢不利。所以，临证应用五苓散加葛根、黄芪，是先生治疗颈椎病的特效药。

3. **肾的阴虚水肿**　对于肾的虚证水肿来说，我们一般都多理解为肾的阳虚水肿，其原因是：肾主水，肾气不够，蒸腾气化功能下降，则引起水肿。但还有一张方，不能小看，它就是"猪苓汤"，主治肾的阴虚水肿。

阴虚水肿，人们一般不考量这个问题，但先生强调这个地方"阴阳"一定要分清楚，阴虚为什么水肿？是肾水不足？阴虚理应现燥证，为什么还会形成水肿呢？而刘渡舟先生非常善于用"猪苓汤"治疗肾的阴虚水肿。

深思肾阴虚为什么会导致水肿？阴精不足了，影不影响阳气呢？无水之根，肾气会不会虚呢？答案是一定会虚。所以阳精不足、阴精不足均可以发生肾气虚。前者阳精不足所致的水肿，主要用真武汤，后者阴精不足导致的水肿，则主要是猪苓汤主之。

所以《金匮要略》在《脏腑经络先后病脉证第一》开篇里面就提出治疗原则："夫诸病在脏，欲攻之，当随其所得而攻之。如渴者，与猪苓汤。余皆仿此。"故患者骨折复位以后，一旦出现水肿，且水肿持续时间很长，就得掌握好上面所述的这种处理方法。此外，复位后经常躺在床上用 TDP、艾灸等导致阴虚水肿的患者，以及出院后表现为大便干燥、下肢触诊水肿的这种情况，临证时如何处理呢？先生则提出运用猪苓汤，即猪苓、茯苓、泽泻、滑石、阿胶五味药，其中滑石清热利湿，阿胶填肾阴。如此，则能处之有效。

4. **猪苓汤证医案分析**

蓝肇熙先生曾经治疗一位患者，其反复胸腔积液，抽后又有，不断出现积液，伴咳嗽。刻诊舌质极其鲜红，舌根部稍黄厚腻苔，反复低热，先生予以猪苓汤3服，几天后随访，患者彻底痊愈。

胸水（即胸腔积液），为什么在这种情况下3服中药汤剂就解决了呢？先生认为，医家沈金鳌的理论非常好，其在《杂病源流犀烛》里面提到（《医宗金鉴》也反复强调），肾精亏损，上灼肺金，金水不能相生，导致阴亏。此患者恰恰是阴虚导致积水，不断抽积液，抽后又有，其耗损的是上焦的阴精。抽的积液中，不仅仅是"水"，其实更多的是"阴精"。只因肺出现了问题，不能迅速把"阴精"布达到全身，使得"阴精"停留在肺中，形成金水不相生的局面。

此外，患者虚热躁扰、咳嗽、低热、胸腔积液、下肢水肿等症状，可知这是典型的阴虚。故蓝肇熙先生用猪苓汤能速效。又因《理虚元鉴》言"阴虚统治于肺"，故先生在猪苓汤基础上加百合一味，以进一步取效于临证。因此，先生常讲不深入研究中医经典著作，临证则如盲人，不可知病之全貌。

5. 肾治于里　"肾治于里"，出自《素问·刺禁论》，即"肝生于左，肺藏于右，心布于表，肾治于里，脾为之使，胃为之市"。那么，什么叫"肾治于里"呢？先生认为，凡与肾藏精有关，且作用的气机趋向内部，名为"肾治于里"。这是什么意思呢？这是在强调肾精对全身脏腑的滋养、推动以及气化作用。我们的内脏处在机体内部，只有肾精充足，且阳精、阴精同时充足，才能保证它对全身起过渡作用，所以叫"肾治于里"。

如此，我们的气、血、津、液等才能充足，五脏六腑才能得以滋养，并且肾的阴精、阳精才能完全充满。这样我们元气的激发、推动及温煦作用才能得以发挥，全身的阴液滋养则不会出现问题，并且继续维持生命活动的正常运行。这就是"肾治于里"的生理意义。

那么，很大程度上讲，当肾不能"治于里"的时候，就容易导致整体正气的不足，而易患外感病。外感病变，人们往往强调的是肺的抗邪能力不足，却忽视了发病的本质——肾所致"正气"不足。

因此，我们注意到一句话"肾出于下焦"。前面讲述了"营出于中焦"，是指化生营气的原材料来自中焦。那么，营气在哪里化生的呢？在肺。卫气又在哪里化生的呢？在肺。但卫气要出去发挥功能，道路在哪里呢？答案是在肾，这就是"肾出于下焦"的临床意义。

换句话说，"肾出于下焦"是什么意思呢？是指通过肾与膀胱的表里关系，把正气运达到膀胱，顾护肌表。所以，当出现外感病的时候，经常感冒的患者，除了用玉屏风散直接顾护肌表以外，还要常用六味地黄丸滋肾阴，激发正气。两方结合，临证时则可效如桴鼓，这就是蓝肇熙先生关于"肾"的多年临证经验。

第三章
蓝肇熙先生之首创寒温统一派

一、寒温统一派之创始溯源

从我个人的学识认识中，自仲景应用"泻心汤"类方剂治疗疾病以来，先贤早有提出"寒温结合"一说，如孙思邈提出"寒温相济"，叶天士提出"寒热并用"等，只是时至近现代，人们通过现代西方医学的研究方法，才证实将寒凉性药与辛温性药联合使用，临床上具有意想不到的效果，尤其是在治疗外感热病之时。因此，1989 年至 1992 年，蓝肇熙先生在其博士导师李明富教授和张发荣教授带领下开始了自己的研究——"寒温统一论"。

至愚这一代，我将提倡寒温统一论的医家及学术思想命名为"寒温统一派"，以期蓝门更多同门能将先生的学术思想传承与发扬。先生的实验研究，也将是未来蓝门"寒温统一派"传承之路上最坚实的科学证明。

查阅先生的博士论文，蓝肇熙先生认为，单纯性的寒凉性药与辛温性药联合应用，或寒凉性方剂与辛温性方剂联合应用治疗外感热病，具有治病快、应用广泛、方法简便、应用有效之优点。因此，需继承先贤之理论与经验，倡导"寒温统一论"。

1992 年蓝肇熙先生发表了自己的博士论文《抗高热 I 号合剂治疗外感热病的实验及临床研究》，其中提到了关于寒温统一的具体理论、临床证型、方剂组成以及药物剂量，我将蓝肇熙先生的论文笔记润色后，记述于下，总结先生原文的学术思想，以期能全面分享其数十年的临床经验，使更多的中医人在临证时广泛应用与发挥。

二、寒温统一论之实验纲领

1989 年至 1992 年，蓝肇熙先生在成都中医学院完成了自己的博士毕业论文，其论文主题是：抗高热Ⅰ号合剂治疗外感热病的实验及临床研究。其中"抗高热Ⅰ号合剂方"由麻黄、桂枝、葛根、生姜、白芍、大枣、甘草等中药组成，与银翘散、麻杏石甘汤做对比，蓝肇熙先生在家兔的动物模型与人体模型的实验研究中，得出结论：

（一）抗高热Ⅰ号合剂具有解表发汗、平喘宣肺、调和营卫的功效，其组方特点体现了"急症急治"的原则。

（二）抗高热Ⅰ号合剂对正常或发热家兔的体温有清热、降低温度的疗效，其可能的机理分别为：1. 直接抑制体温中枢；2. 发汗以解除表邪；3. 阻抑中枢发热介质 PGE（前列腺素 E）、cAmp（环磷酸腺苷）的合成与释放，降低发热家兔脑脊液和血浆中 PGE、cAmp 含量，调节 cA/cG（环磷酸腺苷与环磷酸鸟苷之比）的比值。

（三）抗高热Ⅰ号合剂具有抗感染作用，其作用机理包括：1. 抑制病原菌且消除病原；2. 拮抗内毒素；3. 降低感染家兔外周血白细胞及嗜中性粒细胞总数与比例。

（四）抗高热Ⅰ号合剂具有抗炎作用，减少促炎介质 PGE 的合成与释放。

（五）抗高热Ⅰ号合剂具有促进机体免疫功能的作用，其作用机理包括：1. 提高正常及发热家兔 RBC 免疫功能；2. 增强单核巨噬细胞系统吞噬清除异物的能力；3. 提高血浆 cGmp 水平；4. 增强家兔血清杀菌效力。

（六）抗高热Ⅰ号合剂能拮抗发热家兔血液的高黏综合征，具有解聚、降黏等作用。

（七）抗高热Ⅰ号合剂对肺炎双球菌所致家兔肺炎具有明显的治疗作用，并能保护内脏器官，减轻脏器组织病理损害。

（八）抗高热Ⅰ号合剂对多种急性感染性疾病有确切、良好的疗效。其主治病证的病机特点是外感风寒。

（九）抗高热Ⅰ号合剂治疗急性感染性疾病，具有无毒副反应、无过敏反应、医疗费用低等优点，其开发应用前景广阔。

（十）寒温两说，各有优点，亦各有局限。两者应当统一，寒温统一的外感热病辨证论治纲领，在理论上，应包括寒温两说的基本内容；在辨证上，应综合吸收六经辨证法、卫气营血辨证法和三焦辨证法的优点，结合脏腑辨证，并将八纲辨证的基本精神贯穿其中，以达到辨明病性、病位的目的；在病期划分上，可将外感热病病变分为初期、中期、极期和末期四个阶段。

（十一）寒温统一必将是中医外感热病的又一次突破性发展。

三、寒温统一论之理法纲领

（一）寒温统一论之研究启示

在先生博士论文中，这样写道：十八世纪中叶以前，历代医家基本上都是遵循伤寒六经法则治疗外感热病的，自清代叶天士《温热论》问世以后，按卫气营血辨证治疗外感热病的医家日渐增多。近数十年来，随着现代医学的渗透，中医在治疗外感热病上，更呈现温病治法取代伤寒治法的趋势。那么，仲景伤寒学说在今天究竟还有没有学术价值和实用价值呢？

本课题通过对《伤寒论》经方和温病方进行广泛的对比性实验研究以及对经方治疗外感热病进行细致的临床研究，得出了经方、温病方治疗外感热病各有其长、经方治疗外感热病疗效良好的结论，这说明仲景学说及其方药在当今仍具有很好的学术价值和现实使用价值。因此我们设想，应当把伤寒和温病学说结合起来，建立新的外感热病辨证治疗学，这是时代对我们的要求，也是教学、医疗、科研工作的需要。

（二）寒温统一论之研究渊源

清代，温病学派崛起，成为与伤寒并立的又一医学派别，从而结束了伤寒学说治疗外感热病占主导地位的局面，同时，寒温两大学术流派旷日持久的激烈争论也由此展开，争论的焦点是：伤寒是否包括温病？伤寒治法能否治疗温病？对这样一个原则问题，温病学派的部分医家认为，伤寒不包括温病，温病与伤寒的治法各不相同，如叶天士说温病"若论治法则与伤寒大异也"，而宗仲景伤寒法则治疗温病的医家则持论相反，认为仲景伤寒是广义伤寒，包括温病在内，伤寒治法可以用于治疗温病，如陆九芝认为，温热之病，本隶于伤寒之中，而温病之方，并不在伤寒之外，他甚至说："能治阳明病，即能治温病"；陆渊雷认为，近世医家，辄谓伤寒与温热相对，乃误也。应当承认，伤寒与温病分流，在历史上是一大进步，两个学派的论争，曾经促进了中医外感热病学的大发展，其成就是辉煌的。

然而，随着实践经验的不断积累以及对外感热病认识的深化，近现代主张寒温统一渐成趋势，特别是新中国建立以来，寒温统一的趋势，已日渐成为中医学界的主要动向之一，如时贤裘沛然明确提出"伤寒温病一体论"的观点，万友生力倡"寒温统一论"。蓝肇熙先生认为，伤寒温病两说，分之各有缺陷，合之便成完璧，两者应当统一。大量临床及实验也表明，温病法治疗外感热病虽有其长，但非完美无缺，而伤寒法治疗外感热病，亦有其特殊优越性，有的治法甚至是温病法无法比拟的。因此，寒温结合，便可充分发挥两者之所长，克服两者之局限，从而达到提高临床疗效之目的。此外，寒温统一，不仅可以避免门户之见以及因寒温分庭给学者带来的分歧之患，而且对于实现中医外感热病辨证法的系统化、规范化，对于推动中医事业的发展都具有重要意义。

（三）寒温统一论之研究基础

先生认为，寒温两说的统一，有着广泛的基础。

1. 研究对象之异同　寒温两说，虽具体研究的对象各有侧重，但从总体看，两者研究的对象同属外感热病。

2. 病因学研究异同　如《伤寒论》中的伤寒、中风、痉湿暍等病，温病学中的风温、暑温、湿温、秋燥等病都是因为感受风、寒、暑、湿、燥、火六淫邪气所致。就狭义伤寒和温病来说，虽前者病因主要局限于六淫中的阴邪，如寒、风寒、寒湿，后者病因局限于六淫中的阳邪，如风热、暑热、湿热，但都属于外感六淫的范畴。至于疫疠毒气，它们具有六淫特性，也是伤寒和温病的重要病因。

3. 发病转归之异同　发病上，传统理论认为，伤寒的发病系邪从皮肤而入，病在足经；而温病的发病系邪从口鼻而入，病在手经。蓝肇熙先生认为，人是一个有机整体，人体皮肤腠理及口鼻孔窍等均为卫外之第一防线，外邪入侵，必首当其冲。太阳主皮肤，统领人之卫表；手太阴肺开窍于鼻，外合皮毛，主气属卫亦主表，它们之间关系密切。故伤寒谓邪从毛窍入侵太阳，可涉及于肺，温病谓邪从口鼻而入侵袭手太阴肺，亦可及于卫分太阳。在发病转归上，无论伤寒还是温病，都势必伤及人体脏腑的阴或阳。值得注意的是，这里涉及病变的从化问题。蓝肇熙先生认为，外感病的从化是以人体阳气为依据的，若阳气亢盛，则病从热化，热化证病变性质属热且易伤阴，故治宜寒凉救阴；若阳气衰伏，则病从寒化，寒化证病变性质属寒且易伤阳，故治宜温热扶阳。意即病变从化系一个统一体中的两个对立面，未可偏执。因此，伤寒和温病两说，都各自有其寒化或热化证治，只是伤寒比较详于寒化证治而温病比较详于热化证治罢了。

4. 病理传变之异同　伤寒六经传变，从形式上看，有由三阳而及三阴之顺传和直中三阴之逆传；而温病的传变有由卫到气再入营血，由上焦而及下焦之顺传和邪自肺卫内陷心营之逆传等形式。但从根本上说，伤寒和温病之传变都体现了外感热病由表入里、由浅而深的共同发展变化规律。

5. 辨证理论之异同　伤寒和温病辨证法，既具有共性又具有各自的特点。如伤寒六经证候的太阳病，温病卫气营血证候的卫分证和三焦辨证的上焦病均为外感热病的初期阶段，病主于表；伤寒六经证候的阳明病，温病卫气营血证候的气分证和三焦辨证的中焦病同为热化阶段，病在于里，所涉及的脏腑也基本一致；伤寒六经证候有邪在少阳的半表半里证，而温病辨证则有邪在膜原三焦之证，两者颇多相似；至于伤寒六经证候的三阴病，温病卫气营血证候的营血分证和三焦辨证的下焦病，则都是外感热病病情恶化，严重损害脏腑阴阳产生的病理变化，以上为其共性。六经辨证法对寒邪发病及寒邪伤阳的论述较详，这是其长；但对外感热病常见证如热入营血、邪陷心包、热盛动风及热病后期阴虚风动证等却未有详论，这是其短。而温病辨证法弥补了伤寒六经辨证法之不足，在营血分病证及热病后期病证的辨证上有创新与发展。可见，寒温两说之间是继承和发展的关系，伤寒和温病的辨证法是相辅相成的。

6. 临证论治之异同　寒温两说的治疗学，从本质上讲是一致的，都是以祛邪而勿伤正气为其要旨。邪在表以透邪为主，唯伤寒学说偏重治寒，温病学说偏重治热。邪气入里化热，治法更多相似之处，如阳明气分热盛，都可用白虎清气法；热结胃肠、腑气不通，都可用攻下泄热法，而温病学对此有所发挥。邪在半表半里，伤寒学说用和解少阳法，温病学则发展了宣透膜原法和分消上下法。至于伤阴、伤阳的治疗两说各有偏重。对邪入营血、热入心包、热盛动风及热病后期阴虚风动等证，由于伤寒学说缺乏认识，故无特别合理有效的治疗方法，而温病学说对上述证候认识深刻，故创造性地发展了清营、凉血、开窍息风、滋阴潜阳等法，使这类病证得到了合理有效地治疗。可见，寒温两说治疗学之间，也是继承和发展的关系。但应当看到，温病学说在继承伤寒学说治疗学方面，也有其不足。如温病学派治疗太阳温病，基本上不用伤寒体系的辛温解表法，忽视了辛温解表法治疗温病外有表寒证的作用；又如治疗少阳温病，把柴胡剂列为禁用之列，亦属偏见。客观地说，伤寒和温病法治疗外感热病，各有侧重，各具优点，两者结合，方能取长补短，从而提高临床疗效。大量临床实践表明，有机结合运用伤寒法和温病法治疗外感热病，确能使疗效显著提高。

7. 寒温统一源流论　早在《黄帝内经·素问》中就已显露出寒温统一的端倪。《素问·热论》篇："今夫热病者，皆伤寒之类也……人之伤于寒也，则为病热……凡病伤寒而成温者，先夏至日者为病温，后夏至日者为病暑。"该论述及该篇所述三阴三阳六经热病的证候中看出寒温统一论之雏形。《黄帝内经》认为，热病包括在伤寒病中，热病产生的原因是由于"人之伤于寒"所致，故热病证候既有寒证又有热证，寒温可统于热病之中；但应当看到《黄帝内经》统寒温于热病之中，是"详热"而"略寒"的，且在治法上只有针刺，缺乏方药。

张仲景是一位继往开来的寒温统一论者，他不仅继承了《黄帝内经》的寒温统一思想，而且创造性地建立了寒温统一的六经辨证论治体系，仲景有鉴于《黄帝内经》之不足，故在《伤寒论》中详论了热病寒化证治，同时也论及了热病热化证治，从而弥补了《黄帝内经》统寒温于热病、详热略寒的缺陷及《黄帝内经》热病辨证论治详于针刺而略于方药之不足。

一些温病学家虽以温名书，其实也是寒温统一的，只不过为了羽翼伤寒而详温略寒罢了。以吴鞠通为例，他在《温病条辨》"凡例"中指出："是书虽为温病而设，实可羽翼伤寒。"又云："伤寒论六经由表入里，由浅而深，须横看；本论论三焦，由上及下，亦由浅入深，须竖看，与《伤寒论》为对待文字，有一纵一横之妙。学者诚能合二书而细心体察，自无难识之证。"可见，吴氏具有寒温统一的思想。吴鞠通不仅继承了叶桂学说，进一步完善了温病三焦和卫气营血辨证论治体系；而且继承发扬了仲景学说，表现在《温病条辨》中既详论了热病热化证治，又论及了热病寒化证治，且颇多创见，如在《温病条辨》上焦篇，对太阴风温证，他提出了"辛凉平剂银翘散主之"的方治，弥补了《伤寒论》对此有症无方的缺陷；对寒化证治，他又提出了加减附子理中汤法、救中汤法等，这都有助补《伤寒论》之不足。据此可以看出，吴鞠通也是一位承前启后的寒温统一者。因此，我们不应误会他的寒温纵横看法，把寒温两说对立起来，形成门户之见，而应当不负其"学者诚能合二书而细心体察，自无难识之证"的期望，更好地继承发扬寒温统一学说。

四、寒温统一论之方药纲领

要改变寒温分家的不合理现象，使之有机地结合起来成为统一的外感热病学，首先必须制定寒温统一的外感热病辨证论治纲领。对此，一些医家及医疗单位曾做了许多工作和努力，其基本方向是正确的，但其内容和具体方法，尚有商榷之处。因此，蓝肇熙先生根据李明富先生和张发荣先生的学术思想和主张，并结合个人体会，提出如下统一外感热病辨证论治纲领的初步方案。

（一）寒温统一之基本方法

1. 在理论上，包括寒温两说的基本内容。

2. 在辨证上，综合吸收六经辨证法、卫气营血辨证法和三焦辨证法的优点，结合脏腑辨证并将八纲辨证的基本精神贯穿其中，以达到辨明病性、病位的目的。

3.在病期划分上，结合现代医学有关急性感染性疾病的认识，并参合己见，将外感热病病变过程分为初期、中期、极期和末期四个阶段。

4.注重病期及证候之间的内在联系。

（二）寒温统一之具体方案

1.初期

此期为外感热病的始发阶段，病邪对机体损害较轻，机体尚处于防御代偿状态。此期病变属表证，包括表寒证、表热证和上焦湿热证等。

（1）表寒证：本证主要病机特点为邪犯太阳，卫气被郁。本证病程快慢不一，快者数小时，慢者数天乃至更长，随着正邪斗争加剧，热证逐渐产生，疾病便由表寒证演化为热证。本证常见具体证型有：

①表寒实证（太阳伤寒证）

症状：恶寒发热，头痛项强，肢体疼痛，无汗而喘，或咳嗽，鼻塞流涕，舌苔薄白，脉浮紧。

治法：辛温解表。

方药：麻黄汤、抗高热Ⅰ号合剂、荆防败毒散等加减。若兼里热而见烦躁者，大青龙汤主之；若兼里湿而见胸闷脘痞、恶心呕吐、或腹泻、苔白腻者，霍香正气散主之。

②表寒虚证（太阳中风证）

症状：发热恶风，汗出，头痛项强，鼻鸣，干呕，苔薄白，脉浮缓。

治法：解肌发表，调和营卫。

方药：桂枝汤加减。

③凉燥犯肺证

症状：恶寒发热，头痛无汗，鼻塞，咽干唇燥，咳嗽稀痰，苔薄白而干，脉浮细。

治法：散寒解表，宣肺润燥。

方药：杏苏散加减。

（2）表热证：本证的主要病机特点是邪袭肺卫，机体津液受到一定程度的损伤，热证表现较突出。本证多由表寒证发展而来，病变较快者，表热证呈一过性或隐匿性经过，起病即呈本证表现。本证包括表热实证和表热虚证。

①表热实证

A. 风湿卫分证

症状：发热，微恶风寒，头痛，咽痛咳嗽，微汗或无汗，口微渴，舌边尖红，苔薄黄，脉浮数。

治法：辛凉解表。

方药：银翘散加减。

B. 暑温卫分证

症状：发热微恶寒，头昏胀痛，身重脘闷，舌红苔白腻，脉濡数。

治法：清暑除湿解表。

方药：新加香薷饮加减。

C. 温燥袭肺证

症状：发热微恶风寒，头痛，咽干鼻燥，咳嗽少痰，口渴，舌干少苔，右脉数大。

治法：辛凉解表，宣肺润燥。

方药：桑杏汤或桑菊饮加减。

②表热虚证

A. 表热阴虚证

症状：发热，微恶风寒，无汗或少汗，咳嗽痰少，口渴，舌质红而瘦薄少苔，脉浮细数。

治法：辛凉解表，滋阴降火。

方药：加减葳蕤汤。

B. 表热血虚证

症状：发热，微恶风寒，无汗或少汗，咳嗽，口渴，时或出血（如咳血、吐血、衄血、便血），舌质稍红而瘦薄，苔白，脉浮细数。

治法：辛凉解表，兼养其血。

方药：七味葱白汤加减。

（3）上焦湿热证：本证主要病机是湿热之邪侵犯上焦太阴肺卫。病变范围较广，涉及卫分和气分，病邪以湿邪为重。

症状：头痛恶寒，身重疼痛，身热不扬，午后热势较甚，胸闷不饥，口不渴，舌色淡黄，苔白腻，脉濡缓。

治法：宣通肺气，利湿清热。

方药：三仁汤加减。

2. 中期

本期病证多由早期病证转变而来，亦可起病即呈本期表现。本期病变的特点是外邪入里，表证消失，里热征象突出，有明显的脏腑病变和气血津液受损表现。本期病变较复杂，既可为单个脏器病变，也可是多脏器病变，但病变性质均属里实证（实热证或湿热证）。需要指出的是，半表半里证虽有寒热往来的表证，但其病机特点是邪阻气机，证属气分，故本方案将其划为中期病变。中期病变的常见类型有：

（1）里实热证

①邪热壅肺证

症状：身热烦渴，汗出喘咳，咳痰黄稠或臭黏，舌红苔黄，脉数或滑数。

治法：清肺化痰，降逆平喘。

方药：麻杏石甘汤加减。

②阳明热炽证

症状：壮热面赤，汗出，烦躁，渴欲凉饮，舌红苔黄燥，脉洪大。

治法：辛寒清气，甘寒救阴。

方药：白虎汤加减。

③热结肠道证

症状：身热，午后尤甚，大便秘结，或热结旁流，纯利热臭稀水，脘腹胀满硬痛，烦躁不安，甚或时有谵语，尿黄，舌红苔黄燥，或灰黑起芒刺，脉沉实而数。

治法：泻热通腑。

方药：三承气汤加减。

（2）中焦湿热证：本证病机特点为湿热郁阻中焦脾胃和大肠，脾胃升降之机失司，大肠传化失常。

①脾胃湿热证

A. 湿重热轻证

症状：或见脘痞腹胀，大便不爽；或见脘闷便溏，身痛舌白；或见脘闷，舌黄；或见脘闷，舌白滑，脉右缓；或见脘闷便泄。

治法：芳香化湿，苦温燥湿，淡渗利湿。

方药：分别用五个加减正气散主之。

B. 热重湿轻证

症状：身热口渴，烦闷呕恶，脘腹痞满，舌红苔黄腻，脉濡数或滑数。

治法：辛开苦降，清利湿热。

方药：连朴饮等加减。若湿热上蒙清窍，时有神昏谵语，可用菖蒲郁金汤。

②大肠湿热证

症状：发热，腹痛泄泻，泻下急迫或泻而不爽，粪色黄褐而臭，肛门灼热，或腹痛里急后重，利下赤白，小便短黄，烦躁口渴，舌红苔黄腻，脉濡数或滑数。

治法：清肠利湿。

方药：葛根芩连汤、白头翁汤等加减。

③肝胆湿热证

症状：发热，全身及面目色鲜黄，口苦胁痛，尿黄赤，舌红苔黄腻，脉濡数或弦滑。

治法：清利湿热。

方药：茵陈蒿汤加减。

④下焦湿热证（肾与膀胱湿热证）

症状：发热，小腹胀痛，腰痛，尿频、尿急、尿痛，尿短赤、淋沥不畅，舌红苔黄，脉滑数或浮数。

治法；清热通淋。

方药：八正散加减。

⑤半表半里寒热错杂证

A. 邪踞少阳证

症状：寒热往来，胸胁苦满，心烦喜呕，默默不欲饮食，口苦、咽干、目眩，脉弦。

治法：和解少阳。

方药：小柴胡汤加减。

B. 湿阻膜原证

症状：寒热如疟，寒甚热微，身痛有汗，手足沉重，呕逆胀满，舌苔白厚腻浊，脉缓。

治法：宣透膜原，达邪外出。

方药：雷氏宣透膜原法加减。

C. 湿热留阻三焦证

症状：寒热起伏，胸闷脘痞，腹胀，小便黄少，舌苔黄腻，脉滑数。

治法：分消走泄，疏利气机，清热化痰。

方药：黄连温胆汤加减。若湿热盛，症见寒热如疟、心烦作呕、口苦口渴、舌红苔黄腻、脉弦数者，可用蒿芩清胆汤。

3. 极期

本期病变多由中期病证发展而来，某些来势凶猛之病有时起病即可陷入本期。本期病变严重，机体的脏腑、气血、津液等均严重受损。此期主要证候类型有：

（1）营分证

①热在营分证

症状：发热夜甚，口不甚渴，心烦躁扰，时有谵语，斑疹隐隐，舌绛少苔，脉细数。

治法：清营泄热。

方药：清营汤加减。

②热入心包证

症状：高热神昏谵语，或昏愦不语，舌謇肢厥，舌绛，脉滑数。

治法：清营泄热，清心开窍。

方药：清营汤煎服，并加服安宫牛黄丸、紫雪丹、至宝丹之类。证情轻者，可用大承气汤治之。

③热极生风证

症状：高热，躁扰不宁，抽搐，甚或四肢拘急，项强，角弓反张，舌质红绛，苔燥无津，脉弦数，有时伴有昏迷。

治法；凉肝息风。

方药：羚角钩藤汤加减。证情轻者，可用大承气汤治之。

④湿热内陷心包证

症状：身热，神昏肢厥，苔腻，舌色深绛。

治法：清心开窍，芳化湿邪。

方药：清宫汤去莲子心、麦冬，加金银花、赤小豆皮方，送服至宝丹或紫雪丹。

（2）血分证

症状：发热夜甚，烦躁不安，或神昏谵语，斑疹外发，出血（如吐血、咯血、衄血、便血、尿血），或见抽搐，舌质绛紫，少苔或无苔，脉细数。

治法：清热凉血解毒。

方药：犀角地黄汤加减。

4. 末期

此期为外感热病的最后阶段，病变特点是以正气亏虚为主。疾病进入本期，有两种发展趋向，一是邪气被除，正气渐复，疾病向愈；二是邪气仍存，继续危害机体，出现正虚，甚至亡阴亡阳的危重局面。本期主要证候类型有：

（1）阳虚或亡阳证

①脾胃阳虚证

症状：自利不渴，或腹满便溏，纳差，畏寒肢冷，舌淡苔白，脉沉细或迟缓。

治法：温中祛寒。

方药：理中汤加减。

②脾肾阳虚证

症状：头昏，心悸，神倦，畏寒，大便溏泄，小便清长或不利，四肢水肿，舌淡，脉沉弱。

治法：温阳利水。

方药：真武汤加减。

③心肾阳虚证

症状：心悸，神疲欲寐，恶寒蜷卧，四肢逆冷，舌淡苔白滑，脉沉微细。

治法：振奋心肾阳气。

方药：四逆汤加减。

④心阳暴脱证

症状：四肢厥冷，大汗淋漓，息短气微，神志模糊，甚则昏迷，脉微欲厥。

治法：回阳救脱。

方药：参附汤加味。

（2）阴虚及亡阴证

①肺阴虚证

症状：身热，干咳无痰，咽干口燥，舌红少苔而干，脉细数。

治法：养阴润肺。

方药：沙参麦冬汤加减。

②胃阴虚证

症状：唇燥口干，知饥不食，或干呕呃逆，大便干燥，舌光红少津，脉细数。

治法：滋养胃阴。

方药：益胃汤、五汁饮等加减。

③津枯肠燥证

症状：唇焦，咽干，舌燥口渴，小便短少，大便秘结，舌红少津，脉细数。

治法：滋阴润肠。

方药：增液汤等加减。

④肾阴亏竭证

症状：身热面赤，颧红，手足心热，咽干舌燥，神倦欲寐，耳聋，舌绛少苔而干，脉细数。

治法：填补真阴。

方药：加减复脉汤。

⑤阴虚风动证

症状：低热，口干舌燥，手足蠕动，甚或瘛疭，心悸憺憺，耳聋，舌颤，舌绛无苔，脉细数。

治法：滋阴熄风。

方药：三甲复脉汤、大定风珠等。

（3）阴阳俱虚或俱脱证

①心阴心阳两虚证

症状：羸弱少气，心动悸，脉结代。

治法：补养心阴心阳。

方药：炙甘草汤加减。

②阴竭阳脱证

症状：神志昏愦，汗出，面色青灰，四肢厥冷，六脉细数无根或细微欲绝。

治法：回阳救阴固脱。

方药：生脉散合参附汤。

五、寒温统一论之未来方向

外感热病辨证论治纲领，仅反映外感热病发展变化的一般规律、共性以及治疗大法。由于疾病发生发展受诸多因素的影响，起病有缓急之异，传变形式多样化，临床证候错综复杂，因此，我们除了把握外感热病之共性外，还要深入研究不同外感热病的个性，这样，对外感热病的认识方能全面与深刻。

无可置疑，历史上的寒温分流是中医外感热病学的一次突破性进展，而当今正在酝酿着的寒温结合，必将是中医外感热病学的又一次突破性进展。至于今后寒温结合的方向，先生认为，一是综合吸收现有各种外感热病辨证法的优点，首先在理论上总结出新的外感热病辨证论治纲领，然后指导临床，这样，通过反复实践，使寒温归于统一，如非典与新冠肺炎的理、法、方、药应用；二是在临床实际需要的导向下，通过不断的经验积累，最终水到渠成，使寒温融为一体，如现行的流行病中医与西医治疗的综合诊治。

第四章
蓝肇熙先生之首创中西医整合医学

中医理论的现代研究，蓝肇熙先生认为，首先要熟练掌握中医理论，其次要熟悉现代研究的相关进展。掌握中西医之异同，其主要目的就是掌握中医理论如何去帮助现代研究提升，这是先生对我的研究生阶段中医三观形成中讲述的最重要的内容。

一、中西医整合医学之溯源

中医理论，人人皆知，故任何学科都可以用中医理论来指导。我们国家提出中西医结合已有数年，但在理论结合上才应是我们要去突破的。中医理论结合现代研究进展的突破口都有哪些呢？我想势必是以方法学作为突破口。因为事物的理论是无法推翻的，换言之，中医理论是宇宙真理，我们研究它，只能从科学的方法学上进行实证与验证。这个方法迄今已有六十年，这个方法如何发展呢？对未来我们的工作有什么样的启迪呢？这是值得我们思考的。

人类科学的发展史就是人类方法的发展史，因此，我们有必要归纳一下我们中国古代东方的科学历程。那么，中国在远古时代有没有现代机器研究呢？怎样来研究自然、认识自然和把握自然呢？换言之，远古中华人的世界观、宇宙观、方法论是如何建立的呢？先生认为是实践—认识—再实践—再认识。所以，有什么样的世界观，就一定会产生什么样的文化，有什么样的文化，就一定会产生什么样的科技。

这种认识，首先是来自观察，仰观天象，俯察大地，远取诸物，近取诸身。我们从文化史和科技史的历程来讲，中国是走在全世界的前列的。人类科学的发展史很大程度是科学方法的发展。那个时代没有高精尖仪器，只能用眼睛看天、地、人与万物，观察内心，因而建立了那个时代人们的世界观、宇宙观与方法论体系。所以，那个时期的人们认识事物必然是宏观的，于是在我们的文化里产生了敬天、敬地、敬人的文化信仰。这种文化的发展必然是伴随着科技的发展，我们的科技发展也必然是沿着人文发展史去发展的。

先贤观察星宿日月，日积月累，总结规律，开始证明。如观天象，我们看北斗星，斗柄指向东方的时候，对应在地面，此时的季节就是春天；当斗柄指向南方的时候，此时处于夏天；指向西方的时候，对应的是秋天；而当秋天过渡到冬天时，北斗星的斗柄也在慢慢旋转，指向北方。所以，先人根据不同的星体和太阳照射地面的角度不一样，总结出了中国人的日历——农历，根据农历，开展我们中国人的农业活动，而后产生了中国古代的立法学，依此类推，产了生气象学、物候学等，形成了完整的运气学说。因此，运气学说不只是中医所独有的，它还构成了整个社会科学的体系，并构成了中国古代数学、化学、天文、地理、气象、物候等的"天、地、人"的科学，逐渐形成了相应的世界观。

因此，中国人的视角很独特，以宇宙整体为观，外国人看待的却是人体本身。这种宏观与微观科学相比较，自然可明其胜负之理。换言之，体现在医学里，中医侧重"道"，而西方医学却仅是"术"的追求。

二、中西医学文化之内涵比较

中国的文化产生了敬天、敬地、敬人及敬自然的信仰，描述日月星宿，讴歌人与自然美的思想。所以，苏东坡等文人描述的"不知天上宫阙，今夕是何年"，是由他所处时代的人文特点所决定。因此，中国人的独特思维，产生了中国人的文化，最终产生了中国人的科技。

西方也有西方文化，启蒙运动、文艺复兴后，西方仍处于蛮荒时代。故当哥白尼提出"地心说"的时候，他会遭到人身迫害，伽利略亦是这样。他们只关注自己，使得自己的认识非常浅短，他们没有产生敬天、敬地之文化，故修筑的建筑总与天空势比高，这也决定了他们的思想是对抗性的，唯我至尊，这可能就产生了他们的文化——掠夺性与对抗性的文化。在文化上掠夺，思想上对抗，科技、政治上强权。

因此，西方认识事物，比较局部，越看越小；中国人认识事物，宏观而论。一个苹果的掉落诞生了牛顿的万有引力，但万有引力也存在缺陷，那就是星宿间必然也存在"万有排斥力"。

与此同时，在医学上，西方医学在这种思维方式下产生了抗生素。当然，宇宙真理的一部分是带有"抗"的，但也存在"和谐"。如果"对抗"一直存在，事物就将消亡，西方思维理解不了这种"和谐"。西方文化的优势在于剖析局部，一旦利益受挫，则会反扑。所以，现在世界呼唤中国的文化走向世界舞台，只有这种"和谐"文化，世界才能发展，否则战争与战乱势必发生。所以，西方哲人李约瑟曾说"智慧来自东方"，而且补充道，"我请大家注意，一定要按东方人的思维办事"。他的话告诉了世人：太阳永远都是从东方升起来的，光明来自东方。

这两种思维、文化的不同，必然带来不同的科技。西方人精于计算，创造了西方科技体系。古代产生了四大发明，西方人拿四大发明做了负能量的事情，而中国人应用四大发明做了正能量的事情。所以，我们的文化不一样，产生的科技模式、发展道路不一样。道光后，我们的泱泱大国被我们的发明所统治，产生了百年屈辱。但现在我们正在崛起，分明可以听到崛起的凯歌，这时，从事中医，是一种幸福的事情。

中国文化除"思"以外，还重视"实践"，那么，我们中国医学的实践是如何起源并开始的呢？第一，尝。亲口尝，品味药性与毒性，为此付出了血与生命的代价。所以，"神农"不仅是指一个人，而是指一个民族——"神农氏"，在与疾病做斗争的艰辛历程中不断付出。当然，西方人也在实践，面对黑死病，他们选择"神"，中国选择"巫"，以通鬼神。因此，所有文化，当正能量无限大的时候，它都是有瑕疵的。西方文化也有它正能量的一面，只是含金量不一而已。他们也在研究疾病，找到引起疾病的病原体后想办法杀死它。所以，西方人最擅长发明仪器。不过，不管什么途径，都是在实践中走出来的。

三、中西医整合医学之方法

二十世纪五六十年代，我们国家倡导这两个医学体系的结合——中西医结合。关于中西医结合，蓝肇熙先生认为，在"巨象"方面，中西医可以结合；在药物上，中药可结合西药；在理论上，逐渐寻找这两种体系之间的桥梁。但目前这些都还有一段距离。其中比较成功地实行中西医结合的医家是中国中医科学院陈可冀先生，他是首届西医学习中医的医生。陈可冀先生研究中医瘀血学说，持之以恒，富有成果，在 2003 年获得国家科技学奖励。最近，中国工程院院士樊代明先生提出了一个概念"整合"，先生认为这个"整合"就是中医的"互"，互补之意，优势互补，这个提法较好，因为两者在理论体系上的"结合"需要很长时间，这需要无限的微观研究完成之后，再结合宏观，才能构成"结合"；而"整合"一词能充分避开各自的不足，优势互补。

目前我国研究中西医整合的方法，主要有下列几种：

1. 微循环研究法。2. 血液流变学研究法。3. 病理学研究法。4. 组织学研究法。5. 免疫学研究法。6. 内分泌学研究法。7. 超微结构研究法。8. 跨膜细胞研究法。9. 医学影像学研究法。10. 核技术研究法。11. PCR 研究法（多聚酶链式反应法）。12. 蛋白组学研究法。13. 功能成像研究法。14. 基因敲除和基因修补法。

这些研究方法适用于任何学科，而最终都会归于中医的思维文化，近几年这些方法已应用于中医，故习近平主席提出"中医是打开中国文化的钥匙"。且俗语云"思路决定出路"，学习用中医文化的思维方式看待事物，这样就会产生无数的中医文化传播者。所以，最初，我国以孔子学院传播中国文化，改变西方思维方式，现在用中医，进一步传播我们的文化。

首先，我们明白了东西方文化体系不一样；其次，我们用现代科学的研究方法挖掘分析中医。那么，中医理论有哪些特性？我们的现代研究方法与中医基础理论如何对接呢？

中医的理论具有以下特性：整体辨证、恒动、守中。面对这样的理论体系，我们该如何研究呢？从过去到现在的发展，大约有四条原则：

（一）对经典理论的引申与探讨，近些年我们仍然强调回归经典；

（二）对经典理论赋予现代解释；

（三）实验研究，即中医提出的根据实验去验证；

（四）采用临床实验的方法，得出结论，进行评估，再做理论回归，验证是否符合中医理论，如冥想也是科研，只是世界评价的体系不一样。

所以，我们急需做出评价体系，这种思路就是要实现我们的"四化"：科学化、现代化、标准化、客观化。事物背后一定要有客观化，我们将来都会是古人，他们会在我们的基础上再实现他们现代化，但事物的客观化却一直存在。

四、中西医整合医学之格局

探讨一个问题，我们的祖先是否会欺骗我们？每个人都会有一种认识，中医作为一门科学，既讲究传统，又讲究现代，所以，它既是传统医学，也是现代医学。中医经历了几千年的验证，欺骗人们的部分早已风化，而西方医学提出的理论，不断在自我否定与修正。如西方医学治疗癌症，几乎没有痊愈的患者。目前西方医学各种治疗癌症的方法，几乎都是免疫力摧毁。相较于西方医学，中医传承几千年，加上我们本民族最擅"扬"与"弃"的特点，如果中医理论与学术有问题，是不可能传承下来的，这也是中医最为精彩的地方。所以，我们看到西方医学的科学研究文章，经常经过几年，甚至几十年就会发现前面的理论是错误的，那么，当初这样的理论或研究为什么会被发表在世界最高的医学领域的杂志上呢？所以，它不能称之为"经典"。

西方的《圣经》武装了他们的思维，《古兰经》武装了伊斯兰人民的思想，而中国的《易经》则成了东方的名片。《易经》之所以称之为"经典"，是因其经历了检验并积累了无数前人的经验，这是一种大数据云计算的结果。《黄帝内经》就是这样的一种"经典"，它的实验周期是 7000 年至 8000 年，实验对象是无数的中国人，这种云计算大数据不可能作假。

所以，樊代明院士发表文章《为什么我力挺中医》。西方医学会聚物理学家制造仪器、会聚化学家制造药品等，虽然科学家较多，但他们缺少核心理论。而中医则不一样，中医是从观察宇宙引申出来的。中医是幸福的学问，学习中国优秀文化，学习中医，将决定一个人的思维模式，所以，目前临床上医患关系紧张，基本上都是对抗性的医学思维造成的。近些年来，对中医的研究呈现一种多学科、多层次、多途径交叉的格局。

第五章

蓝肇熙先生之蓝氏中医工程学

一、数字化 VR 针灸操作系统

2015 年我在蓝肇熙先生学术指导下，赴深圳中国科学院先进技术学院指导"虚拟针灸操作系统"的发明。起初，我未明白中医类高科技装备对中医有怎样的影响与价值，经过一系列中医工程学习后，我终于明白了老一辈中医人在这一方面的良苦用心。苦思冥想，我将《针灸学》《穴位解剖学》《针灸治疗学》《针灸医籍选》等内容融合在这项中医装备中，且其人体数据采用美国最新人体冰冻切片技术进行横断面、冠状面与矢状面组合成完整解剖人体，在此基础上，我标注了经络穴位以及各科治疗穴位。此项中医设备最新颖之处在于可以模拟人体针刺的操作与感觉，并在实体上进行虚拟针刺。这也是目前世界上最先进且第一次将真实人体数据与中医结合的高科技数字化 VR 针灸高科技装备，以下是它具体的一些操作与功能界面内容。

（一）研发背景与目的（图5-1至图5-4）

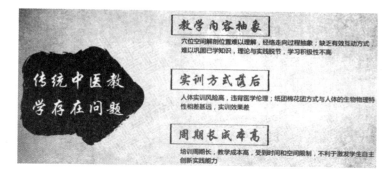

图5-1　研究背景

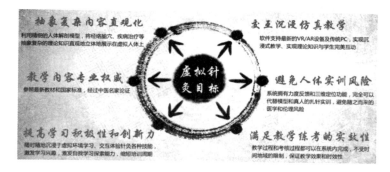

图5-2　研究目的

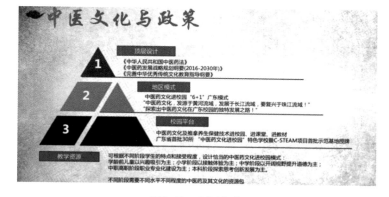

图5-3　中医文化

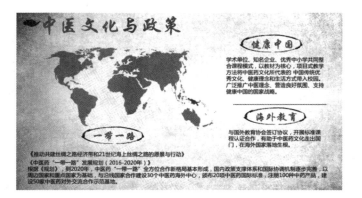

图5-4　中医政策

（二）系统功能模式简介（图 5-5 至图 5-13）

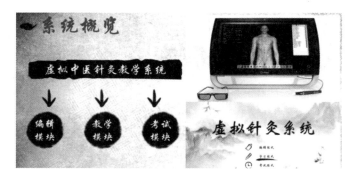

图5-5　系统模块简介

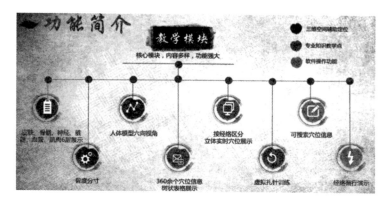

图5-6　系统功能

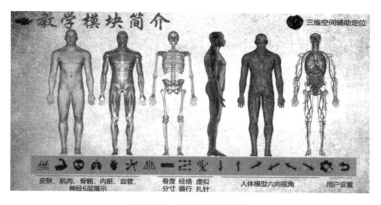

图5-7　系统教学模块

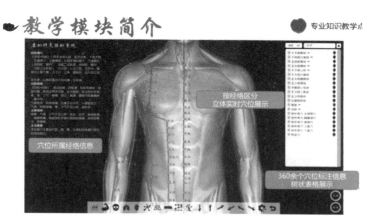

图5-8　系统操作模块

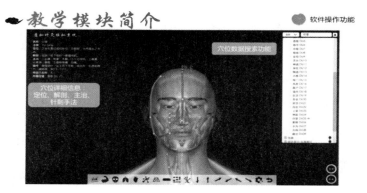

图5-9　系统教学操作模块

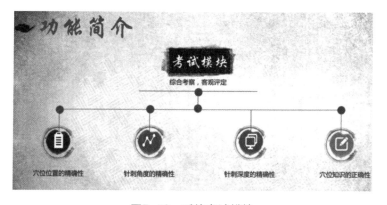

图5-10　系统考试模块

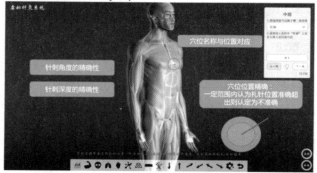

图5-11　系统考试简介

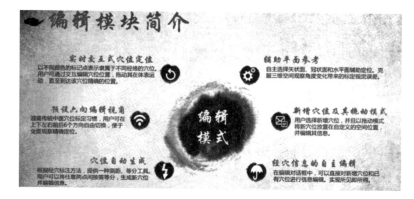

图5-12　系统编辑模块

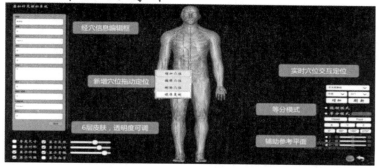

图5-13　系统编辑模块

（三）产品特色（图5-14，图5-15）

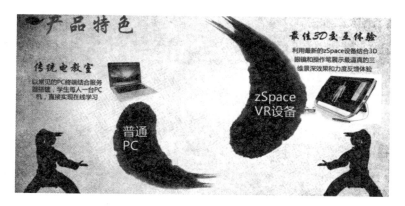

图5-14　PC与VR的结合

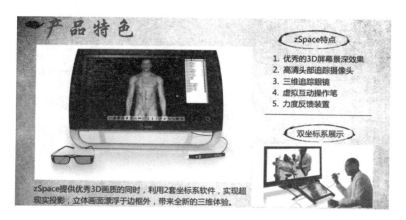

图5-15　zSpace软件的特点

（四）教学效能提升（图5-16）

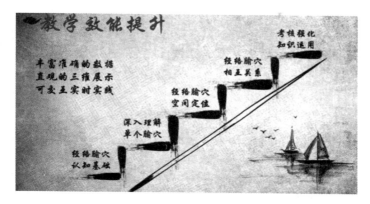

图5-16　系统教学效能

（五）产品扩展能力（图5-17）

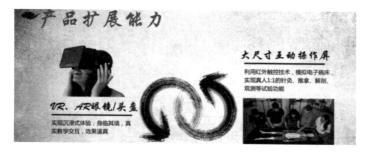

图5-17　VR、AR与大尺寸互动的产品能力

（六）应用案例（图 5-18）

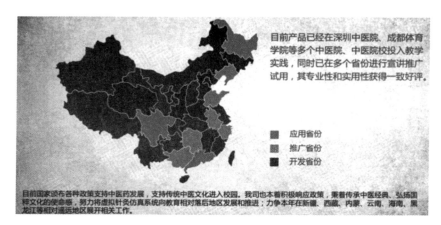

图5-18　系统全国应用案例图示

（七）安装环境（图 5-19）

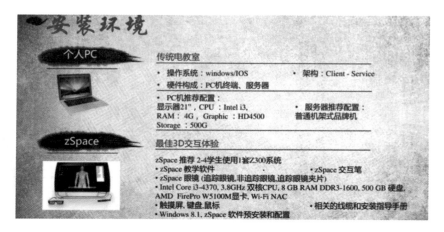

图5-19　系统安装的工作环境

（八）研究员调研（图5-20，图5-21）

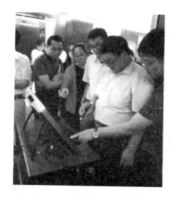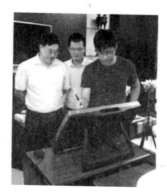

图5-20　中国中医科学院研究员刘保延先生指导并操作系统

图5-21　中国针灸学会科学技术蒋获奖项目名录

二、温灸理疗助眠碳基床垫

2014 年蓝肇熙先生根据《黄帝内经》中脏腑的位置分布，以及艾灸的功能疗效，指导中科院陈毅师兄研究出了中医科技装备"温灸推抚理疗床垫"，其原理主要是通过红外温灸理疗以及波浪式推拿、按摩、导引等方法引导人体机体恢复睡眠生物钟，调整人体脊柱的弯曲度，通经活络使人体气血循环顺畅。目前该产品由四川大学睡眠研究中心、深圳城市人群亚健康干预及康复工程实验室、天鸿中医装备高科技有限公司以及深圳中医睡眠与健康研究重点实验室等科研单位共同合作研发，经过多年的进一步提高与设计而成（产品参数如表5-1）。目前该产品优于市面上大多数产品，最主要的是，它是根据中医原理设计创造而出，这种应用是中医思维的具体实践。

（一）原理概述

为了模仿人体手部推拿的真实感觉以及模拟艾灸的温热效应，本设备选用高科技碳基材料发热，通过给床垫充、放气体来完成上下左右运动，实现了"人体热冲击"的温灸效应，促进全身组织、肌肉、筋脉、经络气血的循环，导引人体各骨骼、肌肉恢复正常解剖位置，使人体身、心达到一种自然放松状态。为了进一步达到舒缓身心之效，本设备还应用了孙思邈的"呼吸疗法"，用不同的提示频率引导体验者正确呼吸。

（二）功效概述

本设备主要功效如下：

1. 促进全身气血通畅循环与运行，快速促进失眠患者恢复正常睡眠生物钟。

2. 引导人体正确呼吸，恢复心肺功能正常运行。

3. 矫正骨骼、肌肉不良位置与功能状态，促进适龄儿童身体发育以及成人骨骼修复。

4. 促进骨伤科康复患者骨骼、肌肉的恢复。

5.帮助爱美人士被动运动，加速新陈代谢、美容养颜等。

6.缓解女性月经生理周期乱、痛经以及四肢冰凉等症状。

（三）适用人群

本产品适用于：亚健康患者，失眠患者，学龄前儿童，颈胸腰椎疼痛患者，肥胖患者。

（四）产品技术参数（见表 5-1）

表 5-1　产品工作参数表

温灸推抚理疗生态床垫（产品参数）	
动作层配件尺寸	750
输入电压（V/Hz）	220V/50Hz
电流（A）	0.5A
功率（W）	230W
远红外线（μm）	8～15μm
工作气压（kPa）	≤ 42kPa
床垫浪韩最大落差（cm）	≤ 12cm
工作循环周期（秒）	7～180秒，可调
工作环境温度（℃）	5～28℃
工作环境温度（RH）	20%～90% RH
储存环境（RH）	10%～95% RH；-20～+40℃
工作噪音（dB）	≤ 40dB

三、激光散斑 PSI 技术

2012 年开始，蓝肇熙先生开始应用瑞典帕瑞医学微循环观测设备（激光散斑 PeriCam PSI System）技术观测中医中气、血、营、卫等概念，这一思维模式，是对中医概念的进一步科研实践。此设备源于西方物理学的发展而创造发明，其原理是建立在激光散斑成像技术上的，将激光射出的光束通过介质或电荷耦合设备收集，从而制作出人体皮肤浅层气血运行的分布图像，相当于对人体皮肤层进行了气血光学显像。应用这款设备，蓝肇熙先生指导其博士研究生周忠科师兄完成了刮痧疗法对营、卫影响的数字化数据研究，使周忠科成为该领域先驱者，使得中医学理论中"营气"与"卫气"显现于人体的肉眼之下，使得抽象的中医气、血、营、卫理论清晰可见（参数见表 5-2）（现在此理论成果已广泛应用于现代化中医临床中，对营卫气血进行初步的临床诊断）。

（一）PSI 技术参数

表 5-2　PSI 技术参数表

PeriCam PSI System 技术参数	
系统名称	PeriCam PSI System
功率	70mW
波长	785nm
操作	激光二极管监测血流灌注量
图像元大小	190mm×150mm
图像采样设备名称	1388×1038 像素 CCD 激光探测相机
图像采样设备速率	5 图像 / 秒
探头与被测目标距离	150mm
测量单位	灌注量单位：PU
注意事项	激光覆盖区域大小取决于激光头与被测目标距离

（二）PSI 临床应用

用 PSI 技术设备观测皮肤的干预效果，左图为正常人体皮肤组织，中图为人体正常状态下气血的灌注图像，右图为使用温灸推抚理疗床垫后人体相应部位皮肤组织的气血灌注情况。图中蓝色代表血液灌注量缺乏，黄色、红色区域代表血液灌注量充足（见插图 5-1）。

　　这一结果显示，人体存在"营、卫"之气，且能通过相应数字化设备显像。这对于中医抽象概念的客观性提供了科学的理论依据。

第六章
蓝肇熙先生之蓝氏中医学术观

　　我搜集整理先生 50 余年中医生涯资料时发现：蓝肇熙先生的学术思想主要来源于以下三个方面，一是作为编辑，参编并主编了一系列中医骨伤科名家郑怀贤先生的书籍，其中《郑怀贤医著集萃》《伤科中药与方剂》为大成，这进一步说明了先生对于"损伤血瘀证"的深入研究；二是教授《黄帝内经》等众多经典之作，编著《黄帝内经·素问故事》，以最朴素的语言细说中医的理、法、方、药；三是用 50 年时间研究"损伤血瘀证"，将中医的理论体系应用于现代运动医学领域。此三点，我深感先生乃是将中医"气""血""水"理论有机地结合到中医理、法、方、药等各个方面，使他们融合，且形成自己的一套学术体系。

一、参与郑怀贤先生的学术思想与临证经验集整理

　　1990 年开始，蓝肇熙先生与成都体育学院医学系各领域专家开始筹备骨伤科名医"郑怀贤先生的中医学术思想与临证经验"著作。在成都体育学院的支持下，蓝肇熙先生分别参编且主编了"郑怀贤先生"系列书籍，充分发扬了"怀贤精神"，将一系列中医骨伤科思想、验方珍存至今（如表 6-1）。

表 6-1　蓝肇熙先生参编的郑怀贤中医学术思想著作

书名	出版社	出版时间	版次	
中医骨伤科学	成都体育学院教材委员会	1988 年 4 月	第 1 版	编委
郑怀贤医著集粹	四川大学出版社	1998 年 4 月	第 1 版	副主编
伤科中药与方剂	成都体育学院教材委员会	2009 年 11 月	第 1 版	主编

二、主编中国第一部《内经》通俗故事版经典

2016 年 8 月，蓝肇熙先生历时 4 年完成了中国第一部通俗故事版中医经典《黄帝内经·素问故事》，这也是中医四大经典中第一本通俗故事版之作，让每一个普通人皆能用简单的方式学习最深奥的中医。原本此书编写由成都中医药大学基础医学院提出，但限于些许原因，后放弃编写，而蓝肇熙先生继承遗志，矢志于此书的著作。在中医四大经典中，《黄帝内经》具有中医经典中文字量最多、文言文为重、知识层面最丰富、并非一人一家之作，以及年代最久远等特点，若要以白话文形式和连贯一体的故事情节编著这样一本著作，难度可想而知。最困难的是国内没有一本通俗故事版的《黄帝内经》经典以及相关参考书目。

先生博闻强识，历时 4 年多走遍《黄帝内经》书中所述之地，拜访《黄帝内经》中所提众多医家的故里，感受天地自然之气，将自己对于《黄帝内经》教学、临证与研究的 50 余年心悟，倾力写出本书整体的脉络与框架，后期与文史书画人士王定海、林远森、孙繁雨以及冯麟等进行交流，经过长时间的团队讨论、编辑与删改，终于在 2016 年初出版。编写此书，历尽艰辛，大多数中医人不愿触碰的硬骨头就这样被蓝肇熙先生攻克。

本书得到了北京中医药大学毛嘉玲先生、四川大学公众健康与社会发展研究所步斌教授以及四川中医文化名医马烈光先生的题词，其中马老对蓝肇熙先生此本著作颇为赞评，一句"川中无二人也"，一言以蔽之。

目前，蓝肇熙先生正在与团队逐步加快《黄帝内经·灵枢故事》等书籍的编著与出版，以期将中国的优秀文化以通俗的故事形式传播于千家万户，普及中医文化到大街小巷。

三、主编中国第一部骨伤科"损伤血瘀证"著作

蓝肇熙先生主编了中国第一部伤科损伤血瘀证临床著作——《损伤血瘀证理论与临床》。因教授《黄帝内经》数十载，故先生对《黄帝内经》所述理论青睐有加，这一来一去的反复熟悉与记忆，使得蓝肇熙先生对于《素问·阴阳应象

大论》"寒伤形，热伤气"一句有不同寻常的领悟，进而研究了"损伤血瘀证"五十余载。

目前，国内关于"损伤血瘀证"研究甚少，蓝肇熙先生以 SD 大鼠模型实验和临床人体实验为主，通过细胞的自由凋亡来研究"损伤血瘀证"的理论，以指导临床用药。蓝肇熙先生按照以下几点展开论述：

（一）损伤血瘀证的溯源、定义与范围。

（二）损伤血瘀证与阴阳、五行、脏腑、气血津液、经络以及五体的关系。

（三）损伤血瘀证的宏观特征（筋伤、血肿、肌肉、皮毛、骨折等瘀血）、宏观模型研究（肌腱筋膜、血管破裂、肌肉软组织、皮毛损伤、骨折血瘀等模型）以及其病理过程。

（四）损伤血瘀证微观实验研究结果。

（五）损伤血瘀证临床中医药用药指南。

先生认为，损伤血瘀证的核心是以"扶正"为主，即正气的强弱决定损伤血瘀证的轻与重。应用这一观点，蓝肇熙先生临床上凡遇到损伤血瘀证患者，无论早、中、晚期，均可视辨证情况小剂量、中等剂量或大剂量使用"黄芪、丹参"等中药，临床上治疗这类病证游刃有余。

四、主编中国第一部运动性疾病中医学著作

目前，蓝肇熙先生在中医治疗运动性疾病领域首屈一指。2002 年，蓝肇熙先生经过系统总结，编写了全国第一本运动性中医学临证著作《运动性疾病的中医辨证论治》。先生将中医药应用于运动性疾病，治疗因运动过量或运动不当引起的内科、伤科病证及运动性疑难杂症。先生将运动性失眠、运动性中暑、运动性病毒心肌炎、运动性哮喘、运动性高血压、运动性头痛、运动性心血管意外、运动性低热、运动性血尿、运动性紫癜、运动性腹痛、运动性贫血、运动员上呼吸道病毒感染性疾病、女运动员月经失调等病证按病因病机、临床症状、诊断、鉴别诊断以及临证分型等展开学术论述，为中医学治疗"运动性疾病"开了先河。

中篇 经典中医实录：
临证经验篇

蓝肇熙先生之临证经验丰富，我侍诊先生左右，一一笔录其临证经验，并简略概括如下文，附带 50 余则各科常见医案，希望能将先生的经验分享于同道中人，以期蓝肇熙先生的临证经验得到更广泛的传承与发扬，为祖国的中医事业做出一点一滴的贡献，为每一个中医的追寻者种下一颗「梦」的种子。

第七章
蓝肇熙先生之临证诊断

这些年，我思考总结：先生的中医临证诊断，是以《黄帝内经》《伤寒杂病论》《温热论》等各家学说论述的诊断方法为主的。其中叶天士的诊断方法、《黄帝内经》的诊断方法对蓝肇熙先生影响最大。在如下所述诊断中，我个人认为，先生唯有一点有别于大部分中医，即舌诊（见插图7-1），这是先生每于临证之中能够胜负于疾病，而贤明于其他医者最关键的一点。

一、郁点舌诊

蓝肇熙先生临证中最重视舌诊，首创"郁点"理论，且重视自然光线下的人与物的原始态，特别强调患者要在自然光线下"舌诊"，具体包括舌质、舌苔，其最重视郁点分布与舌形的情况。

（一）首创舌诊"郁点"理论

舌诊之"郁点"理论，是蓝肇熙先生临证50余年总结的理论经验。先生认为舌质或舌苔表面出现多个圆圈形小点为"郁点"，即脏腑之中木郁、火郁、土郁、金郁、水郁、六腑郁的代表征象。根据其分布部位不一，则辨证论治不同。并且根据其颜色的深浅可判断病情轻重、寒热与虚实。以下是我这些年跟诊所总结出蓝肇熙先生的舌诊经验。

1. 郁点分布的意义

（1）郁点分布于舌尖，多代表心肺有热，颜色愈红，热势越重。

（2）郁点分布于舌面两边，左边代表肝气郁结，若舌中苔白腻，多为木郁土壅之证；右边代表肺气不降或肝肺不调，颜色愈红，则郁结越重，多为肝郁化火之象。

（3）郁点分布于舌面中间，多代表脾胃湿盛或中焦气机阻滞，一般舌中多伴有薄白苔。

（4）郁点分布于舌根处，多代表下焦湿盛，颜色愈红，则代表湿热越重，且此时舌根部多白厚或黄腻苔。

（5）郁点见于全舌，或散见分布，多代表肝气郁结，颜色愈红，肝郁越重。

2. 郁点的临证意义

（1）郁点分布于舌尖，先生临证多予清心热之导赤散、泻心汤或清肺热之泻白散等方治疗。

（2）郁点分布于舌面两边，左边多者多予疏肝之柴胡疏肝散等治疗，右边多者常予以降气或清理肺热之杏仁、桑白皮等中药。

（3）郁点分布于舌面中间，多予疏肝之品或消食之品，盖木土五行易相克且反侮之理，临证多用柴胡疏肝散加法半夏或鸡内金、焦三仙之品。

（4）郁点分布于舌根处，先生临证多予二妙散等方剂治疗，伴湿热多予四妙散、车前子等中药。

（5）郁点见于全舌，或散见分布，先生临证一般予以香橼、佛手、香附等中药治之。

（6）郁点发黑，变为瘀点，则为血瘀之征象，需加用活血化瘀之品，如当归、丹参、桃仁、红花等。

（二）舌质、舌苔及其临证意义

蓝肇熙先生临证舌诊之中也注重舌质和舌苔。这方面他最推崇"叶天士"的舌诊。

1. 舌苔白，代表湿邪；舌苔黄，代表热邪或染苔；舌苔黑，代表肾病或染苔；舌苔青，代表肝病或染苔；舌苔红，代表染苔或出血；舌苔无，则脏腑多虚证或大热之证。

2. 舌质淡红，代表虚证；舌质红，代表热证或郁结；舌质嫩，代表脏腑强盛；舌质老，代表脏腑亏虚；舌质萎缩，代表五脏精气竭。

（三）舌形及其临证意义

蓝肇熙先生临证中非常重视舌的形态，即舌形。先生认为：舌形应与身体大小或脏腑大小相匹配，凡不一致者，定身体不协调。

1. 舌形瘦小，身形硕大，多为脏腑精气不足之证。

2. 舌形不全或有缺如，则代表相应部位先天不足。

3. 舌形胖大，而身形瘦小，多为气虚。

4. 舌形左边高于右边，多代表肝强而肺弱。

5. 舌形右边高于左边，多代表肝肺不调，宜以降肺为主，兼带疏肝。

6. 舌形中部高凸，多代表脾虚湿盛或脾气不足或土壅木郁，一般需健脾益气除湿为主，兼带疏肝，盖因土气盛而反侮肝木。

二、重视望诊

先生常于临床感叹"望而知之谓之神"，他也常因不能时刻做到此点而于仲景、时珍像前愧疚。因此，他常要求我与师兄们临证中，在患者未坐下之前，观察每一位患者的精、气、神、色。

其中，观察面、神色最为重要。若面色、神色阴暗，呈黑色，则多为肾病或血瘀；若面色、神色多青黄，则多肝脾不调证；若神色不宁，则多郁证；若面色泛白，神色淡滞，则多为气血大伤之证。

观察步态，判断骨骼健康程度，如左右跛行，则骨盆、脊柱有疾；观察形态，判断五行所属，如胖人多土行人；观察眼睛，若白睛充血，临证多加用丝瓜络之品，肺伤则白睛充血；若神色淡滞，双眼无神，则多加疏肝之品，和睦攀谈，以解心忧。

最后，观察气色。若面色无华或双眸眼睑淡白，多为贫血或失血之人；面颊斑疹，多为肺热或血瘀之证。

特别注意的是先生临证要观察耳朵，若耳郭瘦薄、泛黑，多为肝肾不足之人；若耳垂多折痕，则多为心血管疾病患者。

三、重视脉诊

脉诊与舌诊比较起来，个人认为蓝肇熙先生更重视舌诊多一些，因为脉诊多假象，且需要丰富的临证经验，而舌处于脏腑与外界的交点之处，一般多真实体现脏腑的虚实寒热，因此，蓝肇熙先生认为舌即是体内脏腑的直接代表。

但先生在临床中也非常重视脉诊。一般先生遵循以下四点：

（一）左手脉候心（小肠）、肝（胆）、肾（膀胱）之象，右手脉候肺（大肠）、脾（胃）、肾（命门）之象。

（二）左手脉候心、肝、肾阴，右手脉候脑、脾、肾阳。

（三）左手脉候血，右手脉候气。

（四）双脉浮主表，中主半表半里，沉主里（如表7-1）。

表7-1　蓝肇熙先生脉法分寸

部位	左手脉（血）	右手脉（气）
寸脉（浮）	心（小肠）	肺（大肠）
	心气、心阳、小肠阳气	肺气、肺阴、脑神、大肠阳气
关脉（中）	肝（胆）	脾（胃）
	肝气、肝血、胆气	脾阳、脾气、痰湿、胃阳
尺脉（沉）	肾（膀胱）	肾（命门）
	肾阴、肾精、膀胱阳气	肾阳、肾气

四、重视腿诊

先生临证中特别重视"腿诊"，这是我对先生临证辨证时的总结。所谓"腿诊"，是指蓝肇熙先生对于中老年患者双腿浮肿程度、皮肤组织厚薄程度、皮肤色泽以及筋脉顺畅程度的总体诊断。

首先，一般对于双腿水肿患者，先生常结合双眼睑、颧骨部及整体面部的水肿程度进行评估。如眼睑水肿患者，往往需观察颧骨面颊部是否水肿，颜面色泽是否淡白，此时需要按压腿部，进行水肿鉴别，其中除外形肿大、患者自述双腿沉重外，若按压"三阴交穴"近胫骨处皮肤出现凹陷，当即可诊断为水肿，但水肿要分轻与重，其中，凹陷浅且皮肤组织快速恢复正常的现象为"浮"，若凹陷深且皮肤组织恢复平整速度慢者为"肿"。蓝肇熙先生认为浮为肿之渐，肿为浮之深。

若"三阴交穴"前处皮肤组织正常，则需上下"腿诊"。集中在足踝处水肿者，按压多伴疼痛、腿肿；集中在膝关节下部 3 寸处，多病轻易治。蓝肇熙先生认为四肢末端气血通达者少，故越靠近肢端，病一般会严重一些。

其次，腿诊还需视皮肤颜色，若皮肤发紫或脱屑或脱毛，多为瘀血所致，临证需加入活血化瘀之品，此理论与南京中医药大学黄煌教授不谋而合。

最后，静脉曲张患者，腿诊腿部多静脉曲张或结节，此时除活血化瘀之外，还需加入舒筋活络之药，如桑枝、木瓜、伸筋草、舒筋草，重用鸡血藤等。

五、验证闻诊

先生临床也十分重视闻诊，他常在讲述《素问》之时，模仿不同的患病声音，这一栩栩如生的动态，是我学习中记忆最深的印象。如咳嗽声音强壮，则为实咳、痰咳；咳嗽声音虚少，则为虚咳；患者语速快而话多，多为郁火之证；患者多反复问问题，则亦为肝郁之证；腹部叩诊，如重浊，多为水饮、痰浊、血阻等证。

先生闻诊虽与先贤大同小异，但最为可贵的一点是先生每于辨证论治之后，通过听诊验证辨证之对错。如判定有痰，反而无痰邪吐出，则临床不可多用化痰药，而应使用疏肝行气之品；若判定有水饮，必综合四诊验证之。

第八章
蓝肇熙先生之临证用药

一、肝胆病用药法度

蓝肇熙先生临证五十余年中，最喜用疏肝药。盖因先生认为：万病之源始于肝。先生疏肝之法最推崇《王旭高治肝三十法》，先生常在临证中应用各种不同类型的疏肝药，强调肝的气机条达对于治病弥足珍贵。我根据临证中先生的谈话，记录先生语录：

（1）平性疏肝药，用香橼、佛手。（2）寒性疏肝药，用柴胡、黄芩、青蒿。（3）热性疏肝药，用川芎、枳壳、乌药。（4）清肝，用龙胆草、柴胡、桑叶。（5）泻肝，用川楝子。（6）平肝，用煅龙骨、煅牡蛎。（7）敛肝，用白芍。（8）临证寒热虚实兼夹时，用小柴胡汤。（9）明显的情志抑郁兼痰，用柴胡疏肝散加法半夏。（10）气郁伴饮食、睡眠均不好，用越鞠丸。（11）气郁伴见肾亏，四逆散加六味地黄汤。（12）气郁伴见上焦气阴两亏，再合生脉散。（13）如肝郁兼肝阴受伤，用一贯煎。

二、脾胃＋用药法度

我最喜欢与蓝肇熙先生一起出诊，凡出诊之患者，皆是危重急诊。在我的印象之中，这些患者大多七八十岁高龄，生命被疾病所折磨，危在旦夕。

临证中，先生经常四诊合参，且特别重视患者胃口与大小便的情况。起初跟诊，我甚是不明，旦夕之刻，急证急治，为何顾护脾胃之正常运化？先生发现我的疑惑，于看诊之时说明此理：脾胃乃后天之本，患者危重之时，如果只单纯解决患者衰竭或邪盛之证，而忽视患者脾胃运化，则无疑事倍功半。脾胃中藏有小周天，脾胃健，则余脏运转自如。若能使患者胃口、睡眠好转、二便通畅，则能如源泉活水，使患者起死回生。

因此，蓝肇熙先生除了应用救急之中药外，如生脉饮、胆南星、丹参、黄芪等，还常用甘松、鸡内金、焦神曲、焦山楂、焦麦芽、焦谷芽等消食健脾药，以及火麻仁、瓜蒌仁等使大便通畅之泻下药，效有回天之术。

对于一般处方，蓝肇熙先生也常会在处方末尾加一味"神曲"，盖因药亦伤人，脾胃健，才能更好地吸收药物有效成分。

三、临证用药搭配法度

先生临证用药，讲究一定的"数"，这种"数"源于河图洛书，指药量之数、药味之数、药性之数。这种用药方法，使得临证用药简繁搭配。

蓝肇熙先生根据患者男女之数，针对此次患者数量用方，乃一数；针对患者男女之别，处方药味之数不同，男性多偶数之药味，女性多奇数之药味，盖因男性多阳强阴弱，女性多阴强阳弱之不同，此乃二数；针对药味之数不同，药量之数亦不同。女性多药量轻而药量选奇数，男性多药量重而药量选偶数，盖因遵循阴中求阳，阳中求阴之理，乃三数也。按照此法组方，常会在临床上看到方中药味简繁搭配，多时十六八味，少时三五药味。

四、小儿方药应用法度

儿科治病应清、轻、宣、达，秉承清凉、淡雅、外散之原则，不用重剂伤脾胃升发之阳气，故太阳入里、阳明之病，成人则白虎汤，儿童则不能用之，即便大黄，5g 以上伤脾胃，2g 至 5g 之间常能健脾胃。所以，很多诊治小儿疾病的医家一见高热就使用"石膏"之类，发热是好了，但重伤脾胃，很长时间小儿都处于发呆与脾阳受伤之阶段，一般就不是几服药的问题了。如叶天士《外感温热》篇云："盖伤寒之邪留恋在表，然后化热入里。温邪则热变最速。未传心包，邪尚在肺，肺主气，其合皮毛，故云在表。在表初用辛凉轻剂，挟风则加入薄荷、牛蒡子之属，挟湿加芦根、滑石之流，或透风于热外，或渗湿于热下，不与热相抟，势必孤矣。"

五、小儿高热临证医案

赖某某，5岁10个月，体重约19kg，成都人。

一诊：因十一外出沿海城市，多食冷饮、海鲜之品，于2017年10月17日早晨高热40℃，后服西药退热药，降至39℃不下，遂坐飞机于17日晚上求诊于蓝肇熙先生门下。刻诊：高热39.5℃，头发热，屁股热，全身均发烫，小儿疲惫，手背手心发热（外感内伤均有），咳嗽，无痰，大便秘结，食欲差。食指指纹风关、气关显紫色，舌质鲜红，尖部绛红，苔后部稍白厚，郁点。

辨证：发热（外感风寒，脾胃寒湿）。

处方：蓝氏寒温退热方加减。

方药：芦根30g，桑叶9g，黄芩5g，北柴胡6g，金银花6g，连翘6g，薄荷5g，牛蒡子6g，杏仁6g，桔梗4g，甘草4g，地龙4g，生大黄2g，蝉蜕5g，白僵蚕4g，神曲5g。2服。

嘱：泡30分钟，大火熬开后小火15分钟，煮2次，每2小时服用1次。

二诊：服后热即缓缓退下，于2017年10月19日再诊，自诉服药后热退，但体温微稍高。刻诊：手脚温度正常，反应正常，胃口一般，大便服用第1剂时就拉出来，第2剂没有加大黄，大便正常，舌苔淡黄，尖红，质粉红，郁点，食指纹路沉淡红，意识清醒，咳嗽，黄痰。

辨证：发热愈后（风热夹湿）。

处方：麻杏苡甘汤加减。

方药：炙麻绒4g，桑叶5g，蝉蜕5g，枇杷叶5g，浙贝母8g，薏苡仁10g，杏仁3g，甘草3g，桔梗3g，鸡内金5g，鸡屎藤5g，焦三仙各5g。3服，每3～4小时吃一次。

后服药完，随访，已健康痊愈。

我的心得：先生常要求治疗小朋友的高烧，3小时服用1次，服药后退到低热，这种低热维持一天左右的时间，然后逐渐热退身凉，才是正治之法，这样退热后小朋友基本不会出现肠胃的不适。

第九章
蓝肇熙先生之方药法度

一、临证用药计数

我一一收集了先生 2014—2015 年周二下午 1 点至 6 点（即午时末至酉时）于四川省成都体育学院附属体育医院名中医工作室 527 份完整处方签，处方按姓名、药味名、药量录入，由 Excel 软件统计有效处方数目、单方总药量、单方药味总和，用 SPSS 18.0 统计软件分析每方时间、药量、药味和频数，发现先生临床用药具有以下特征：

先生有效处方中应用总药味 6021 次，共应用 207 味不同的中药，527 份处方中按照每位患者只有 1 服药则总共药量 89990g，其中所有处方中最大的用药量是 350g，最小的用药量是 20g，最少药味 3 味药，最大药味是 20 味药（见表9-1，表 9-2）。

表 9-1　蓝肇熙先生处方药味应用统计表

类型	内容	统计数据
1	每位患者 1 服药物药量总和	89990g
2	应用药味（重复）	6021 味
3	总药味数（不重复）	207 味
4	1 服药最大药量	350g
5	1 服药最小药量	20g
6	1 服药最大单药量	28g
7	1 服药最小单药量	4g

二、药味统计法度

表 9-2　蓝肇熙先生处方不同药物统计

序号	中药名	应用频数	序号	中药名	应用频数
1	柴胡	438	26	砂仁	64
2	茯苓	356	27	薄荷	62
3	炙甘草	286	28	桔梗	62
4	法半夏	273	29	杏仁	60
5	陈皮（炒）	247	30	大枣	59
6	枳壳	232	31	佛手	46
7	白芍	170	32	麦冬	46
8	川芎	163	33	甘草	45
9	苍术	143	34	山药	42
10	白术（生）	139	35	木香	42
11	桂枝	129	36	蝉蜕	40
12	黄芪	124	37	葛根	40
13	薏苡仁	105	38	黄柏	40
14	当归	99	39	丹参	39
15	黄芩	98	40	山楂	36
16	醋香附	97	41	防风	35
17	竹茹	87	42	桑叶	35
18	神曲	85	43	山茱萸	35
19	黄连	81	44	白附片	34
20	熟地黄	81	45	川牛膝	32
21	厚朴	74	46	稻芽	32
22	泽泻	68	47	桃仁	32
23	藿香	67	48	五味子	32
24	丹皮	65	49	赤芍	31
25	党参	65	50	香橼	31

（续表）

序号	中药名	应用频数	序号	中药名	应用频数
51	南沙参	30	78	羌活	14
52	生地黄	29	79	酸枣仁	14
53	车前子	27	80	北沙参	13
54	太子参	26	81	胆南星	13
55	陈皮（生）	25	82	红参	13
56	白僵蚕	25	83	芥子	13
57	红花	22	84	莱菔子	13
58	荆芥	22	85	菟丝子	13
59	瓜蒌皮	21	86	白术（炒）	12
60	麦芽	21	87	佩兰	12
61	大腹皮	20	88	石菖蒲	12
62	干姜	20	89	首乌藤	12
63	升麻	20	90	茵陈	12
64	延胡索	20	91	紫苏叶	12
65	鸡血藤	19	92	白扁豆	11
66	浙贝母	19	93	淡竹叶	11
67	远志	18	94	茯神	11
68	连翘	17	95	菊花	11
69	小通草	17	96	补骨脂	10
70	郁金	17	97	川楝子	10
71	知母	17	98	大黄	10
72	牡蛎	16	99	枸杞	10
73	紫苏子	16	100	姜半夏	10
74	肉桂	15	101	龙骨	10
75	淫羊藿	15	102	牡丹皮	10
76	独活	14	103	栀子	10
77	浮小麦	14	104	赤小豆	9

（续表）

序号	中药名	应用频数	序号	中药名	应用频数
105	桑白皮	9	132	麻黄	5
106	石膏	9	133	前胡	5
107	天花粉	9	134	玄参	5
108	天麻	9	135	冬瓜子	4
109	夏枯草	9	136	豆蔻	4
110	焦栀子	8	137	合欢皮	4
111	芦根	8	138	金银花	4
112	麦芽炒	8	139	炮姜	4
113	玉竹	8	140	土茯苓	4
114	川木通	7	141	吴茱萸	4
115	杜仲	7	142	西洋参	4
116	桑寄生	7	143	仙鹤草	4
117	细辛	7	144	薤白	4
118	猪苓	7	145	皂角刺	4
119	白芷	6	146	百合	3
120	川木香	6	147	川射干	3
121	鸡内金	6	148	木瓜	3
122	龙眼肉	6	149	牛蒡子	3
123	牛膝	6	150	青皮	3
124	辛夷	6	151	石斛	3
125	紫草	6	152	乌药	3
126	鳖甲	5	153	益智仁	3
127	槟榔	5	154	巴戟天	2
128	瓜蒌子	5	155	败酱草	2
129	火麻仁	5	156	半枝莲	2
130	降香	5	157	萆薢	2
131	决明子	5	158	苍耳子	2

（续表）

序号	中药名	应用频数	序号	中药名	应用频数
159	草果	2	186	钩藤	1
160	大血藤	2	187	蛤壳	1
161	淡豆豉	2	188	红毛五加皮	1
162	地骨皮	2	189	滑石粉	1
163	藁本	2	190	槐花	1
164	虎杖	2	191	鸡屎藤	1
165	蒺藜	2	192	姜黄	1
166	莲子肉	2	193	金樱子	1
167	莲子心	2	194	蔓荆子（炒）	1
168	路路通	2	195	芒硝	1
169	墨旱莲	2	196	蜜麻黄绒	1
170	秦艽	2	197	女贞子	1
171	肉苁蓉	2	198	枇杷叶	1
172	水蛭	2	199	茜草	1
173	土鳖虫	2	200	秦皮	1
174	威灵仙	2	201	三棱	1
175	泽兰	2	202	桑螵蛸	1
176	枳实	2	203	伸筋草	1
177	白果	1	204	乌梅	1
178	白花蛇舌草	1	205	小蓟	1
179	白鲜皮	1	206	银柴胡	1
180	磁石	1	207	郁李仁	1
181	大蓟	1			
182	珍珠母	1			
183	地黄	1	总计		6021 次
184	地榆	1			
185	隔山撬	1			

2014年至2015年，蓝肇熙先生一年临床中，最常用的中药共207味，其中柴胡438次、茯苓356次、炙甘草286次、法半夏273次、炒陈皮247次，这是先生最喜欢应用的五味药。同时，我们也发现，先生喜用小方、经方，平均在10味药左右，这些说明先生倾向于疏肝健脾化痰，一般均是以四逆散加二陈汤合方，疏肝化痰，脾胃同调，升降有序，应用最为广泛，更从侧面说明了一个医生医术的水平，真的是可称其为"蓝柴胡"。

三、药味应用法度

先生用药的精髓在于"炮制""配伍"与"剂量"。结合这些年我对先生的处方用药以及各章中的临证医案记录，将先生用药之理分享于下。

1. 柴胡

先生喜用柴胡，最喜柴胡根入药，盖跟茎入肝之功效甚速尔，其中北柴胡根应用较多，对于肝经引动心火之症状，则选用竹叶柴胡。而"醋炙"尤为先生所喜欢，盖"醋炙"入肝最速尔。

先生常喜欢的柴胡配伍为：柴胡与黄芩、柴胡与枳壳、柴胡与桂枝，其中柴胡与黄芩，多对口干、口苦、咽干、眼干等少阳经证有效；柴胡与枳壳，对于全身气机升降具有调整作用；而柴胡与桂枝，对于太阳、少阳两经的外感疾病入里之证，可以起截断作用，防止疾病进一步深入，且可寒温并用。

2. 白芍

先生喜用白芍，讲究生白芍、炒白芍、酒白芍、赤芍之分。其中临证可以通便的，则用生白芍。需补肝血者，则用炒白芍最多，如芍药甘草汤的应用。而酒白芍先生认为能通经活血，与赤芍相似，但偏于温性。

先生常喜欢炒白芍，盖清炒白芍补肝血最效尔。先生很少赤芍、白芍同用，盖担心赤芍凉血力强，恐凝滞肝经也。只有当白芍用完时，才勉强用赤芍代替。

而赤芍对于血热型疾病尤为适用，先生常应用于银屑病、过敏性炎症等。赤芍对于红斑性皮肤病尤为有效，可以大剂量应用。

3. 茯苓

先生应用茯苓时，喜欢应用茯苓卷，因茯苓块自身无法在水中渗透并融化，故选用茯苓卷效果最优。其中，茯苓皮适用于水饮犯表之证，茯神木在保留茯苓功效的同时又可安神宁志。

先生一般喜欢茯苓与白术、茯苓与猪苓、茯苓与泽泻同用，它们均可加强茯苓利水渗湿的功效，只是脾、膀胱、肾所指方向稍不同尔。

4. 桂枝

先生应用桂枝，一般与肉桂区别应用。桂枝对心系统有双向调节左右，小剂量应用，促进心率增速，宣阳通痹，作用偏于上；大剂量应用，减缓心率，平冲降逆，作用偏于中下。而心肾阳气不足之时，先生喜用肉桂，若兼有便秘，则肉桂大剂量应用，可鼓舞阳气，通畅大便。

先生喜欢桂枝与白芍、桂枝与炙甘草、桂枝与柴胡的配伍，其中桂枝与白芍，辛酸合用，阴阳并调，调和营卫最宜；桂枝与炙甘草，则能辛甘化阳，故而温阳最好。

5. 白术

先生应用白术，讲究生白术与炒白术之分，其中生白术补气健脾，祛湿解表；炒白术则补气健脾，燥湿尤甚。

先生喜欢白术与苍术、白术与茯苓、白术与生姜等配伍，其中二术燥湿能力彼此加强；白术与茯苓、白术与生姜则祛湿调中，故对于中焦湿病最宜。

6. 苍术

先生应用苍术，一般喜欢选用麸炒苍术，盖其性质稳定，效果较好。苍术配伍白术、二陈汤，利湿且健脾；配伍黄柏、薏苡仁，燥热清热，通利下焦湿热，降糖最宜。

7. 姜类

先生应用姜类药，一般分情况应用。针对脾胃水饮或受寒，多半选用生姜；针对脾胃肠道虚寒者，则选用干姜；而针对女性产后气血不荣，则会应用炮姜。

8. 甘草

先生临证最喜甘草，对皮肤黏膜疾病，多半选用生甘草，因其清热解毒之功甚好，如白塞病的"甘草泻心汤证"，口腔溃疡的"甘草泻心汤证"。一般处方配伍则选用炙甘草，以调和药味，充当"国老"之职责。

9. 附子

先生现在很少应用附子，但年轻时非常崇尚大剂量应用温阳药，最大一次应用附子的剂量是每服药附子 500g。先生一般应用附子，会选用制附片或炮附子，盖制附片或炮附子药性稳定，不易产生不良反应。起始剂量一般是 9g，随着病情的深入，会逐步加量至 30g 或 60g，但不管多少剂量的附子，先生均强调热水煎煮 30 分钟以上，直到不麻口为度。

以上 9 味药的记述，是我跟诊这么多年的一点心得体会，先生主要应用的这些药，会常常做一些鉴别。其他药味先生讲究得不多，无非就是药的溶解问题，势必大家也知道如何炮制处理。

第十章
蓝肇熙先生之临证验方

　　蓝肇熙先生临床用方，灵活多变，不拘泥于古法古方，亦不拘泥于一方一药，临证多根据患者具体病证辨证论治，尤其注重"证"的分析与诊断，于临证 50 余载中形成了自己的一些经验方，现我根据自己的学习和记忆分述于下（相应医案请参看后续出版的《经典中医实录：经方临证录》一书）。

一、蓝氏救急方

　　蓝氏救急方，又名蓝氏救心方，顾名思义，先生这首经验方专治患者病于危难之间，常应用于心脑血管危急重症。每于临床跟诊学习之时，凡遇年老体衰、心阳欲要衰脱之人，先生无不应用此方。先生将心的藏象理论从气、血、阴、阳四个生理角度，痰、瘀、便闭三个病理层次，以及心、脾、胃三个脏腑的关系应用于临证，故此方多效，且有起死回生之术。每于临证见患者从平躺到再次站立行走，先生皆甚是内心欢喜。

　　组成：黄芪 20 ～ 30g，丹参 18 ～ 20g，甘松 12 ～ 15g，神曲 9 ～ 12g，鸡内金 15 ～ 20g（打碎），桂枝 15 ～ 18g，炙甘草 9 ～ 15g，火麻仁 15g。

　　加减：气阴两虚者去桂枝加太子参 25 ～ 30g，麦冬 9 ～ 20g，五味子 9 ～ 12g；胆热蒙闭心神者加石菖蒲 15 ～ 20g，郁金 15g（打碎），胆南星 9 ～ 12g（打碎），浙贝母 15 ～ 20g（打碎），全瓜蒌 12 ～ 15g 或菖蒲郁金汤；瘀血阻滞者加川芎 12 ～ 15g，降香 9g ～ 12g，红花 9 ～ 12g，赤芍 12 ～ 15g，或通窍逐瘀汤、血府逐瘀汤；大便不通者加瓜蒌仁 12 ～ 15g，火麻仁 20 ～ 30g，严重者生大黄 5 ～ 9g 后下。

　　治法：强心气，通血脉，健脾胃。

方义分析：方中黄芪、丹参补心肺之气，活心肺之血。桂枝、炙甘草强心阳。神曲、鸡内金健胃消食而强胆。甘松理气止痛，健脾开胃。火麻仁补血润肠通便。全方共用，从气、血、阳、心、脾、胃、大肠七个层次治疗心衰、心阳不足之患者，故临床上诊治得心应手。

二、蓝氏术后方

蓝氏术后方，又名蓝氏化疗方，多应用于各种手术后患者或者肿瘤、癌症放化疗后患者，先生临证 50 余年，发现术后患者多为正气受伤，脾虚湿盛，易外感寒邪之证。故先生博采众方，制成此方，经过时间、实践、临床的多层的证明，该方疗效甚好。先生常谓"正气存内"，这一首经验方即以补充正气为主。

组成：泡参 40 ～ 80g，紫苏叶 9 ～ 12g，十年炒陈皮 12 ～ 15g，法半夏 9 ～ 15g（注：12g 以上必须煎煮 20 分钟以上，这是先生用药如神的秘诀），云苓卷 20 ～ 40g，炒枳壳 12 ～ 15g，桔梗 9 ～ 12g，炙甘草 9 ～ 12g，桂枝 9 ～ 18g，葛根 15 ～ 30g，炒川木香 15g，佛手 15g。

加减：气虚加用生黄芪 20 ～ 50g，兼血虚者，再加用全当归至多 15g，盖因蓝肇熙先生恐大剂量当归易活血，导致术后伤口出血；气血俱虚者，加八珍汤、人参养荣汤或十全大补汤；痰湿重者加姜半夏 15g，浙贝母 12 ～ 20g（打碎）；下肢水肿者加苓桂术甘汤、五苓散或制附片 15g 以上；阳虚者，加制附片 15g 以上或真武汤；瘀血者加用川芎 9 ～ 15g，当归 9 ～ 15g，丹参 9 ～ 15g，先生常讲丹参性太凉，恐伤阳气；肝郁气滞者，先生喜用香橼、佛手各 15g，这是先生临证最喜用的，盖因术后正气易伤，正能量不足，而气机郁结之尔矣。

治法：扶正解表强心，疏肝行气化痰。

方义分析：方中先生常重用泡参扶助正气，桂枝、炙甘草强心阳，苏叶、陈皮、桔梗、枳壳、川木香、佛手疏肝理气，葛根升提正气，陈皮、法半夏、云苓健脾化痰。全方共用以扶正为主，故能于临床治疗术后疾病，效如桴鼓。

三、蓝氏肝病方

蓝氏肝病方，又名蓝氏三联方，是蓝肇熙先生领悟经典数十年的伟大杰作。在《金匮要略》开篇中有这样一句名言，"酸入肝，焦苦入心，甘入脾"，先生根据这句经典之言，领悟出肝、脾、心之间的治法，一般医家只知五行之理，可不知仲景此句是开肝病治法之先河。这一句的领悟可以继续分析出心病、脾病、肺病、肾病的治法及方药。先生应用蓝氏三联疗法临证治愈很多肝病，特别是辨证为虚证肝病的患者。其中最得心应手的就是肝硬化患者的治疗，我在临证肝病治疗中无不应验。

组成：党参 9～20g，云苓卷 15～40g，炒白术 12～18g，炙甘草 9～12g，生黄芪 30～60g，焦山楂 15～20g，五味子 9～15g，炒白芍 15～30g，丹参 9～25g，香橼、佛手各 15g。

加减：先生根据临床实际情况常予以辨证加减，肝硬化早中期可加入姜黄 9～15g（打碎），鳖甲 15～30g（先煎），晚期再加入三棱 9～15g，莪术 9～15g，甲珠粉 3～6g（吞服）；AST 或 ALT 及其比升高者，重用焦山楂 20g，五味子 12g，泽泻 15g，香橼 15g，佛手 15g；脾虚湿盛加入十年陈皮 15g，法半夏 12g。

治法：疏肝理气，健脾益气。

方义分析：方中黄芪、党参、炒白术、云苓、炙甘草健脾益气，入脾经；焦山楂、五味子、炒白芍、丹参，酸苦收敛，入心、肝经；香橼、佛手性平，为疏肝之品。全方共调心、肝、脾，以健脾疏肝为主，调节土木之间不平之气。

四、蓝氏消渴方

蓝氏消渴方，又名蓝氏降糖方，主治肺气阴两虚证、心脾肺胃肾阴虚及血糖升高引起的 2 型糖尿病等。我阅尽糖尿病方书，发现许多国医大师的经验方药与先生大相径庭。先生结合自己及其师弟们所完成的博士论文《糖尿病实验研究及临床研究》，总结出了临床上屡试屡效的糖尿病经验方，方虽八味，却有着无穷无尽的临证变化与较好的治愈效果，体现阴阳间"阴中之阳，阳中之阴"之理。

组成：黄芪 20g，丹参 20g，天花粉 20g，玉竹 20g，山药 30g，苍术 15g，黄连 12～15g，泽泻 15g。临证还会加入玄参 15g，黄柏 12g，苦参 5～9g 之品。

治法：补气益阴，利湿泻浊。

方义分析：方中共八味药，先生认为，黄芪与丹参，一补一疏，调理气血；苍术与山药，一燥一润，利肾胃之浊，润肾胃之阴；黄连与玉竹，一苦一甘，清热除湿，柔润心肺；泽泻与天花粉，一滋一泻，滋阴利湿，共同调理人体阴液与气血的运行，且在中药药理学方面，它们都有降糖之功效，故此方对于 2型糖尿病作用甚好。

五、蓝氏和胃方

蓝氏和胃方，又名蓝氏保和方，蓝肇熙先生临证最重视脾胃，临证 50 余载一直遵循东垣之理——"顾护脾胃"为临证第一要义。因此，先生在所开药方中均会加入健脾消食之药，临床最常用的就是神曲、鸡内金等。盖因如前所述，脾胃健，则气血生也，气血生，则万病祛也。

组成：焦三仙各 9～15g，二鸡各 20g（即炒鸡内金并打碎、鸡屎藤），焦槟榔 9g，隔山消 15～20g。

加减：先生还会加入炒枳壳 15g，炒白术 15g，炒二芽（即谷芽、麦芽）各20g 或五味异功散。

治法：健脾益胃，消食导滞。

方义分析：方中以二鸡、三仙、枳术汤为主，共同作用于脾胃，健脾益胃，消食导滞，且鸡内金还具有保护胃黏膜的作用，焦神曲调节肠道正常菌群，故对于脾胃不健、厌食症者效佳。

六、蓝氏疏肝散

蓝氏疏肝散，又名蓝氏保肝散，疏肝法乃先生一生最推崇之法，无论何地何时何方均可加入疏肝之品，前面已叙述寒性、热性疏肝药，先生临证常遇疏肝之药起大效之案例，故总结临床经验，效仿古方，组成其临证经验方——蓝氏疏肝散。

组成：北柴胡 15g，炒枳壳 15g，白芍 15～30g，炙甘草 10g，陈皮 15g，法半夏 12g，川芎 12g，焦神曲 9g，鸡内金 15g。

加减：凡见郁闷、纠结之人必效，故临证还可以辨证论治后加入越鞠丸，香橼 15g，佛手 15g，炒川楝子 9～12g，合欢皮 15～30g，郁金 9～15g 或一贯煎等。

治法：疏肝行气，健胃化痰。

方义分析：方中四逆散疏肝调气，补益肝血；陈皮、法半夏、川芎，化痰疏肝；神曲、鸡内金消食和胃。本方从肝、脾、胃三个角度，调理土壅木郁证，故实乃疏木之良方。

七、蓝氏双解散

蓝氏双解散，又名蓝氏消敏方，此乃皮肤病之神方，凡与免疫有关皆可用之。先生擅长治疗顽固性皮肤疾病，临证与疑难杂症交锋 50 余载，于闲暇之时常背《黄帝内经》等经典之书，在临证中逐渐总结经验与理论，创造"蓝氏双解散"，此乃皮肤病之万能方，不论何种皮肤病皆可用之，速效。先生遵叶天士之法，将皮肤病按照卫、气、营、血辨证论治，故制此方。

组成：荆芥或荆芥穗 9～15g，防风 9～12g，蝉蜕 9～15g，炒白僵蚕 9～15g，赤芍 15～30g，丹皮 9～15g，新疆紫草 9～20，大叶茜草 9～15g，酒丹参 9～30g。

治法：疏风解表，清热凉血。

方义分析：方中荆芥、防风疏风解表；蝉蜕、僵蚕清热透疹；赤芍、丹皮、丹参活血凉血；紫草、茜草清血分之热。全方寒温共用，共同从卫、气、营、血四个层次调理营卫不和之证，实乃皮肤过敏性疾病的万能之方。

八、蓝氏皮病方

蓝氏皮病方，又名蓝氏外洗方，先生之外洗方，是家族世代中医传承下来的，其可治一切皮肤痒、疮、疱之病，临证验之无数，不可言喻。先生之药乃如神笔马良，这种高度，需要一生的心悟之力才能达到。

组成：茵陈蒿30g，盐黄柏30g，苦参50g，地肤子30g，蛇床子30g，土茯苓30g，贯众30g，新疆紫草20g，白鲜皮30g。

治法：清热利湿止痒。

方义分析：茵陈、黄柏、苦参清退湿热，贯众、紫草透解血中之热毒，地肤子、蛇床子、土茯苓、白鲜皮共同杀虫止痒利湿。因此，本方对于皮肤瘙痒之人，效果甚好。

九、蓝氏未病方

蓝氏未病方为先生之足疗方，多家养生馆都在使用。用先生之方熬制足疗药水，加之药水的高温，使得每位使用者，足部皮肤光滑柔润，人体温度升高，后背心脾胃俞穴处出汗、发热，自觉身体正气十足。此方具有驱寒止痛，补益正气之效。

组成：桂枝30g，羌活30g，独活30g，威灵仙30g，透骨草30g，车前草30g，苍术30g，黄柏40g，细辛20g，滑石粉30g。

治法：祛风除湿，温通经络。

方义分析：本方从风、寒、湿、经络四个层次调理人体气血，共奏祛除风寒、祛除寒湿、温通经络之效，故泡足能起到暖补下元之功效。

第十一章
蓝肇熙先生之临证膏方

一、蓝氏乌发液

成分：皂角、川楝子、首乌、桑白皮、黄柏、老姜、滑石、地肤子、白鲜皮、茯苓皮、紫荆皮、麦冬、天花粉。工艺：纯手工熬制，无化学添加剂。功效：去屑止痒，预防脱发，修复损伤发质，生发、乌发黑发，适用于各种发质。洗护方法：洗发时将洗发液在头发上停留 5 ～ 10 分钟，可达到最佳护发效果。注意：避免入眼，若不慎入眼，即以清水彻底冲洗。

二、蓝氏秋梨膏

配料：100% 纯梨汁、浙贝母、罗汉果、薄荷、百合、紫菀、款冬花。功能：清热润肺、止咳化痰、润喉止痒、利咽、润肠通便。适用人群：咳嗽、咳痰、咽痒者。使用方法：开瓶即可食用。使用量：每天 1 次，每次 45mL（视个人体质可适量增减）。贮存方法：冷冻或冷藏（冷藏口感更佳）。保质期：20℃环境下 20 天；冷藏状态下 30 ～ 40 天。口感：本品口感细腻、微甜、清爽。

三、蓝氏芪柠膏

配料：新鲜柠檬、黄芪、西洋参、云苓卷、生白术、香橼、佛手。功能：增强免疫功能、解酒毒、护肝养肝、抗氧化、美容养颜、护阳固本。适用人群：长期熬夜者、嗜酒者；体虚；肝功能异常者；三高人群。使用方法：将蓝氏芪柠膏放入低于 45℃温开水搅拌后服用。使用量：每天 1 次，每次 20 ～ 30mL。贮存方法：常温或冷藏。保质期：20℃环境下 60 天，冷藏状态下 90 天。禁忌：

胃溃疡、胃酸分泌过多者禁用；龋齿者慎用。

四、蓝氏三仙膏

配料：山楂、神曲、麦芽、稻芽、鸡屎藤、鸡内金、隔山撬、白扁豆。功效：健脾益胃。适宜人群：脾胃虚弱者、厌食症者。服用量：每天1次，每次30mL（少儿减半）。服用方法：早晚饭前30分钟，兑开水服用。

五、蓝氏固元膏

配料：熟地黄、山药、山茱萸、泽泻、茯苓、牡丹皮、杜仲、桑寄生、续断、巴戟天。功效：补肾固精。适宜人群：肾精不足、肾气亏虚者。服用量：每次30mL。服用方法：早晚各1次，饭后服，兑开水服用。

六、蓝氏五佛膏

配料：黄芪、佛手、肉桂、陈皮、云苓卷、白芍。功效：调肝、补心、化痰浊。适宜人群："三高"患者、ALT/AST升高者。服用量：每天1次，每次30mL。服用方法：早晚各1次，饭后服，兑开水服用。

第十二章

蓝肇熙先生之临证医案

　　孔子之道，四十不惑，五十而知天命。余学诊于先生六载，选取 50 余则医案，以构成我与先生学习之录哉。其中一部分医案是我第一次跟诊于先生旁，在四川省美国领事馆得觉中心所记载，以谨记先生诉我之初心，所看诊患者普遍具有前瞻性的健康意识，多属于中医"治未病"范畴；一部分医案则是我人生第一次成立医馆而载医案，以示先生教授我之疑难病诊治"平凡之中，见真情"之志，所看诊患者多为疑难杂症，经久不愈，病情迁延深重，以蓝肇熙先生"治未病"与"疑难病"之医案，指导我一生临证从医，初心始终（图 12-1，图 12-2 ）。

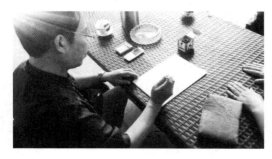

图12-1　第一次跟诊于先生

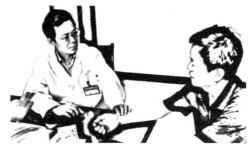

图12-2　每周二成都体育学院附属体育医院名中医工作室教学门诊

第十三章
内科病证

一、心藏象病
（一）心悸

1. 心悸（温胆汤合冠心Ⅱ号方证）

患者：樊某，女，49 岁，住四川省温江区。2015 年 5 月 31 日初诊。

主诉：心悸心慌 1$^+$ 年，加重 1$^+$ 周。

症状：既往有车祸史、胆结石病史。现精神紧张，面色黄白，情绪易急易怒，心慌，心率快，胆囊区痛。

舌象：舌质红，边尖有瘀点、郁点，苔黄稍腻。

脉象：左脉中取弦，沉取洪滑有力；右脉弦，重按沉涩。

诊断：心悸（肝郁化火，痰瘀互结）。

治则：疏肝化火，活血化痰。

处方：温胆汤合冠心Ⅱ号方加减，6 服。

方药：酒川芎 15g，降香 15g，川红花 10g，酒丹参 15g，赤芍 12g，醋香附 15g，炒枳壳 15g，法半夏 15g，云茯苓 18g，炒陈皮 15g，姜竹茹 10g，焦神曲 15g，炒鸡内金 30g，炙甘草 9g 本（见插图 13-1）。

按语： 情绪易急易怒、脉弦，为肝郁之象。心慌、精神紧张、舌红苔黄腻，为肝郁化火夹痰湿之象。胆囊区痛，舌边尖有瘀点、郁点，乃气滞已入血分。故先生辨证为肝郁化火，痰瘀互结。方选温胆汤合冠心Ⅱ号方。冠心Ⅱ号方为先生治心肝瘀血常用方，方中川芎、降香行气，川红花、丹参、赤芍养血活血，又可制约川芎、降香温燥之性，共奏活血不伤气，行气助血行之功，无论寒热虚实皆可应用；温胆汤为行气化痰、安神定志之方，本医案加入香附、川芎，伍枳壳行气化痰，加入神曲和胃，加大剂量鸡内金以化结石，改善胆囊区疼痛。诸药合用，共奏疏肝化火、活血化痰之功。

2. 心悸（蓝氏生脉地黄汤证）

患者：江某义，男，45 岁，住四川省青白江区。2015 年 5 月 31 日初诊。

主诉：心悸不止 1⁺ 月。

症状：某医院诊断为预激综合征，总胆红素、直接胆红素高，肝囊肿（大小约 0.9cm×0.8cm），右肾结石（大小约 0.4cm），前列腺增生伴钙化。现患者自觉心悸不止，口不干，不苦，上班时间久则前额痛，大便可，小便起夜 1～2 次，时耳鸣，腰酸痛，盗汗，面色黑。

舌象：舌质鲜红，苔薄白，舌颤动。

脉象：左脉弦，右脉洪大，时有一止。

诊断：心悸（气阴两虚）。

治则：补益心肾，益气养阴。

处方：蓝氏生脉地黄汤加减，5 服。

方药：熟地黄 12g，酒枣皮 12g，炒山药 20g，云茯苓 20g，牡丹皮 10g，炒泽泻 12g，太子参 20g，麦冬 12g，醋五味子 10g，桂枝 18g，炙甘草 15g。（见插图 13-2）

按语：人年过四十而阴气自半，起居衰也。当今社会竞争激烈，普遍压力偏大，加上生活方式的改变，应酬的增多，普遍熬夜，极易导致耗气伤阴，先生在临床中常常发现这类人多见心肾不交、气阴两虚之证。患者耳鸣、腰酸、盗汗、舌鲜红，属于肾阴不足，虚热内扰之证；心悸不止、舌颤动、脉洪大、时有一止，为心气不足。故生脉散合六味地黄汤正解此证，气阴双补，心肾同调，再辅以桂枝甘草汤强心气，则能使心肾气阴泉源不竭。

3. 心悸（桃红四物汤证）

患者： 张某，男，15 岁，住四川峨眉山沙湾小区。2017 年 2 月 24 日复诊。

主诉： 心悸 1^+ 月。

症状： 心率 36 次 / 分，心口痛，不易紧张，手心汗多。肝气郁结，肺气不畅，与父母相处叛逆。大便正常，小便黄，有灼热感，睡眠佳，做梦，纳可。2015 年 10 月 22 日四川大学华西医院心脏彩超诊断报告提示：二尖瓣、三尖瓣微量反流。2015 年 9 月 29 日沙湾老年病专科医院全息动态心电分析报告提示：窦性心律不齐伴阵发性心动过速，伴阵发性心动过缓，ST 段改变。2015 年 10 月 22 日四川大学华西医院全息动态心电图报告提示：窦性心律，平均心率 71 次 / 分，最慢心率 36 次 / 分，最快心率 136 次 / 分，最长 R–R 间隙 1.82 秒，发生于 00:15:08，房性期前收缩 2 次 /24h，偶见房早未下传；夜间可见一过性一度房室阻滞；ST–T 无异常改变；心率变异指标增高。

舌象： 舌鲜红，舌尖瘀血点，舌体满布郁点，苔薄白，中凹陷。

脉象： 脉弦涩。

诊断： 心悸（肝肺不调）。

治则： 疏肝解郁，活血化瘀。

处方： 桃红四物汤加减，6 服（寒温并用）。

方药： 北柴胡 15g，升麻 12g，炒枳壳 12g，干姜 9g，麸炒山药 20g，炒陈皮 12g，川红花 10g，桃仁 6g，醋延胡索 12g，牡丹皮 10g，缩砂仁 10g(后下)，炙麻黄 9g，燀苦杏仁 6g，生甘草 6g。（见插图 13–3）

按语： 本案中心痛、心动过缓、情绪叛逆、舌鲜红、瘀血点，多为瘀血所致，先生治疗时多强调气血升、降、出、入之理，采用四逆散升降出入气机；应用桃红四物汤升降出入血系统；应用干姜、砂仁、陈皮、山药顾护中焦，抬起中气。全方共奏疏肝解郁、活血化瘀之功。

（二）胸痹

1. 胸痹（生脉散合桂枝甘草汤证）

患者： 王某，男，45 岁，住陕西宝鸡。2015 年 5 月 31 日初诊。

主诉： 心慌、心悸、胸痛 1⁺ 月。

症状： 双眼白睛血丝，面色红晕，动后汗多、发白，心慌心悸。

舌象： 舌质稍红，有齿痕，舌体颤动，舌前有深凹，苔白稍腻。

脉象： 寸弱，尺滑，关弦动。

诊断： 胸痹（气阴两虚，痰瘀互结）。

处方： 生脉散合桂枝甘草汤加减，6 服。

方药： 太子参 20g，麦冬 12g，醋五味子 12g，酒丹参 20g，桂枝 18g，炙甘草 10g，云茯苓 30g，炒陈皮 15g，佛手 15g。（见插图 13-4）

按语：《伤寒论》云："发汗后，其人叉手自冒心，心下悸，欲得按者，桂枝甘草汤主之。"汗为心之液，其人汗出过多，伤及心阳，故心悸。患者自觉心房颤动，动后汗多，舌红、有齿痕，寸脉弱，显属气阴两虚。故取生脉散益气养阴，配合桂枝甘草汤，此为先生治疗冠心病常用配伍，取其益气养阴与温阳并用，益气养阴而不伤阳，温阳而不虑其燥。苔白腻，兼痰瘀之象，故又合茯苓、陈皮、丹参化痰活血，佛手一味撩动肝气。全方益气养阴为主，兼顾化痰活血。

2. 胸痹（血府逐瘀汤证）

患者： 马某强，男，35 岁，住四川省简阳市。2015 年 5 月 31 日复诊。

主诉： 胸闷、心悸 1⁺ 月，加重 3 天。

症状： 腰困重，梦多，易困乏，口唇发紫，大便干，胸闷，心动过速，无痰。

舌象： 舌质红，边尖红，苔白腻。

脉象： 脉弦涩。

诊断： 胸痹（气滞血瘀）。

治则：活血化瘀，行气止痛。

处方：血府逐瘀汤加减，6 服。

方药：北柴胡 15g，桔梗 12g，川牛膝 12g，炒枳壳 15g，炙甘草 10g，川红花 12g，桃仁 12g，酒川芎 15g，赤芍 12，法半夏 15g，炒薏苡仁 30g，全瓜蒌 15g，酒当归 12g。（见插图 13-5）

按语： 本案患者胸闷、心动过速、口唇发紫、大便干，实为瘀血所致，先生处以血府逐瘀汤活血化瘀、行气止痛，故在临证中速效。其余症状，则如源头活水，一一化解。

3. 胸痹（冠心Ⅱ号方合二陈汤证）

患者：胡某新，男，48 岁，住新疆。2015 年 5 月 31 日复诊。

主诉：心胸时刺痛 1⁺ 月。

症状：面部长斑，心脏部时有刺痛，大便黏腻，眠差。

舌象：舌尖红，舌下静脉紫暗，苔白稍厚腻。

脉象：脉弦滑，尺部弦。

诊断：胸痹（痰瘀互结）。

治则：活血止痛，化痰祛瘀。

处方：冠心Ⅱ号方合二陈汤加减，6 服。

方药：酒川芎 15g，降香 12g，川红花 12g，酒丹参 20g，赤芍 12g，法半夏 15g，云茯苓 15g，炒陈皮 15g，桂枝 12g，炒枳壳 12g，焦神曲 15g，炙甘草 6g，全瓜蒌 12g。（见插图 13-6）

按语： "阳微阴弦，即胸痹而痛"，阴弦乃痰湿、瘀血为患，阳微则气滞不通。本案中患者面部色斑、心尖刺痛、舌下静脉紫暗，当属瘀血证。大便黏腻、舌苔白厚，则属于痰湿。痰湿与瘀血为患，则患者气道不通，故双脉见弦。故先生应用冠心Ⅱ号方合二陈汤加减治之，其中冠心Ⅱ号方行气活血，专攻心脏疾患；二陈汤则行气化痰，可通行内外，除一身之痰湿。复加桂枝温阳，瓜蒌宽胸下气，则见效更速也。

4. 胸痹（冠心Ⅱ号方合二陈汤证）

患者：文某东，男，44 岁，住四川省安岳县。2015 年 5 月 31 日初诊。

主诉：心前区刺痛 1$^+$ 周。

症状：心前区刺痛，面色黄，睡眠易醒，二便可。

舌象：舌质淡红，前部瘀斑，苔薄白。

脉象：左脉滑动稍洪，右脉缓滑。

诊断：胸痹（痰瘀互结）。

治则：行气、化痰、活血。

处方：冠心Ⅱ号方合二陈汤加减，6 服。

方药：酒川芎 15g，降香 15g，川红花 12g，酒丹参 15g，赤芍 12g，桂枝 20g，法半夏 15g，云茯苓 30g，炒陈皮 15g，炒枳壳 15g，炒白术 15g，炙甘草 12g。（见插图 13-7）

按语：患者心前区刺痛、面部瘀斑，乃瘀血为患。双脉均滑，且痰瘀往往相兼为患，故辨证为痰瘀互结证。本案舌苔未记录，结合处方，以方测证，必然苔腻，且苔色必白。《黄帝内经》云："疏其气血，令其条达，而致和平。"方选冠心Ⅱ号方合二陈汤，行气化痰活血，气血水同调，必然效佳。

（三）不寐

1. 不寐（生脉饮合甘麦大枣汤证）

患者：费某宇，女，44 岁，住四川省锦江区。2015 年 5 月 31 日复诊。

主诉：失眠多梦 9 天。

症状：月经正常，眠可，发落，动则汗出，时噩梦，面颊黄褐斑，蹲起无头晕。

舌象：舌质鲜红，舌体中长、凹陷，苔薄白，裂纹。

脉象：左脉弦滑，右脉细。

诊断：不寐；脏躁（气阴两虚，心肾不交）。

治则：益气养阴，安神宁志。

处方：生脉饮合甘麦大枣汤加减，6服。

方药：太子参20g，麦冬12g，醋五味子10g，制黄精12g，枸杞12g，浮小麦50g，煅龙骨20g，煅牡蛎20g，炙甘草10g。（见插图13-8）

按语： "心者，五脏六腑之大主"。患者发落、汗出、时噩梦，属心神失养之证。舌质鲜红、舌体中长凹陷，为气阴两伤之象。用生脉散益心气、养心阴，另合甘脉大枣汤安心神，两方合用，方向明确，效果显著。又加煅龙骨、煅牡蛎重镇安神而敛汗，黄精益肺、脾、肾之气阴，三脏同调。全案妙在活用甘麦大枣汤，先生在临证中对非肝郁所致神智失常之证，最喜用甘麦大枣汤治之，配合益气养阴、养血安神之品，则效如桴鼓。

2. 不寐（酸枣仁汤合四逆散证）

患者：骆某珍，女，41岁，住四川省乐山市。2015年5月31日复诊。

主诉：难以入睡 2^+ 年。

症状：眠差，难以入睡，易醒，多梦，经前易失眠，时心跳加速，手足心出汗，口干，口渴多饮，大便不畅，偏溏。

舌象：舌鲜红，边尖红色斑点、郁点，苔薄白。

脉象：左脉弦，重按滑，右脉弦。

诊断：不寐（阴虚火旺）。

治则：滋阴清火，柔肝安神。

处方：酸枣仁汤合四逆散加减，5服。

方药：北柴胡15g，炒枳壳15g，生白芍15g，炒酸枣仁15g，云茯苓25g，酒川芎15g，炙甘草12g。（见插图13-9）

按语： 患者经前失眠、心跳加速、手足心汗出、苔薄白、脉弦，此为心肝阴血不足、肝郁不疏之象。又复口干、口渴、多饮、舌质鲜红，乃为肝郁化火，伤及肝阴之证。故先生采用酸枣仁汤合四逆散加减为正治。方中酸枣仁、生白芍养血安神为主，白芍又可敛肝阴，枳壳、川芎协助柴胡疏肝气、解肝郁。本方去知母，因患者脾虚，大便偏溏，故重用茯苓25g，遵"利小便以实大便"之法，又复加甘草、神曲和胃。全方用之速效。

3. 不寐（四妙散合温胆汤证）

患者：王某，男，35 岁，住四川省锦江区。2015 年 5 月 31 日复诊。

主诉：难以入睡 1⁺ 月。

症状：失眠，难以入睡，面色暗，酒后皮肤发红发痒，无痰无口苦，工作压力大，大便不畅，小便黄，纳可。

舌象：舌质稍鲜红，苔薄白，中部白厚腻，齿痕。

脉象：左脉沉弱，右脉细弦有力。

诊断：不寐（湿热壅滞）。

治则：清热利湿，宁志安神。

处方：四妙散合温胆汤加减，5 服。

方药：麸炒苍术 15g，盐黄柏 12g，生薏苡仁 30g，盐车前仁 15g（包煎），土茯苓 20g，净蝉蜕 15g，赤芍 12g，牡丹皮 12g，白鲜皮 15g，法半夏 12g，云茯苓 15g，炒陈皮 15g，炒枳壳 12g，姜竹茹 12g，焦神曲 15g，炙甘草 6g。（见图 13-10）

按语：先生治疗湿热型失眠喜用温胆汤加减治之。本案中患者失眠、难以入睡、面色暗黄、压力大、大便不畅、小便黄、酒后皮肤发红发痒，多属湿热郁结所致之证；又舌质鲜红、脉弦而有力、苔中部白厚腻，多为脾胃肝胆湿热郁结证。故先生选用四妙散清利湿热，温胆汤理气化痰、和胃利胆、宁志安神。全方共用，则能清热利湿、宁志安神，速效。

4. 不寐（四逆散合地黄汤证）

患者：王某燕，女，28 岁，住四川省南充市南部县。2015 年 5 月 31 日复诊。

主诉：难以入睡、易醒 1⁺ 月，加重 1⁺ 周。

症状：因离婚后每晚照顾孩子，睡眠差，难以入睡，易醒，纳差，易疲劳，目涩，精神不集中，睡中易醒，产后背痛，易急躁。

舌象：舌无齿痕，中裂纹，舌质粉红色，苔薄白。

脉象：脉弦尺弱。

诊断：不寐（肝郁肾虚）。

治则：疏肝补肾，行气解郁。

处方：四逆散合地黄汤加减，6服。

方药：熟地黄12g，酒枣皮12g，麸炒山药20g，云茯苓15g，牡丹皮12g，盐泽泻12g，北柴胡15g，炒枳壳15g，生白芍15g，炙甘草6g，酒当归12g，炒白术15g。（见插图13-11）

按语： 本案亦为失眠症，患者因为婚姻变故而导致一系列肝系统病变，其中难以睡眠为最严重的症状。先生察脉诊舌后辨证为肝郁肾虚，处以四逆散疏肝解郁，六味地黄汤补肾填精，两方合用则能使肝"体阴而用阳"，故能效如桴鼓。

二、肝胆藏象病

（一）梅核气

梅核气（半夏厚朴汤和温胆汤证）

患者：康某娟，女，36岁，住四川省青羊区。2015年5月31日初诊。

主诉：自觉咽喉异物，伴恶心呕吐3⁺周。

症状：面部上额双颊青暗，粉刺多，晨起恶心，刷牙时呕吐，感冒前呕吐，咽喉部有物阻且痒，腰痛，偏头痛，左侧为甚，温针灸时掣痛，时头脑不清晰，月经较前少，时有血块、色暗，下眼睑重，前几周扁桃体化脓，手足脱皮。

舌象：舌质红，苔黄腻。

脉象：脉弦滑。

诊断：梅核气（肝郁痰湿）。

治则：疏肝解郁，化痰止呃。

处方：半夏厚朴汤和温胆汤加减，5服。

方药：法半夏 12g，姜厚朴 15g，云茯苓 25g，生姜 2 片，紫苏叶 12g，炒陈皮 15g，炒枳壳 12g，姜竹茹 15g，北柴胡 15g，酒黄芩 15g，葛根 20g，酒川芎 15g，炒蔓荆子 15g，羌活 12g，炙甘草 6g。（见插图 13-12）

按语： 妇人咽中如有炙脔，吞之不下，吐之不出，半夏厚朴汤主之。患者咽喉不适如有物阻，晨起恶心，舌红苔黄腻，脉弦滑，属于痰气交阻之证。偏头痛，月经减少，时有血块，为肝经疏泄不利。肝郁化热，热势上冲，故双颊青暗粉刺。先生采用半夏厚朴汤行气化痰，辅以温胆汤清热止呕，柴胡、黄芩清胆热，川芎、蔓荆子、羌活清利头目而止痛。全方共用，方能速效。

（二）胆病

胆病（蓝氏疏肝散证）

患者： 张某军，男，43 岁，住四川省天府新区。2015 年 5 月 31 日复诊。

主诉： 肝胆不舒 2⁺ 周。

症状： 面色不华，后背伤处痛，自诉胆汁浓，易拉肚子，痔疮，饮酒后大便比较通畅。

舌象： 舌红绛，苔白厚腻，舌下络脉紫暗。

脉象： 左脉弦紧，右脉关滑，寸弱。

诊断： 胆病（肝胆不和）。

治则： 疏肝利胆，行气止痛。

处方： 蓝氏疏肝散加减，6 服。

方药： 北柴胡 15g，炒枳壳 15g，醋香附 15g，佛手 15g，酒川芎 15g，川木香 12g，醋延胡索 15g（打碎），法半夏 15g，云茯苓 20g，炒陈皮 15g，薄荷 10g，炙甘草 6g，焦山楂 12g。（见插图 13-13）

按语： 患者后背伤痛、胆汁浓、舌红绛、苔白厚腻、舌下脉络紫暗、脉弦紧，皆为肝郁、血瘀之象也。先生据此予蓝氏柴胡疏肝散加减，加木香、延胡索行气止痛，应用二陈汤、山楂、甘草消脾胃积滞。全方主攻疏肝、理气、止痛，兼运脾气，则效也。

（三）肋痛

1. 肋痛（丹栀逍遥丸证）

患者：刘某梅，女，46岁，住四川省成华区。2015年5月31日初诊。

主诉：右侧肋骨区隐痛4天。

症状：既往行子宫肌瘤切除术。手足心热，情绪易低落，时耳鸣，腰酸背痛，晨起口干，话多后易困倦，时心烦，大便干，痰浓，易落发，口臭，右侧肝区疼痛。

舌象：舌边尖红，深红斑点，舌苔白腻。

脉象：左脉尺弦，右脉弦。

诊断：肋痛（肝郁化火）。

治则：疏肝解郁，清热止痛。

处方：丹栀逍遥丸加减，5服。

方药：牡丹皮12g，焦栀子10g，北柴胡15g，酒黄芩15g，酒川芎15g，生白芍12g，酒当归12g，炒白术15g，云茯苓15g，炙甘草10g，炒枳壳12g，醋香附15g，法半夏12g，姜竹茹15g。（见插图13-14）

按语：先生临证最擅"疏肝"大法，对于女性一般喜用逍遥散之类。本案患者手足心热、心烦、情绪不稳、耳鸣、腰酸痛、疲乏、大便干、肝区疼痛，实为肝经化火，克伐脾土，故出现口臭、口干、痰脓。先生应用丹栀逍遥丸加减治疗，清肝泻热，疏肝利胆，则能速见奇效。

三、脾胃藏象病

（一）消渴

1. 消渴（补中益气汤证）

患者：吴某新，女，52岁，住四川成都武侯区。2015年5月31日初诊。

主诉：糖尿病5$^+$年，加重1$^+$月。

症状：面色暗黄偏浮，自诉自服降糖药5$^+$年，双腿水肿，按压深凹陷，腰痛，怕冷。既往有痔疮出血史、糖尿病病史。

舌象：舌质淡红，两侧齿痕，中部深长裂纹。

脉象：左脉弦细，右脉沉弦细。

诊断：消渴（中阳不足）。

治则：补中益气，利水存阴。

处方：补中益气汤加减，6 服。

方药：北柴胡 15g，升麻 15g，生黄芪 50g，潞党参 15g，盐黄柏 9g，缩砂仁 15g（后下），桂枝 18g，云茯苓 30g，炒泽泻 15g，炒白术 15g，猪苓 15g。（见插图 13-15）

按语： 消渴之病，其病机多被视为"阴虚燥热"，然先生临证则多强调"阳气"在本病发生发展过程中的重要性。《素问·奇病论》云："有病口干者……数食甘美而多肥也。肥者令人内热，甘者令人中满。"满者，痰湿也，其气上溢，发为消渴。然"实在阳明，虚在太阴"，胃肠中满，内热固然不少，且脾胃素虚，加之病程较长，故导致痰湿郁于中焦。《金匮要略》云："脉双弦者寒也。"又云"脉偏弦者饮也"。本案患者舌淡有齿痕、双腿水肿、腰痛、怕冷，显属脾肾阳虚痰湿之质，且患者水饮为甚，故以补中益气汤合五苓散补益先天脾胃之气，渗利膀胱经之气机。先生重用黄芪 50g，伍以党参，佐用柴胡、升麻，上举清阳；又以五苓散温化中焦水饮以治生湿之源，尤妙在黄柏、砂仁二药，黄柏厚肠胃，砂仁醒脾，配桂枝则有封髓丹之妙，使湿不下注而兼补肾之功。药仅 11 味而颇有法度，方剂之妙，存乎一心。

（二）痞证

1. 痞证（半夏泻心汤证）

患者：刘某丽，女，37 岁，住四川省天府新区。2015 年 5 月 31 日初诊。

主诉：月经延后 1⁺ 周。

症状：双颊、额头粉刺痕多，颜色暗红，月经延后 1⁺ 周，腹胀，不打嗝，不口苦，大便稀，时胃酸，夏天背上粉刺多，疲劳，头晕，精神差。

舌象：舌质淡红，舌尖稍红，苔薄白。

脉象：左脉沉，右关脉弦滑数。

诊断：痞证（上热下寒，寒热错杂）。

治则：调和肝脾，寒热平调。

处方：半夏泻心汤加减，5 服。

方药：酒黄连 10g，酒黄芩 9g，法半夏 18g，干姜 15g，潞党参 15g，大枣 10g，炙甘草 6g，佛手 15g，广藿香 30g，炒苍术 15g，炒陈皮 15g，姜厚朴 12g（见插图 13-16）。

按语："呕而肠鸣，心下痞者，半夏泻心汤主之。"热在上则欲呕，寒在下则便稀，寒热错杂，湿热郁于中焦，则心下痞。本案虽无恶心呕吐，然双面颊、额头粉刺痕多，仍属火逆上冲之证。右关脉弦滑数为湿热之象，便稀、疲劳、头晕为脾虚之象，所以月经延后者，五七阳明脉衰，仍属脾胃虚弱之象也。故辨证为痞证之上热下寒证，采用半夏泻心汤加减，加佛手疏肝气、理肠胃；苍术、厚朴、陈皮构成平胃散，燥脾湿而理气；藿香芳香开脾胃化湿。全方以清热燥湿为主，兼顾脾虚。先生临证强调"治病必求于本"，本者，脾胃也。

2. 痞证（苓桂术甘汤证）

患者：高某，女，34 岁，住四川省金牛区。2015 年 5 月 31 日初诊。

主诉：胃脘部张满 1$^+$月。

症状：既往有甲状腺结节、乳房囊肿。现月经色暗，余正常，胃脘部胀，进食易胀，时暴饮暴食，易疲劳，大便偏稀，窦性心律不齐。

舌象：舌质淡红，苔薄白。

脉象：左脉沉细，右脉细滑，寸滑数。

诊断：痞证（脾胃不和）。

治则：健脾和胃，除痞消胀。

处方：苓桂术甘汤加减，5 服。

方药：桂枝 15g，炒白术 15g，云茯苓 15g，炙甘草 9g，潞党参 15g，木香 15g，缩砂仁 15g（后下），炒陈皮 15g，醋香附 12g，佛手 15g。（见插图

13-17）

按语： 先生认为，甲状腺结节、乳房囊肿，皆为气滞、痰凝、血瘀之象。然"脾胃为生痰之源"，其胃脘胀满、易疲劳、大便偏稀、舌淡、脉沉，皆为脾胃阳虚之象。故先生取苓桂术甘汤温脾胃，通心阳，健固中焦。应用六君子汤，健脾为主，则意在改善其疲劳乏力之证。香附、佛手理气化痰，协助中焦健运，又有益于抑制结节、囊肿生成之功效。

（三）干呕

干呕（苓桂术甘汤合理中汤证）

患者：干某，女，42 岁，住四川省成华区。2015 年 5 月 31 日复诊。

主诉：干呕 1^+ 月。

症状：患者既往有胆结石、乳房包块，手术切除。现孕前调理，胃部胀痛，自诉长期干呕，伴大便稀、次数多，睡眠梦多、噩梦，手心发热，易疲劳。

舌象：舌质淡红，苔白腻。

脉象：脉弦滑。

诊断：干呕（中阳不足）。

治则：健脾益气，行气止痛。

处方：苓桂术甘汤合理中汤加减，5 服。

方药：桂枝 20g，炒白术 15g，云茯苓 20g，炙甘草 10g，干姜 12g，潞党参 18g，缩砂仁 15g（后下），法半夏 15g，佛手 15g，川木香 15g，醋延胡索 15g（打碎）。（见插图 13-18）

按语： 先生认为，胆、乳多归于肝经之病，肝木克伐脾土，则多见胃病，且长期干呕、胃胀痛，多为肝木克土，胃气上逆所致。大便稀、多梦、疲劳、舌质淡红，多为中阳不足之证。手心发热，乃虚阳上浮之证。故先生选用苓桂术甘汤温阳化饮，理中汤健脾益气，延胡索、木香则有行气止痛之功。

（四）腹胀

腹胀（黄连温胆汤证）

患者：许某春，女，51岁，住四川省成都市锦江区。2015年5月31日初诊。

主诉：腹胀、打嗝5天。

症状：既往有甲状腺结节、乳腺囊肿病史。面色青黄，梦多，口时干、时苦、时甜，目涩，老花，大便正常，腹胀，打嗝，体位变化时打嗝多，晨起感冒、咳嗽，咳淡黄痰，时易疲劳，处于排卵期，纳差。

舌象：舌粉红，有齿痕，苔淡黄。

脉象：左尺弱寸关滑，右脉滑细。

诊断：腹胀（肝胆湿热）。

治则：清胆利湿，行气消胀。

处方：黄连温胆汤加减，5服。

方药：酒黄连9g，法半夏15g，云茯苓15g，炒陈皮15g，北柴胡15g，炒枳壳12g，酒川芎15g，醋香附15g，浙贝母20g（打碎），酒当归10g，炒苍术12g，姜厚朴15g，炙甘草6g。（见插图13-19）

按语： 腹胀之病关乎脾胃，先生治疗腹胀，多从"肝脾胃"来考虑，常以疏肝健脾之法，取效之。本案患者既往甲状腺结节、乳腺囊肿病史，又面色青黄、口干苦、目涩、老花、易疲劳，可知肝气郁结，情志不畅。患者多梦、口甜、腹胀、打嗝、咳嗽、咳痰、纳差，可知脾胃痰湿较重。舌脉则知"土壅木郁"之证。故应用黄连温胆汤，既可清胆利湿，又可行气消胀，辨证无误，故随访甚效。

（五）腹痛

1. 腹痛（柴芍六君子汤证）

患者：张某，女，26岁，住四川省内江市。2015年5月31日复诊。

主诉：腹痛3⁺天。

症状：患者为某医院护士，夜班后休息，易疲劳，夏天手足心发热，夜班后尿频，量正常，夜间盗汗，情绪易紧张，全腹痛牵拉样感，大便偏稀。

舌象：舌质正红，苔薄白。

脉象：左脉弦，右脉细，尺弱。

诊断：腹痛（肝胃不和）。

治则：疏肝健脾，行气止痛。

处方：柴芍六君子汤加减，6服。

方药：北柴胡15g，炒白芍12g，潞党参15g，炒白术15g，云茯苓15g，炙甘草10g，法半夏12g，炒陈皮15g，防风10g，炒枳壳12g。（见插图13-20）

按语： 患者情绪易紧张，加之上夜班暗耗血气，致肝失所养。肝为罢极之本，故易疲劳；肝主身之筋膜，故腹痛牵拉。肝气犯脾，故骤然腹痛，泻后痛缓。肝痹者，多饮、多尿，故尿频。大便偏稀、左脉弦而右脉弱，为肝郁脾虚之象。舌质红、苔薄白，可知肝阴已伤。故先生选用柴芍六君子汤，养肝疏肝，抑肝扶脾，临床常用，效果颇佳。

2. 腹痛（四逆散证）

患者：胡某秀，女，48岁，住四川省峨眉山市。2017年2月24日复诊。

主诉：少腹抽痛3⁺月。

症状：小便时则少腹膀胱区抽搐痛，曾就诊于某西医院，诊断为膀胱炎，尿血，尿潜血（+++）。现忧郁，消瘦，睡眠易醒，大便可。2017年1月26日峨眉山市中医院内窥镜检查报告单提示：慢性非萎缩性胃炎（胃体为主）。2016年12月21日峨眉山市人民医院体液检查报告提示：尿隐血（+++）。

舌象：舌中裂凹陷，舌根后部淡黄腻，左边舌体隆起。

脉象：脉弦滑。

诊断：腹痛（肝脾不调）。

治则：疏肝和胃，行气止痛。

处方：四逆散加减，6服。

方药：北柴胡15g，炒枳壳12g，炒陈皮12g，白豆蔻10g，干姜10g，麸炒山药 20g，醋延胡索 12g，焦山楂 18g，法半夏 10g，云茯苓 15g，牡丹皮 9g，大枣 9g，焦槟榔 12g，川红花 10g，焦麦芽 10g。（见插图 13-21）

按语：本案患者西医确诊为"老年性膀胱炎"，服用各类西药无效后求诊于先生。因患者处于更年期阶段，忧郁、睡眠易醒，故先生从肝论治此病。舌中裂凹陷为脾胃失运，舌根后部淡黄腻为水湿下沉，左边舌体隆起为肝脾不解。予以四逆散疏肝解郁，二陈汤健脾化痰，白豆蔻、延胡索、焦槟榔行气化湿止痛，红花、干姜温阳、活血、化瘀。全方同用，则能疏肝和胃，行气止痛。

（六）便秘

便秘（参苏饮证）

患者：李某伦，男，84 岁，住四川省峨眉山市桂花桥镇。2017 年 2 月 24 日复诊。

主诉：便秘 1⁺月。

症状：大便秘结、干燥，5～6 天一行，不吃蔬菜、水果，纳可。2015 年 9 月 15 日武警四川省总队医院 MRI 诊断报告单提示：脑萎缩，双侧基底节区及侧脑室旁深部脑白质缺血性改变，椎-基底动脉明显迂曲。2015 年 8 月 10 日峨眉山市人民医院放射检查报告单提示：双肺纹理增多增粗，紊乱呈网织状改变，肺门形态、大小、位置未见异常。双肺透光度增加，双膈面光整低平。

舌象：舌中裂纹、凹陷，苔白腻。

脉象：脉浮大弦（脾胃化源不足）。

诊断：便秘（气虚痰湿）。

治则：健脾行气，祛湿通腑。

处方：参苏饮加减，6 服。

方药：紫苏叶 10g，泡参 20g，干姜 6g，麸炒山药 20g，炒陈皮 10g，法半夏 10g，云茯苓 12g，前胡 12g，炒枳壳 12g，焦山楂 12g，燀苦杏仁 10g，北柴胡 12g，潞党参 12g，盐菟丝子 20g，当归 10g。（见插图 13-22）

按语： 先生治疗便秘，喜欢辨证论治，随证治之，从来都不盲目推崇应用通利肠腑之药治疗。本案患者为老年人，多有肾虚之证，再加舌质裂纹、中凹陷、脉浮弦而大，为脾胃化源不足，气虚痰湿证，先生应用"健脾行气，祛湿通腑"之法，仿行气、增液之法，则能使之速效。先生强调遇此类病情，当应辨别虚实，虚性便秘，补泻相合则能速效。

四、肺藏象病

（一）咳嗽

咳嗽（荆防败毒散证）

患者：罗某平，女，48岁，住四川省峨眉山市巴黎阳光小区。2017年2月24日复诊。

主诉：停经2⁺月，伴咳嗽20天。

症状：患者自诉月经停经2个月，咳嗽20天，有白痰，大便稀，胸不闷，喉咙痒，自觉气管有痰，心烦易怒，腰不酸，腹不胀。

舌象：舌质淡红，舌中凹陷，舌体右肺区高、左肝区低，苔白腻。

脉象：右寸滑，左关沉细。

诊断：咳嗽（肝郁痰湿）。

治则：疏风解表，化痰止咳。

处方：荆防败毒散加减，5服。

方药：北柴胡12g，炒枳壳12g，法半夏12g，云茯苓15g，炒陈皮12g，薄荷10g，焦山楂12g，荆芥穗10g，燀苦杏仁12g，生桔梗10g，甘草9g，蜜炙百部12g，前胡12g，生姜3片，防风10g。（见插图13-23）

按语： 本案患者已至绝经年龄，故停经后，多正气不足，易受外感。现咳嗽、白痰、大便稀、咽痒，实为风寒外感、脾虚痰湿之证。心烦易怒，舌质淡红、右高左低、苔白腻，可知肝肺不和。故处以荆防败毒散加减，疏风解表、止咳化痰。先生治疗咳嗽之时常喜"肝肺同调"，因"肝气升，肺气降"之理，故在止咳之时，加以疏肝之药，可速效。

五、肾藏象疾病

（一）腰痛

腰痛（四君子汤合肾四味证）

患者：李某梅，女，46岁，住四川省金牛区。2015年5月31日复诊。

主诉：腰痛3$^+$年，加重1$^+$月。

症状：患者自诉腰痛，胃部寒冷，易疲劳，长期熬夜，头顶白发，汗多，时有突然汗出面热。

舌象：舌质淡红，齿痕，苔白腻。

脉象：左脉沉滑，右脉沉弦。

诊断：腰痛（脾肾阳虚）。

治则：温肾健脾，行气化湿。

处方：四君子汤合肾四味加减，6服。

方药：潞党参15g，炒白术15g，云茯苓20g，炙甘草10g，酒当归12g，龙眼肉10g，缩砂仁12g（后下，打碎），制远志15g，炙淫羊藿15g，盐菟丝子20g，炒白芍12g，佛手15g，香橼15g，肉桂6g，醋柴胡12g。（见插图13-24）

按语： 汗多、突然汗出面热，结合年龄，当属于"更年期综合征"范畴。加之患者腰痛为主，舌淡红，应属肾中阴阳两虚，虚阳浮越之象。胃部寒冷、苔白腻，为脾虚湿滞之象，病属脾肾两虚，故以四君子汤合肾四味加减。长期熬夜眠差，加当归、龙眼肉、远志养心安神，柴胡、芍药、香橼、佛手、砂仁调肝理脾。全方共奏补脾益肾、调肝理脾之功。

（二）癃闭

癃闭（黄连温胆汤合四妙散证）

患者：唐某军，男，42岁，住四川省达州市。2015年5月31日初诊。

主诉：尿不尽1$^+$年，加重1$^+$月。

症状：长期熬夜，先天性近视，右眼晶体置换，飞蚊症，时有腰痛，长期讲课，尿不尽。

舌象：舌质红，苔白厚腻，伴齿痕，中裂纹。

脉象：左脉弦，右脉弦动。

诊断：癃闭（湿热下注）。

处方：黄连温胆汤合四妙散加减，5服。

方药：酒黄连10g，法半夏12g，云茯苓15g，炒陈皮15g，炒枳壳12g，姜竹茹10g，炒苍术12g，炒薏苡仁20g，焦神曲15g，夜交藤30g（后下），盐黄柏9g，缩砂仁15g（后下），炙甘草9g，肉桂6g。（见插图13-25）

按语：舌质红、苔白厚腻，为湿热之象。脉双弦则主肝，眼部不适、时腰痛、尿不尽，以肝开窍于目，而下绕阴器也。故先生拟以黄连温胆汤合四妙散加减治之，其中黄连温胆汤和中焦而化痰热，杜绝生痰之源；竹茹、枳壳疏利肝胆；四妙散直走下焦。全方合用，则中焦下注之湿热可清，腰痛可愈，尿道复通而畅也。

第十四章
妇科病证

一、月经病

（一）经量过少

经量过少（补中益气汤证）

患者：鲁某，女，38 岁，住四川省锦江区。2015 年 5 月 31 日初诊。

主诉：月经量少 1⁺ 月。

症状：面部左颊、下额粉刺，眠可，二便可，月经量少，提前 1～2 天，月经延长，经前腰痛，时耳鸣。大便量大，怕冷，睡前穿袜子，咳嗽，伴白痰。既往流产 1 次，未婚。

舌象：舌质粉红，边齿痕，苔白滑。

脉象：左脉沉缓细，右脉弦。

诊断：月经过少（中阳不足）。

治则：补中益气，健脾祛湿。

处方：补中益气汤加减，6 服。

方药：潞党参 15g，黄芪 30g，法半夏 15g，云茯苓 20g，炒陈皮 15g，桂枝 15g，炒白术 15g，干姜 12g，炙甘草 6g，北柴胡 15g，升麻 15g。（见插图 14-1）

按语：《黄帝内经》云："中气不足，溲便为之变。"本案虽属于月经量少，然气血化生于脾胃，脾胃虚弱，月经必然有亏。舌齿痕、苔白滑、脉细缓、怕冷，乃一派脾阳不振之象。左颊、下额粉刺，舌质粉红，为阴火上冲之象。故先生以补中益气汤合苓桂术甘汤、理中汤，稳固中焦，滋化源，敛阴火。然患者既往有流产史，故经前腰痛、耳鸣，乃肾精亏虚，冲任不足之象，待中阳已复，还当滋补肾精，方可得稳固疗效。

（二）月经先后无定期

月经先后无定期（四逆散证）

患者：吴某芳，女，42岁，住四川省乐山市。2017年2月24日复诊。

主诉：月经不调6⁺月。

症状：连续6个月月经提前7～8天，本月18号来，下个月8号来，月经为米粑颜色，面部黄褐斑3～4年，就诊前腰部酸胀痛，大便时干、时稀、偏黑，不怕冷，睡眠欠佳，右腿麻木，颈项正常，耳垂大，乳腺增生，月经前胀痛，纳一般，凌晨2点入睡，有时耳鸣，晨起口苦、口干，外痔不出血。

舌象：舌左高右低中凹陷，苔白腻，中裂纹边齿痕。

脉象：脉弦细。

诊断：月经先后无定期（肝郁脾虚）。

治则：疏肝健脾，活血通经。

处方：四逆散加减，8服。

方药：北柴胡15g，炒枳壳12g，炒陈皮12g，白豆蔻10g，炒白术12g，炒苍术10g，法半夏10g，皂角刺15g，云茯苓15g，姜竹茹10g，醋莪术12g，干姜12g，麸炒山药20g，焦山楂15g，酒川芎10g，缩砂仁10g（后下），川红花9g。（见插图14-2）

按语：本案患者月经错乱不成规律，加之面部黄褐斑多年，腰酸胀痛，则提示气机郁结，肝血不足。又失眠、右腿麻木、大便时干、耳鸣、口苦、口干等症状，更进一步说明肝气郁结严重。故先生处以四逆散加减治疗，加莪术、红花、皂角刺、川芎活血化瘀，加二术二陈汤清利痰湿，山药、焦山楂、砂仁健脾行气。全方共用，仿越鞠丸之意，则能气、血、水、谷四道同行畅通。

（三）痛经

痛经（当归四逆汤证）

患者： 王某，女，22 岁，住四川省泸州。2015 年 5 月 31 日初诊。

主诉： 痛经 1⁺ 年，痛经、面部瘀斑加重 2⁺ 周。

症状： 面部两颧下部瘀斑，人中纹路偏短，偏头痛，大便稀。痛经，月经有血块，痛时出汗，手足汗多。

舌象： 舌质淡红，舌尖郁点。

脉象： 左脉缓，右脉沉滑。

诊断： 痛经、面斑（阳虚血瘀）。

治则： 温经通络，活血化瘀。

处方： 当归四逆汤加减，6 服。

方药： 醋柴胡 15g，炒枳壳 15g，炒白芍 20g，酒当归 12g，炙甘草 10g，桂枝 15g，云茯苓 20g，炒白术 15g，酒川芎 15g，辽细辛 3g，小通草 10g，大枣 10g。（见插图 14-3）

按语：《伤寒论》云："手足厥寒，脉细欲绝者，当归四逆汤主之……若其人内有久寒者，宜当归四逆加吴茱萸生姜汤。"本案中患者血虚，故脉细；不能养肢体远心端，故手足厥逆；且偏头痛、痛经俱为肝经虚寒之象；舌质淡红，月经血块，实为血虚血瘀之象；大便稀则为中阳不振，寒气客于冲任之象；舌尖郁点，脉缓、沉滑，为寒气稽留。故选当归四逆汤加减，以养血祛寒。柴胡、枳壳行气解郁，白芍、当归、川芎、大枣养血活血，桂枝、茯苓、白术温中阳，细辛解沉寒而止痛。若痛经时伴呕吐、冷汗出，为其人内有久寒，还当加吴茱萸、生姜以祛寒镇呕。

二、产后病

（一）产后调理

产后虚劳（四物汤证）

患者： 赵某丽，女，27 岁，住四川省自贡市。2015 年 5 月 31 日初诊。

主诉：产后哺乳期虚劳。

症状：大便无规律、时干燥，牙龈易出血，牙龈红，易疲劳，怕冷，眼干涩，口干，口气大，体位性低血压，站起头晕，腰不疼。

舌象：舌尖红，苔薄白。

脉象：脉沉细。

诊断：产后虚劳（血虚生风）。

治则：补血润燥，疏风清热。

处方：四物汤加减，5服。

方药：生白芍12g，酒当归10g，酒川芎10g，熟地黄12g，枸杞12g，牡丹皮10g，净蝉蜕12g，生甘草6g，北柴胡12g，升麻12g。（见插图14-4）

平时食排骨汤：排骨1斤，黄芪80g，当归20g，山药100g。（见插图14-5）

按语：《金匮要略》云："新产妇人有三病，一者病痉，二者病郁冒，三者大便难。"本例患者大便无规律，时干燥，此当属便难，所以然者，为新产血虚，肠道失润故也。疲劳、怕冷、低血压、脉沉细，属于血虚，且新产主养血活血，故先生处以四物汤加枸杞、牡丹皮、净蝉蜕以补血、疏风、清热、明目，升麻、柴胡升清阳、振中气也。

当归黄芪汤为补血妙方，排骨熬汤则营养丰富，加山药益气健脾，因之自名排骨汤，药食同源，适宜哺乳期用之。

三、绝经病

（一）绝经期综合征

绝经期前综合征（苓桂术甘汤合肾四味证）

患者：魏某光，女，47岁，住四川省广安市。2015年5月31日复诊。

主诉：更年期综合征2$^+$年，加重1$^+$月。

症状：绝经2年，左眼晨起红血丝，超过夜晚12点则失眠，但不超过12点则眠可，双眼模糊，甲状腺部有结节，大便稀，出汗发热，不能独处，心脏一过性刺痛，心动过速，牙龈出血鲜红色，易疲劳，下午累，食凉则易积食。

舌象：舌质郁点、瘀点，苔薄白。

脉象：左脉寸弱、关滑、尺弦，右脉寸弱、关滑、尺弦。

诊断：绝经期前综合征（脾肾阳虚）。

治则：补肾健脾，化痰除湿。

处方：苓桂术甘汤合肾四味加减，6 服。

方药：桂枝 15g，炒白术 15g，云茯苓 18g，炙甘草 10g，盐菟丝子 20g，盐补骨脂 15g，炙淫羊藿 15g，潞党参 18g，川木香 12g，缩砂仁 12g（后下），干姜 10g。（见插图 14-6）

按语："内伤脾胃，百病乃变化由生。"疲劳、食凉、易积食、便稀、寸脉弱、关滑、尺弱，当属脾肾阳虚。虽有甲状腺结节、出汗发热、心脏刺痛、舌质瘀点等心肝血瘀夹热之象，然结合脉证，仍应先拟调脾肾以培其本，待正气充足，再以调治心肝。苓桂术甘汤、四君子汤及肾四味合用，正是温补脾肾之巧妙配伍也。

四、不孕病

（一）不孕症

不孕（四逆散证）

患者：莫某燕，女，31 岁，住四川省峨眉山市九里镇。2017 年 2 月 24 日复诊。

主诉：不孕 1⁺ 年。

症状：心情压抑，大便稀，白带正常，口干，不累，小腹微胀。

舌象：苔薄白，齿痕，尖红。

脉象：脉弦细。

诊断：不孕（肝郁脾虚）。

治则：疏肝解郁，补肾活血。

处方：四逆散加减，6 服。

方药：北柴胡 15g，炒枳壳 15g，炒陈皮 12g，炒白术 15g，酒当归 12g，醋莪术 12g，醋延胡索 12g，牡丹皮 10g，干姜 12g，麸炒山药 20g，大枣 9g，砂仁 10g。（见插图 14-7）

按语： 本案为笔者推荐给先生的患者，看诊前，我已予大量补肾健脾之药治疗，患者自觉精神可，而先生诊断后，处以疏肝之法，与我的方法相反。因为先生觉察患者病久已出现心情抑郁、口干、小腹胀、舌尖红、脉弦实，为肝郁化火之征象；且大便稀、舌苔薄白、齿痕、脉细，为肝郁克伐脾土致脾虚。故先生处以四逆散，佐以活血行气之药治疗，遵"火郁发之"之意，则能取效之。

第十五章
儿科病证

鼻炎病

（一）鼻窒

1. 鼻窒（蓝氏保和汤合泻白散证）

患者：马某萱，女，7 岁 6 个月，住四川省天府新区。2015 年 5 月 31 日初诊。

主诉：鼻塞、鼻痒 3 天。

症状：纳差，鼻炎，夜间睡眠汗出，汗多，大便不畅，努则大便出，晨起喷嚏，易感冒。

舌象：舌尖质红，苔白腻。

脉象：脉濡。

诊断：小儿鼻窒（肺热脾虚）。

治则：疏风清热，化痰通窍。

处方：蓝氏保和汤合泻白散加减，4 服。每次服 30 ～ 40mL，少量频服。

方药：净蝉蜕 6g，炒僵蚕 5g，防风 5g，薄荷 4g，冬桑叶 5g，蜜桑白皮 4g，蜜地骨皮 4g，焦神曲 5g，二芽各 6g，炒鸡内金 10g（打碎），焦山楂 5g，炙甘草 3g，苍耳子 5g，煅龙牡各 8g。（见插图 15-1）

按语：小儿为纯阳之体，多易生火产热，且家庭条件较好，家人宠爱倍加，往往喂养过甚导致饮食积滞，故每每多见化热之象。本案小孩舌尖红、苔白腻、脉濡、夜间汗出，已属中焦饮食积滞，气机不通，郁而化热之象。然小孩毕竟脏腑娇嫩，故先生通下往往不用生大黄等峻烈之品，喜用保和丸加减。保和丸为《太平惠民局方》名方，方中二陈汤化痰健脾杜绝生痰之源；焦山楂、神曲、二芽消积化滞；先生尚加入蝉蜕、僵蚕，透热之功更甚，又可宣通鼻窍；苍耳子为宣通鼻窍要药；煅龙骨、煅牡蛎既可安神，又有止汗之功。全方共用，标本兼治也。

2. 鼻窒（蓝氏保和汤证）

患者： 吴某辰，男，6岁，住四川省青羊区。2015年5月31日复诊。

主诉： 鼻塞、鼻痒、流涕1天。

症状： 晨起鼻塞，淡黄鼻涕，二便可，纳差。

舌象： 舌尖边红，苔白滑。

指纹： 食指纹稍紫。

诊断： 小儿鼻窒（风热犯肺）。

处方： 蓝氏保和汤加减，3服。

方药： 酒黄芩5g，连翘5g，苍耳子6g，薄荷6g（后下），辛夷6g（包煎、后下），桔梗5g，二芽各5g，神曲5g，焦山楂4g，云茯苓6g，法半夏3g，炒陈皮5g，炙甘草5g。（见插图15-2）

按语： 晨起鼻塞、黄鼻涕、舌尖边红，多属风热犯表。而苔白滑、食指纹紫，又属脾胃失和之证。故先生以黄芩、连翘清肺热，苍耳子、薄荷、辛夷宣鼻窍，保和丸与二芽和脾胃。先生认为，小儿之病，多属脾胃与肺藏象之病，且两者又息息相关，故本案方能快速奏效。

第十六章
肿瘤病证

一、妇科肿瘤

（一）子宫肌瘤

癥瘕（四逆散合二妙散证）

患者：欧某伟，女，47 岁，住四川省甘孜县。2015 年 5 月 31 日复诊。

主诉：子宫肌瘤 3$^+$ 月。

症状：患者藏区生活 30$^+$ 年，2015 年 3 月在外院 B 超检查提示：子宫肌瘤 3cm×4cm。现面色红黄，口干，不苦，黑眼袋，眼干涩，腰痛，无耳鸣，面部黄褐斑，大便常稀，腰部肌肉痛，血压低，月经正常，痰多，白痰偏多，晨起黄痰。

舌象：舌质粉红，苔薄白，中后部黄厚腻，舌下静脉紫暗。

脉象：脉缓涩。

诊断：子宫肌瘤（肝郁脾虚）。

治则：疏肝活血，祛湿散结。

处方：四逆散合二妙散加减，5 服。

方药：北柴胡 15g，炒枳壳 15g，炒白芍 12g，酒当归 12g，麸炒苍术 18g，云茯苓 20g，炙甘草 10g，生薏苡仁 30g，盐黄柏 12g，盐车前仁 15g(包煎)。(见插图 16-1)

按语：先生常强调，肌瘤者，有形之物也，乃气滞、痰凝、血瘀所成，大多医家加强软坚散结之功，却不知前期内部环境体质的改变极为重要。视诊面部色斑、舌下静脉紫暗、脉涩，可知为瘀血所致。舌质粉红、苔黄腻，为湿郁化热之象。故先生拟以先祛邪气，再缓攻有形之邪，软坚散结收功。处以四逆散合当归活血行气，二妙散合车前仁、云茯苓清热利湿，势在行气活血利湿，恢复局部内环境，后期再处以软坚散结方收良效。

（二）附件囊肿

癥瘕（蓝氏柴胡疏肝散证）

患者： 刘某华，女，39岁，住上海市。2015年5月31日复诊。

主诉： 附件囊肿反复7^+月。

症状： 现面色黄，情绪易急躁，月经此次时隔6个月未至，腰酸痛，2014年12月于某院查阴道B超示：附件囊肿。后月经来后消失。既往有多囊卵巢、乳腺增生。月经2～3个月一次。

舌象： 舌质淡红，瘀点，郁点，苔黄稍腻。

脉象： 左脉关滑动，右脉沉，关弦动。

诊断： 癥积（肝郁脾虚）。

治则： 疏肝行气，软坚散结。

处方： 蓝氏柴胡疏肝散加减，6服。

方药： 北柴胡15g，炒枳壳15g，醋香附15g，酒川芎15g，法半夏15g，云茯苓20g，炒陈皮15g，薄荷10g（后下），生白芍12g，焦山楂10g，炙甘草6g，浙贝母20g（打碎），生姜3片。（见插图16-2）

按语： 肝经，过乳腺，绕阴器，举凡乳腺、胞宫有形器质之病，俱有肝经疏泄不利之弊。患者月经已6个月未至，有闭经之虑，舌有瘀点、瘀斑，苔黄稍腻，脉左滑、右弦，乃气滞、痰瘀入血之象。故先生以柴胡疏肝散行气为主，配以薄荷散热，浙贝母散结，二陈汤化一身之痰，俾"气顺痰行，结节自散，月事自通"。

二、内科肿瘤

（一）肺癌

癥瘕（千金苇茎汤合二陈汤证）

患者：石某，女，57岁，住重庆市。2015年5月31日初诊。

主诉：胸痛、咳嗽1$^+$周。

症状：2015年5月12日某医院胸部X线检查提示：胸腔积液，左肺上叶腺癌。现胸痛，咳嗽，痰多，多黄痰，应用阿奇霉素等药后胃痛，一身痛，腰痛，咽喉痒，气上冲咽，干咳。

舌象：舌质紫暗，苔黄白厚腻偏干。

脉象：脉滑数。

诊断：肺癌（痰热壅肺）。

治则：清热解毒，排脓化痰。

处方：千金苇茎汤合二陈汤加减，6服。

方药：法半夏15g，云茯苓30g，炒陈皮15g，燀苦杏仁12g，桔梗10g，全瓜蒌12g，炒葶苈子12g，生薏苡仁30g，苇茎30g，桃仁9g，荆芥12g，生姜3片，酒黄芩9g，浙贝母30g（打碎）。（见插图16-3）

按语： 千金苇茎汤为先生喜用处方，其运用要点在于肺部痰瘀互结，胶着缠绵。本案属于左肺上叶腺癌，且咳嗽痰多，舌紫暗，苔黄白厚，病情已经深入血分，故二陈汤等行气化痰轻剂缓不解急，病重药轻，必须配合千金苇茎汤化脓、排痰、活血，才能速效。又加入瓜蒌宽胸，葶苈子泻肺，生姜、荆芥疏风解表，发表透邪，正应《黄帝内经》"其高者，因而越之"之旨。

（二）肝癌

癥瘕（鳖甲煎丸证）

患者：张某伦，男，46岁，住四川省峨眉山市九里镇。2017年2月24日初诊。

主诉：肝硬化1$^+$年。

症状：某医院确诊为肝硬化，肝癌早期，患者无明显不适，二便可，易疲劳乏力，纳可。

舌象：舌中裂，苔白黄厚，齿痕。

脉象：脉滑数。

诊断：肝积（肝脾不和）。

治则：疏肝解郁，活血消癥。

处方：鳖甲煎丸加减，8服。

方药：北柴胡15g，炒枳壳12g，炒陈皮12g，醋鳖甲15g，焦山楂20g，牡丹皮10g，干姜10g，麸炒山药20g，片姜黄10g，大叶茜草10g，酒丹参12g，潞党参18g，姜竹茹10g，升麻12g。（见插图16-4）

按语：肝积一病，历代医家多责之于"痰凝""气滞""血瘀"，先生临证治疗肝硬化得心应手，多是从"气、血、水"三道治疗。本案先生选用鳖甲煎丸进行治疗，其中应用柴胡疏肝解郁，枳壳、升麻升降气机，干姜、陈皮、党参、山药斡旋中焦，焦山楂、茜草、丹参、牡丹皮活血化瘀，鳖甲、姜黄、竹茹软坚散结。全方共用，疏肝行气、健脾化痰、活血化瘀、软坚散结，临证则能使肝硬化迎刃而解。随访患者，服药1个月，觉肝区舒畅。

（三）甲状腺肿瘤

瘰疬（四逆散证）

患者：汪某梅，女，42岁，住四川省峨眉山市胜利小区。2017年2月24日复诊。

主诉：甲状腺结节3个月，加重1个月。

症状：既往行乳腺囊肿切除术，有子宫肌瘤。之前查左侧甲状腺结节2.1cm×0.9cm，现在甲状腺结节2.9cm×1.9cm。口干，乏力，口不苦，眼干，牙龈出血，腰不痛，手指皮肤干燥，面部黄褐斑淡，经期量多，白带不多，有血块，经期前小腹痛，二便正常，做噩梦。

舌象：舌质淡红，苔白腻，左有瘀斑，齿痕。

脉象：脉弦滑力弱。

诊断：瘰疬（气虚痰湿）。

治则：疏肝解郁，化痰消瘰。

处方：四逆散加减，6 服。

方药：北柴胡 15g，炒枳壳 12g，炒陈皮 12g，牡丹皮 10g，醋延胡索 15g，醋莪术 12g，酒川芎 10g，干姜 10g，麸炒山药 20g，皂角刺 20g，佛手 12g，法半夏 10g，醋三棱 10g。（见插图 16-5）

按语：患者检查报告提示左侧甲状腺结节，希望中药保守治疗，先生四诊合参，予以四逆散加减治疗。盖瘰疬之病，多与肝经气滞血瘀有关，又本案中患者肝经所循行之路多脏腑出现瘰痕，故知疏通肝经为第一要义，先生予以四逆散加减治之，方中柴胡、枳壳、川芎、佛手疏肝解郁，陈皮、干姜、山药固守中焦，三棱、莪术、牡丹皮、皂角刺、川芎活血化瘀消瘰，法半夏、陈皮化痰，延胡索疏肝止痛。全方共用，则能疏肝解郁、化痰消瘰。随访患者自诉服药后，瘰疬逐渐消失，连服 2 个月痊愈。

第十七章
情志病证

郁证

1. 郁证（蓝氏疏肝散证）

患者：李某，女，38岁，住四川省青羊区杜甫草堂附近。2015年5月31日复诊。

主诉：情志不宁 1⁺ 周，口干苦加重 5⁺ 天。

症状：晨起口干、口苦，梦多，易疲劳。家中亲人病故，心情悲伤。大便稀，月经延迟 3～5 天，易落发，白带正常，无痰，无腹胀。

舌象：舌质正红，舌尖稍红，边尖淡红有郁点，苔薄白。

脉象：左脉沉细，右脉沉。

诊断：郁证（肝气郁结）。

治则：疏肝健脾，行气化湿。

处方：蓝氏疏肝散加减，5服。

方药：北柴胡 15g，炒枳壳 15g，佛手 15g，法半夏 15g，云茯苓 30g，炒陈皮 15g，麸炒苍术 12g，炒薏苡仁 20g，焦神曲 15g，胆南星 12g，酒川芎 15g，炙甘草 6g。（见插图 17-1）

按语：先生精于舌诊，郁点为其独创之论。舌两边属肝，凡见两边隐点，皆是肝郁之候，临证应用，屡试不爽。本案患者口苦、口干，细询之，病起于家中亲人病故，心情悲伤，肝郁之证无疑。大便稀者，肝郁克脾之候。梦多、易疲劳，肝为罢极之本故也。脉沉者，气血郁结，然必细而有力。先生选取柴胡疏肝散、越鞠丸加减，两方俱为解郁名方，合之则以疏肝行气为主导，先生予之气、血、水三道并进。脾虚则用苍术、神曲，二陈汤乃健脾化湿杜绝生痰之源。神曲、薏苡仁为先生独出心裁，仿《黄帝内经》半夏秫米汤变化而得，较适合痰湿眠差之轻症。

2. 郁证（蓝氏疏肝散证）

患者： 石某，女，52岁，住四川省武侯区。2015年5月31日初诊。

主诉： 情绪不宁1⁺月。

主诉： 情绪不宁1^+月。

症状： 情绪易变，莫名压力大，头晕，汗出。

舌象： 舌质红，边尖红，苔黄厚稍腻。

脉象： 左脉肝脉无力；右脉脾脉沉滑，寸尺弱。

诊断： 郁证（肝气郁结）。

治则： 疏肝行气，化痰祛湿。

处方： 蓝氏疏肝散加减，6服。

方药： 北柴胡15g，炒枳壳15g，炒白芍15g，炙甘草10g，酒川芎15g，薄荷10g，生姜3片，法半夏15g，云茯苓20g，炒陈皮15g，炒苍术15g，醋香附15g，焦神曲15g。（见插图17-2）

按语： 本案患者情绪易变，压力大，为肝郁之象；肝气不利，不得疏泄，故阵阵头晕、汗出，先生常解释这就是西医所谓的交感神经兴奋。舌红、苔黄厚腻，为肝郁化火，克伐脾土之象。故先生选用蓝氏柴胡疏肝散加减，加薄荷清透郁热；陈皮、法半夏、茯苓化痰；苍术、香附、神曲取越鞠丸之意，加强疏肝气、和脾胃之效。不用栀子者，是以寸、尺弱，虚象已露，清热有所不宜也。

3. 郁证（升阳除湿汤证）

患者： 王某丽，女，35岁，住四川省天府新区。2015年5月31日复诊。

主诉： 情绪不宁10⁺年，加重1⁺月。

主诉： 情绪不宁10^+年，加重1^+月。

症状： 患者从事财务工作压力大，既往有过产后焦虑、肠功能紊乱、皮肤麻木、左半皮肤麻木等病史。刻诊：工作忙则竖直肌僵硬，月经正常，入睡慢，梦多，心里不能装事，搏动性耳鸣，如心跳声，口不苦，便秘，无痰，鼻炎，左鼻塞，不流涕，头不闷胀。

舌象：舌质鲜红，颤动，舌尖郁点，苔白厚腻。

脉象：脉弦。

诊断：郁证（脾阳不足）。

治则：升阳化湿，健脾解郁。

处方：升阳除湿汤加减，5 服。

方药：葛根 20g，羌活 15g，黄芪 30g，桂枝 15g，鸡血藤 30g，法半夏 12g，云茯苓 18g，炒陈皮 15g，北柴胡 12g，炒枳壳 12g，苍耳子 15g，薄荷 10g（后下），辛夷 15g（包煎、后下），焦神曲 15g。（见插图 17-3）

按语：患者竖直肌僵硬，其经络位于膀胱经，为外感寒湿之象。胃肠功能紊乱、舌尖郁点、苔白厚腻、脉弦，此为脾阳郁、寒湿盛之象。故先生以葛根、羌活疏在表之寒湿；黄芪、桂枝、鸡血藤，取黄芪桂枝五物汤之意，通筋活络，振奋中阳；二陈化痰湿、解脾郁；柴胡、枳壳疏通肝气，则清阳可升。诸药合用，化寒湿而通经络，振脾气而疏肝气，用必佳效。

4. 郁证（黄连温胆汤合四妙散证）

患者：马某敏，男，37 岁，住四川省巴中市。2015 年 5 月 31 日初诊。

主诉：情绪易怒 3$^+$ 年，加重 1$^+$ 周。

症状：平素喝酒，抽烟，熬夜，手足心发热，下身阴囊潮湿，小便黄，大便黏滞，眼突出，排除甲亢，情绪易怒，易疲劳。

舌象：舌质红绛，苔白厚腻。

脉象：脉弦实，右弦紧有力。

诊断：郁证（肝胆湿热）。

治则：清肝泻热，清热利湿。

处方：黄连温胆汤合四妙散加减，5 服。

方药：酒黄连 10g，法半夏 15g，炒苍术 15g，炒薏苡仁 25g，石菖蒲 12g，姜厚朴 15g，盐黄柏 10g，盐车前仁 15g（包煎），绵茵陈 20g，炙甘草 6g。（见插图 17-4）

按语： 阴囊者，足厥阴肝经所过也。情绪易怒、易疲劳、舌质红绛、苔厚腻、脉弦实有力，实为肝经湿热下注之证。大便黏滞者，为湿热延及中焦，又下注大肠也。眼球突出者，为胆热上冲也。故先生以黄连温胆汤清化中焦痰湿热，石菖蒲芳香化湿，黄柏、苍术、薏苡仁利下，茵陈解肝胆郁热，车前子滑利尿道。治湿热，不外开上、畅中、利下。本案患者肺气尚达，无须开肺气，故治在中下焦也。

第十八章
皮肤病证

一、色素性皮肤病

黄褐斑

1. 黄褐斑（蓝氏二术二陈汤证）

患者：曾某萍，女，34 岁，住四川省成华区。2015 年 5 月 31 日初诊。

主诉：黄褐斑 3$^+$ 年，加重 1$^+$ 月。

症状：面色浮白，黄褐斑，下额疹色淡，肌肉松弛，腹时胀，带脉处易长肉。夏天喜食西瓜，月经有血块。

舌象：舌胖大，伴齿痕，苔白腻，中后白厚腻。

脉象：左脉中取弦，沉滑；右脉弦，寸弱。

诊断：黄褐斑（脾虚痰瘀）。

治则：健脾燥湿，活血通络。

处方：蓝氏二术二陈汤加减，6 服。

方药：法半夏 15g，云茯苓 20g，炒陈皮 15g，麸炒苍术 15g，炒白术 15g，潞党参 18g，炙甘草 6g，川木香 15g，酒川芎 15g，姜厚朴 15g。（见插图 18-1）

按语：先生从事中医诊疗工作多年，善于从患者细微表现中收集四诊资料。本案患者肌肉松弛，属脾虚之候；再查舌胖大有齿痕，脾虚无疑；而苔白腻，带脉亦长肉，又属于湿盛之候；月经有血块、黄褐斑者，经云"血不利则为水"，则知湿甚至极。方选蓝氏二术二陈汤加减，先生喜"二术"同用，取其健脾燥湿之功；二陈汤理一身之痰；木香、厚朴加大行气之力，气顺则痰消；再加一味川芎，深入血分。蓝氏二术二陈汤实乃先生所创"气、血、水"三道并进之法。

二、变应性皮肤病

荨麻疹

1. 瘾疹（蓝氏营卫双解散证）

患者：文某，女，11 岁，住四川省绵阳市。2015 年 5 月 31 日初诊。

主诉：全身淡红色丘疹、发痒 1⁺ 周。

症状：全身淡红色丘疹、发痒，夜间流鼻血，二便可。

舌象：舌尖红绛，苔薄白。

脉象：左脉弦数，右脉细。

诊断：瘾疹（肺卫风热）。

治则：疏风清热，清营凉血。

处方：蓝氏营卫双解散加减，5 服。

方药：净蝉蜕 10g，炒白僵蚕 10g，防风 9g，薄荷 9g，冬桑叶 10g，生地黄 10g，牡丹皮 9g，赤芍 10g，紫草 9g，生薏苡仁 15g，焦神曲 10g，生甘草 6g，盐车前仁 10g（包煎）。（见插图 18-2）

按语：《黄帝内经》云："诸痛疮疡，皆属于心""肺主气属卫，心主血属营。"患者舌尖红绛、左脉弦数，显属心火亢盛，营分有热。全身丘疹、发痒，其中痒为风邪所致，属于卫分风热。故先生喜用净蝉蜕、僵蚕、防风、薄荷、桑叶等药疏卫分风热，生地黄、牡丹皮、赤芍、紫草等药清营凉血、泄卫透营。

2. 瘾疹（柴胡桂枝干姜汤证）

患者：董某燕，女，43 岁，住四川省峨眉山市锦绣华庭。2017 年 2 月 24 日初诊。

主诉：慢性荨麻疹 1⁺ 月。

症状：疲劳乏力，睡眠中则一身出汗，自服斯汀类西药，鼻塞，行走无力，右膝无力、胀，晨起面浮肿，易饥饿，鼻干，黄鼻涕带血，大便稀，月经昨天来，颜色稍乌黑，腰部濡痛，口干，下午疲倦。

舌象：舌质郁红，苔白腻，中凹陷，舌体左高。

脉象：脉浮细。

诊断：瘾疹（气湿营热）。

处方：柴胡桂枝干姜汤加减，6 服。

方药：干姜 9g，麸炒山药 20g，北柴胡 15g，炒枳壳 12g，大叶茜草 10g，川红花 9g，牡丹皮 9g，醋延胡索 12g，焦山楂 20g，炒陈皮 10g，醋莪术 10g，薄荷 10g，酒丹参 10g，鸡血藤 30g，升麻 12g。（见插图 18-3）

按语：本案患者于外院确诊荨麻疹，患者长期疲乏、鼻塞、腿膝无力、大便稀、腰部濡痛，可知其脾胃虚寒；又患者月经乌黑、黄鼻涕带血、舌质鲜红，可知营血郁热过甚。先生应用柴胡桂枝干姜汤，解表安中，健脾祛湿，故能速效。

第十九章
经络病证

一、眼睑病

睑下垂

上胞下垂（四物汤证）

患者：田某美，女，48岁，住山东人。2015年5月31日初诊。

主诉：眼睑下垂10$^+$年，加重1$^+$月。

症状：2000年曾误诊面瘫，现上眼睑下垂，眠纳可，伴恶寒，不咳嗽，左肩胛竖直肌疼痛，上月月经减少，大便干。

舌象：舌体小而质淡红，苔薄白。

脉象：左脉沉细，右脉沉细，双寸尺弱。

诊断：眼睑下垂（血虚痰湿）。

治则：益气利湿，活血通络。

处方：四物汤加减，10服。

方药：净蝉蜕15g，炒白僵蚕12g，防风10g，黄芪60g，炒白术15g，炒陈皮15g，酒川芎15g，酒当归15g，鸡血藤30g，桂枝15g，炙甘草6g。（见插图19-1）

按语：在中医五轮学说之中，眼睑属脾，为肉轮，湿盛则肿胀，脾虚无力而下垂。月经减少、舌体小而质淡红、苔薄白者，实属气血不足之象。《金匮要略》云："邪气反缓，正气即急，正气引邪，喎僻不遂。"正虚则风邪内生，或外受风邪，久恋经络。恶寒者，有风之象也。故先生以玉屏风散益气固表；蝉蜕、白僵蚕祛风通络；经云"治风先治血，血行风自灭"，故以川芎、当归、鸡血藤养血活血；桂枝祛经络之湿。诸药合用，共奏益气利湿、活血通络之功。

二、头痛病

内伤头痛

头痛（真武汤证）

患者：樊某，女，52岁，住四川天府新区。2015年5月31日复诊。

主诉：前额、双侧、后枕部疼痛1⁺周。

症状：2000年行甲状腺全切手术，胃结石，剖宫产，人流1次，有乳腺炎病史。现头痛，前额、双侧、后枕部疼痛，睡眠只维持在23点至5点，晨起眼肿胀，大便时干时稀，但稀便多，晚上所食食物，晨起大便完谷不化，凌晨3点至4点起夜，手心出汗，手指变形，出汗后一身冷。

舌象：舌质淡红，胖大齿痕，苔白滑。

脉象：脉沉弦。

诊断：头痛（阳虚痰瘀）。

治则：温阳益气，活血通络。

处方：真武汤加减，5服。

方药：桂枝30g，炒白术15g，云茯苓30g，炙甘草15g，制附片30g(另包，先煎1小时)，大枣12g，生姜适量，黄芪50g，防己15g。（见插图19-2）

按语：《伤寒论》云："太阳病，发汗，汗出不解，其人仍发热，心下悸，头眩，身𥆧动，振振欲擗地者，真武汤主之。"太阳病本应随汗而解，其人或阳气素虚，或发汗不得法，致中阳不振，则阳气不升而头眩、身𥆧动、振振欲擗地者，肌表失于阳气卫护故也。方宜真武汤温阳利湿。病异而机同，后枕部为督脉所过，阳气不升，则枕部失养而疼痛；完谷不化、手心出汗、汗后一身冷，实为阳虚水泛之象，故先生以真武汤合苓桂术甘汤加减。又患者汗出明显，黄芪防己汤益气利湿，又协助生姜、大枣调和营卫，汗出可愈。

三、风湿病

痹证

1. 痛风（蓝氏热痹汤证）

患者：黄某，女，38岁，住四川省天府新区。2015年5月31日初诊。

主诉：足第一跖趾关节疼痛、红、肿 2⁺ 周。

症状：银行职员，身心俱累，冬天关节冷痛，肩部冷痛，足第一跖趾关节疼痛，脚红肿，口干，右手关节肿。

舌象：舌质红，苔薄白干，伴瘀点。

脉象：脉弦细。

诊断：痛风（外寒里热）。

治则：清热利湿，通络止痛。

处方：蓝氏热痹汤加减，5服。

方药：麸炒苍术15g，生薏苡仁30g，生黄柏12g，盐车前仁15g（包煎），威灵仙18g，羌活15g，葛根20g，海风藤20g，钻地草20g，豨莶草18g，桂枝12g，酒川芎15g，桑寄生20g，独活15g，鸡血藤50g。（见插图19-3）

按语：痹者，风寒湿三气杂合而为痹也。患者逢冬则关节冷痛，可知病久入骨。然寒邪久郁，或因重感于寒，或因情志、饮食不节，易化热，致局部表现出红、肿、热、痛。舌质红为化热之象，散见瘀点则说明寒湿深入血分，病势缠绵。苍术、黄柏、薏苡仁、车前仁，取四妙散之意，清热利湿止痛。又先生临证遇痹证不推崇动物药（因动物药价格昂贵，毒性偏性较强，虽效优，然费用太高，且大部分为珍贵物种，故不用），故此案应用威灵仙、羌活、海风藤等祛风通络止痛，借助"风药无孔不入"之特性深入骨髓以透邪。桂枝、川芎入血分，桑寄生、独活强筋骨、祛风湿而止痛。先生用药如层层剥茧，丝丝入扣，速能取效。

2. 膝痹（四逆散证）

患者：雷某莲，女，73 岁，住四川省峨眉山市桂花桥镇。2017 年 2 月 24 日复诊。

主诉：耳鸣耳聋，双膝以下冷痛 1 年。

症状：双腿膝以下冷痛，咳嗽，白泡沫痰，大便可，不干，大便成形，肠胃不适，腹胀，打嗝，彻夜失眠，凌晨 1 点醒，手指麻木，头昏，双腿浮肿，腰部痛。

舌象：舌质鲜红，中开小裂。

脉象：脉滑。

诊断：膝痹（肾水不足，脾胃郁滞）。

治则：疏肝健脾，滋阴补肾。

处方：四逆散加减，6 服。

方药：北柴胡 15g，炒枳壳 12g，生白芍 15g，炙甘草 9g，枸杞 10g，麦冬 10g，制黄精 12g，干姜 6g，麸炒山药 20g，牡丹皮 10g，焦山楂 15g，焦麦芽 10g，鸡血藤 30g。（见插图 19-4）

按语：膝痹，多与肝肾关系紧密。因患者高龄、病久、膝冷、手麻木、下肢浮肿、腰痛，可知肾气不足，处以枸杞、麦冬、黄精等仿麦味地黄丸结构滋阴补肾。又患者目前咳嗽、腹胀、打嗝比较明显，故可知患者肝胃不和，处以四逆散合干姜、麦芽、焦山楂疏肝健脾开胃。全方共用，遵"急则治标，缓则治本"之法，有"标本兼治"之功效。故后期随访，患者诉服之有效。

第二十章
未病病证

调理（蓝氏柴胡疏肝散合二陈汤证）

患者：刘某英，女，41 岁，住广州。2015 年 5 月 31 日初诊。

主诉：身体未病预防。

症状：久坐肌肉难受，面色淡黄，自诉工作压力大，大便不畅，小便黄。

舌象：舌质粉红，舌尖淡红点，苔薄白。

脉象：脉弦。

诊断：未病预防（肝郁脾虚）。

治则：疏肝健脾，行气化痰。

处方：蓝氏柴胡疏肝散合二陈汤加减，6 服。

方药：北柴胡 15g，炒枳壳 15g，生白芍 12g，酒当归 10g，云茯苓 20g，炒白术 15g，法半夏 15g，炒陈皮 15g，姜竹茹 12g，焦神曲 15g，炒薏苡仁 20g，炙甘草 9g，酒川芎 15g。（见插图 20-1）

按语：先生从事"治未病"工作已逾 50 载，常对弟子讲述"正气存内""既病防变，未病先防"之法，用药则多重视"肝、脾、肾"三藏象，尤其肝藏象，最为关键，其与人体免疫力强弱密切相关，故其推崇治肝之药。肝者，主春生之气，如和煦之春风，凡新陈代谢皆赖肝之疏泄，乃人生造化之机。本案患者工作压力大，少阳枢转不利，故见脉弦，舌尖红点、郁点。肝郁克伐脾土，脾虚则肌肉不利，不能久坐，面色淡红。故先生予以蓝氏柴胡疏肝散调肝，二陈汤健脾调神。神曲、薏苡仁者，仿半夏秫米汤之意，和胃安神更甚。

下篇 经典中医实录：名医之路篇

蓝肇熙先生在四川省中医界，乃至全国中医界，都是一个极具中国传统文化标志性的代表人物。先生记忆力非凡，各家中医经典、各家文学名篇皆过目不忘，常在各种场合诵读不绝，且无错语；先生英语词汇记忆非凡，凡《简明牛津字典》所提之词汇，无不熟记。

在中医事业中，先生学贯中西六十余载，常作为华西医科大学（今四川大学）附属医院中医会诊专家，英文查房，西医提问，中医引经据典论述病情，中西医临床结合解答疑难病例。凡见过其人者，无不被先生渊博之学识所折服。

第二十一章
蓝肇熙先生之 60 载医路

蓝肇熙先生，字启谋，号熙和真人，农历己亥年七月廿九日亥时出生在四川省自贡市富顺县童寺镇的一个普通家庭，4 岁时，全家搬迁至自贡市富顺县永年镇。

一、在童年

蓝肇熙先生的父亲蓝锡纯先生，母亲罗天仪女士，他们是那个年代的文化青年。母亲在富顺县永年小学教书，父亲则在县城里的永年中学教书。学前班时，蓝肇熙先生就在母亲所教的班级里读书。因当时的教师未能免于"文化大革命"时期知识分子的"高帽子"，故导致童年时期先生的家庭生活十分困难，只有"知识"一条路可使其坚持走下去。

蓝肇熙先生八九岁，为了不让父母过度劳累，他常用稚嫩的身体分担家庭的负担。他偷偷去县城里做"小工"农事挣外快，补贴家用，回到镇上，再去帮父母挣工分。

受父母的熏陶，在读书方面，先生非常刻苦勤奋。父母虽为老师，但也不刻意强求蓝肇熙先生刻苦读书。但就是在这样的氛围下，蓝肇熙先生常常从地上捡来的一张破烂报纸，从正面第一个字读到背面最后一个字，定要将报纸上的文字看透彻了才肯放手。时常夜里母亲起床，看到先生瘦弱的身体，常常劝他早点休息，但先生还是挑灯夜读，夜以继日，乐此不疲。因此，童年时期的蓝肇熙先生凡是书本上能读到的诗词歌赋，没有哪一首或哪一篇文章是自己没记住或者没有看过的，这也就练就了他后来记忆力非凡的根底。

恰巧也就是在这个时候，先生通过表哥接触到了二胡，开始独立制作属于自己的第一把二胡，二胡的主体基本上是自己砍来的竹子，模仿着二胡的样子，一步一步手工制作，后来经过不懈的坚持与努力，先生如愿成就了二胡音乐梦。

二、在青年

"文化大革命"之后，父母的身份得到了"平反"。父亲因喜欢国学，故后以风水、历史、中医而闻名于乡里。母亲为人和蔼可亲、乐善好施，以文学之博才继续教书于永年小学。此时的蓝肇熙先生刚刚步入中学，但受家族中医熏陶，内心的种子早已深深扎根，与此同时，先生对于中医学的认识由感性认识转向了理性认识。

从小时候起，先生就对父亲临证时切脉很感兴趣，也对父亲常常研读的两本书——《黄帝内经》和《实用中医学》颇有兴趣。据蓝肇熙先生自述，那时他就悄悄开始立志长大要学习中医学。

当时正值父亲和同校的西医雷跃起老师组织医学兴趣班——"红医班"，先生立即报名参加。先生的父亲主要负责教授他们中医学，而雷老师则负责教授他们西方医学。在假期里，其父亲和雷老师就带着全体"红医班"同学到富顺青山岭采摘中药材。这样的经历也就初步建立了蓝肇熙先生对中药的理性认识。

时至十四五岁，蓝肇熙先生和表哥一起去舅舅家，遇到了一个黄疸患者，舅舅此时为了考验一下他们的中医能力，遂让他们俩诊断后商量，一起合作给出一张处方。蓝肇熙先生和表哥中医四诊后，因为表哥汉字书写要好一些，所以经过商量后，表哥执笔写下：茵陈蒿 20g，生栀子 12g，川芎 15g，炒薏苡仁 30g。在此基础上，先生的舅舅又加了大黄 10g，茯苓 30g，患者服后有效。其实父亲和舅舅早已经发现蓝肇熙先生学习中医的天赋。

当然，对蓝肇熙先生医学生涯影响最深的莫过于父亲蓝锡纯先生和母亲罗天仪女士。据先生回忆，父亲给村民治疗病痛之后，不仅从来都不收取任何报酬，时常还要送给患者钱与生活物品，在父亲的行医生涯中，他从来没有收过一分钱，其母亲更是亲切对待每一位前来看诊的患者。父亲从来也不保守，对于中医求学者，常常都是倾囊相授，这些重要的品质深深地印刻在蓝肇熙先生心里。因此，也使得先生在医学这条道路上，行走得更稳、更坚实、更精诚。

三、在大学

高考填报大学志愿时，先生毅然选择成都中医学院。在大学每个学期的寒暑假期间，他都会在富顺第二中学的家属院给慕名求诊的老百姓看病。在此期间，对他医术影响最大的有三位师父——黄沛然先生、叶希文先生以及他的父亲。其中，黄沛然先生擅长文学，使先生拥有了汉语言文学功底；叶希文先生擅长历史，教授先生春秋之史学；蓝锡纯先生兼通历史与文学。他们三位都擅长治疗中医湿热病，因此处方多为温热病类处方，故在此时期，"温病"的学术思想以及经典医书的知识对先生影响最大。

先生 26 岁时，正值硕士研究生在读，有一位肝病患者的临证治疗使先生在富顺县名声大振。据先生回忆，这个患者叫陈启文，男，副县长候选人，时任农业局局长，因确诊"肝硬化"放弃了参选县长，他因为早些年就诊于蓝肇熙先生处，效果甚好，所以此时又慕名求诊于蓝肇熙先生。先生依然清晰记得当时是应用了大黄䗪虫丸，配合扶正气的中药，佐以三棱、莪术、水蛭、虻虫等破血消癥之品后随访此人的肝硬化疾病治愈。至今，这位陈局长依然还健康生活着，年逾 70，当时的处方至今还被完整地珍藏着。

四、在人间

在蓝肇熙先生的世代家族中，我查其家谱，有 6 个人是医学工作者。其中，蓝群，蓝氏中医第五代传人，之前瑞士从事中医针灸工作，因为母亲生病，放弃瑞士的工作，回国继续从医。蓝群的父亲从事西医工作，目前也已是副教授。而蓝肇熙先生早年工作从事中西医结合工作，30 余岁开始主要从事中医学工作，目前是四川省成都中医药大学和四川省成都体育学院教授。父亲蓝锡纯先生，从事教育的同时，也一直从事中医学工作。蓝肇熙先生的三叔蓝述苍先生，是医学成就最著者，不仅擅长诗词歌赋，且可以书写如欧阳询般整洁的蝇头小楷，最重要是患者遍布川南地区，每日临证，门庭若市。

虽然家族五代从医，但蓝肇熙先生突破了家族界限，毫无保留地将其所学之医术授予了更多的人。他认为学习中医的路，一种是家族传承与大家师承，一种就是建立学术治验的共享平台，既然是为了天下人民的健康，那么就不应该在经验上"秘而不宣"，只有"共享"才能推动中医事业的进一步发展。中医学术传承虽然各有门派，但如果没有分享，就无法保留下去。

因此，作为中医人，先生反复叮嘱必须要拥有"分享"之心，方能使得中医事业的发展欣欣向荣。

蓝肇熙教授五世中医传承谱

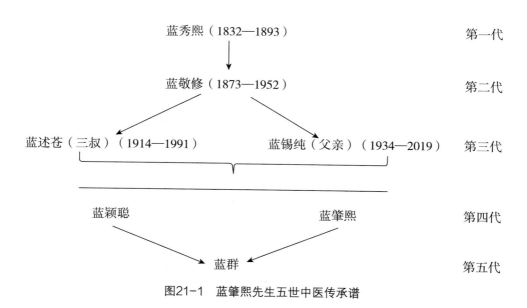

图21-1　蓝肇熙先生五世中医传承谱

蓝肇熙中医学术传承谱系

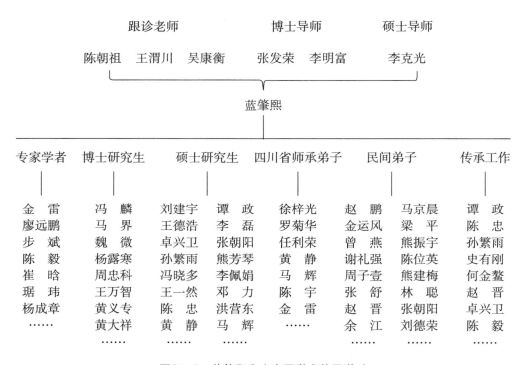

跟诊老师			博士导师		硕士导师
陈朝祖	王渭川	吴康衡	张发荣	李明富	李克光

蓝肇熙

专家学者	博士研究生	硕士研究生		四川省师承弟子		民间弟子		传承工作
金　雷	冯　麟	刘建宇	谭　政	徐梓光	赵　鹏	马京晨	谭　政
廖远鹏	马　界	王德浩	李　磊	罗菊华	金运风	梁　平	陈　忠
步　斌	魏　微	卓兴卫	张朝阳	任利荣	曾　燕	熊振宇	孙繁雨
陈　毅	杨露寒	孙繁雨	熊芳琴	黄　静	谢礼强	陈位英	史有刚
崔　晗	周忠科	冯晓多	李佩娟	马　辉	周子壹	熊建梅	何金鳌
琚　玮	王万智	王一然	邓　力	陈　宇	张　舒	林　聪	赵　晋
杨成章	黄义专	陈　忠	洪营东	金　雷	赵　晋	张朝阳	卓兴卫
……	黄大祥	黄　静	马　辉	……	余　江	刘德荣	陈　毅
	……	……	……			……	……

图21-2　蓝肇熙先生中医学术传承谱系

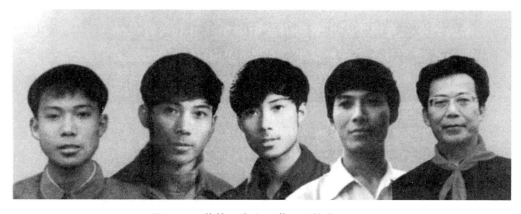

图21-3　蓝肇熙先生59载人生的发展历程

第二十二章
蓝肇熙先生之故乡情缘

2006 年 9 月 1 日，农历丙戌年七月初九，时年 48 岁的蓝肇熙先生受富顺县人民政府之请，带着富顺县人民的希望，踏上了去北京大学的路途。一路上先生都在思考如何介绍自己的家乡——富顺（图 22-1），使这个沉睡千年的古县城能够在 21 世纪的历史长河中得以新生。

一、为富顺获得"千年古县"的称号

由于评委是来自"联合国地名专家组"的中国专家与外籍专家，且同时评审，所以此次的评定均需用英文对答，这对当时的富顺县人民政府是个不小的困难与考验。其次，此次评审的地点选在世界著名大学——北京大学进行评审，这是最神圣的知识殿堂，先生将在此处讲述家乡悠久的历史文明，着实需要介绍人拥有很大的气场。

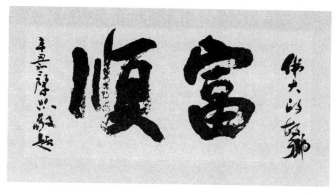

图22-1　先生书写"富顺"笔墨

　　一个对家乡县、镇、村有着非常深入的了解，且英文对答如流的人才，在当时已是屈指可数，更别说是富顺数十万人民，更是少之又少。幸好，在川南这片热土富顺县出了一个蓝肇熙先生。蓝肇熙先生怀揣着人民的厚望，以其娴熟的英文口语、深厚的人文知识以及对家乡的热爱，将自己的家乡介绍给了五湖四海的评审专家，得到了一致肯定。

　　因此，2007年，富顺县通过了联合国地名专家组中国分部评委评审以及国家民政部的实地考察。这座沉睡了千年，并且历经了沧桑的古城终于记载在了中国的历史文化遗产之中，富顺县成功获得"千年古县"中国地名文化遗产称号（如图22-2）。

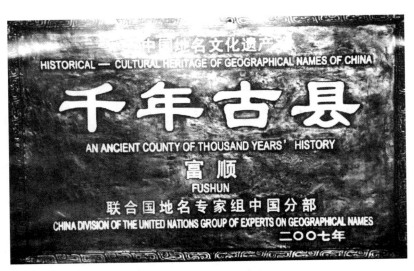

图22-2　2007年联合国地名专家组中国分部授予富顺"千年古县"称号

　　这件事虽然已经过去10余年，但对于整个富顺县却具有非常重要的意义。这样的证明不但使它载入了世界历史的花名册，而且也使这座古城成了富顺县人民的骄傲。但人们往往记得这样的荣誉，却易忽略背后默默为之付出辛劳与努力的人。

　　蓝肇熙先生就是这样的一个人，他是一个"极端家乡主义热爱者"，对于富顺的每一寸土地，他都熟记于心，每每谈及这座"千年古县"，他都是满怀自豪，略带沧桑的面庞总是洋溢着太阳般的笑容。我想，这就是蓝肇熙先生的"努力"——将富顺的每一个故事刻印脑海，将每一个辞藻用于描述富顺，将自己的一生奉献给富顺，这也许就是为什么可以让全世界知道这座已沉睡了千年的古城的秘诀与方法。

二、保护富顺历史文化古迹

后来，蓝肇熙先生和富顺县人民再次共同努力，通过了国家文物局、四川省建设厅的申请，并亲自与县政府工作人员代表联系了相关文物遗址的评审专家，为富顺县赵化镇成功获得"中国历史文化名镇"的称号——因为这座古镇诞生了伟大的思想家、戊戌六君子之一的刘光第先生。同时通过蓝肇熙先生和富顺同仁的努力，也为富顺县狮市镇成功获得了"四川省历史文化名镇"称号。

现在，蓝肇熙先生及其父亲共同创办并保护的"富顺民俗文化艺术馆"以及"保和寨医学养生中心"，不仅开创了富顺县个人保护历史古迹、文物以及富顺县康养中心的先河，而且也用自己每一分光与热影响着整个富世镇与永年镇，乃至全富顺的人民，在每一个春夏秋冬里，给他们送去温暖与健康。

第二十三章
蓝肇熙先生之儒道释解

2017 年秋，蓝肇熙先生与众弟子探讨学术，期间他对"儒、释、道"做了精辟的论述。蓝肇熙先生认为，儒家修身，道家养生（身），释家修心。其对"儒、释、道"的论述主要是立足于中医的文化。

一、儒家修身

蓝肇熙先生认为，儒家修身，其中含有许多治世为人之理，对个人，可以修炼心性，如孔子的弟子颜渊，居于陋巷，一箪食，一瓢饮，不悲（卑）于清贫，这可以使中医后学者学会静心研究中医文化；对于他人，可以使中医人与患者融洽关系，医患和睦。

二、道家养生

道家养生，源于蓝肇熙先生对孙思邈"养生、养性"理论的认识，且结合太极拳、八段锦、易筋经等导引之述，专意存思，吐气纳息，呼吸于天地之间，节制情欲，康复养生。

三、释家修心

蓝肇熙先生认为，释家修心，主要方法是禅定与诵经，可以使人专心存意。佛家讲人分为三种：先知先觉之人、后知后觉之人，以及不知不觉之人，而我们大多数人都处于后两种状态。只有通过内观本心，才能在事物的认识上先知先觉，这一部分与中医讲究的"悟"正好对应。因此，学习佛家文化，实则是对中医人的起"悟"过程。

因此，"儒、释、道"之三者文化，对于一名优秀的中医人中医文化的思维培养，弥足珍贵。

第二十四章

蓝肇熙先生之笔墨医学

　　蓝肇熙先生喜弄笔墨，这可能是受父亲的影响。在临证中，他常用清秀小楷书写病历与处方（见《经典中医实录：临证经验篇》内容）。

　　先生认为，美好的事物可以使人心神清明。娟秀之字，引人眼眸；汁墨之香，沁人心脾。如此浅显之墨，却可以先愈心、脾、肝诸脏之疾患。

　　在众多字体当中，蓝肇熙先生最爱王羲之、黄庭坚和颜真卿之字，他认为颜真卿之正楷字，多旷达深远，书之使人心胸豁达，思路开阔，心情明朗，霸气豪迈；王羲之之行书字，多轻扬顿挫，柔润潇洒，如涓涓之溪水，源远流长，书之使人潇洒大方，逍遥自在；黄庭坚之书《松风阁》字，多苍劲有力，柔中有刚，刚中带柔，实乃体现阴阳之理（图24-1）。

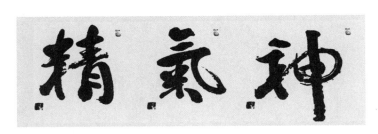

图24-1　先生书写"精""气""神"

第二十五章
蓝肇熙先生之二胡演绎

    蓝肇熙先生因缘于表哥二胡美妙音色的感染，遂自己制作了属于自己的二胡，开始了二胡生涯。时至今日，蓝肇熙先生已经随着乐器老旧更换了28把二胡，在这样的数字中，不仅有先生的辛勤拉弦演奏的汗水，也饱含了蓝肇熙先生对于中国传统民族音乐的真挚情感（见插图25-1）。

    2011年国庆期间，富顺县人民政府、文化局在维维音乐大厅举办了"西湖之韵"二胡音乐演奏会，来自全国的二胡音乐家齐聚千年古县倾情演艺，蓝肇熙先生作为音乐会主角，以《二泉映月》拉开了序幕，为富顺人民奉献了一场如诗般的艺术盛宴，得到中国著名二胡演奏家、金唱片奖获得者蒋才如先生高度赞誉。2017年，成都中医药大学60年校庆，蓝肇熙先生作为母校知名校友，特此举办了"蓝肇熙二胡专场音乐会"，一人独奏多首二胡名曲，将自己对母校的情感，全系于温婉美妙的音乐中。这两次二胡音乐会，使得每一个临近蓝肇熙先生的人，都感受到其身上独有的民族文化气概。

    2015—2017年，先生在音乐上的造诣达到巅峰，与作曲名家王正冶等友人，先后创作中国中医合唱词曲《中医赞》（见本书第九章），歌颂《中医药法》的颁布以及中医的蓬勃发展；二胡曲《君子颂》，以赞誉英勇变法图强的"戊戌六君子"——刘光第先生（图25-1），有感于其一生的经历而创作。

    《君子颂》全谱分为四个乐章，分别是：

一、第一乐章：寒窗苦读篇

    此乐章讲述了刘光第先生在寒窗之中于富顺勤学苦读，生活上艰难挣扎，但对待知识刻苦求学。面对贫困，热情向上，不以物喜，不以己悲。饱读诗书，挥斥方遒。

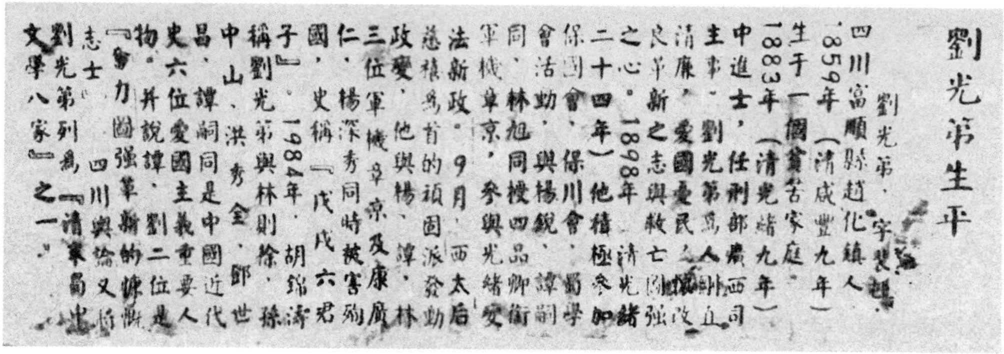

图25-1　刘光弟先生墓碑前左壁简介刻碑

二、第二乐章：金榜题名篇

此乐章讲述了富顺人民得知刘光第先生金榜题名而为之自豪和欢喜，奔走相告，敲锣打鼓，欢天喜地，迎接他的归来。

三、第三乐章：变法图强篇

此乐章讲述刘光第先生满怀忧患之情，面对满目疮痍的清政府，怒火燃胸，坚定了要通过变法来改变国家衰亡的路线。变法失败后，面对屠刀，毅然不惧行刑之场，慷慨就义，戊戌六君子的精神屹立不倒。

四、第四乐章：浩气长存篇

举国人民得知刘光第先生变法遇害之事，万民悲愤，灵柩回川途中，百姓沿江祭奠。后人继承刘光第先生遗志，前仆后继，发扬刘光第先生"变法图强"之精神，继承与发扬了刘光第先生之浩然正气（如图25-2至图25-12）。

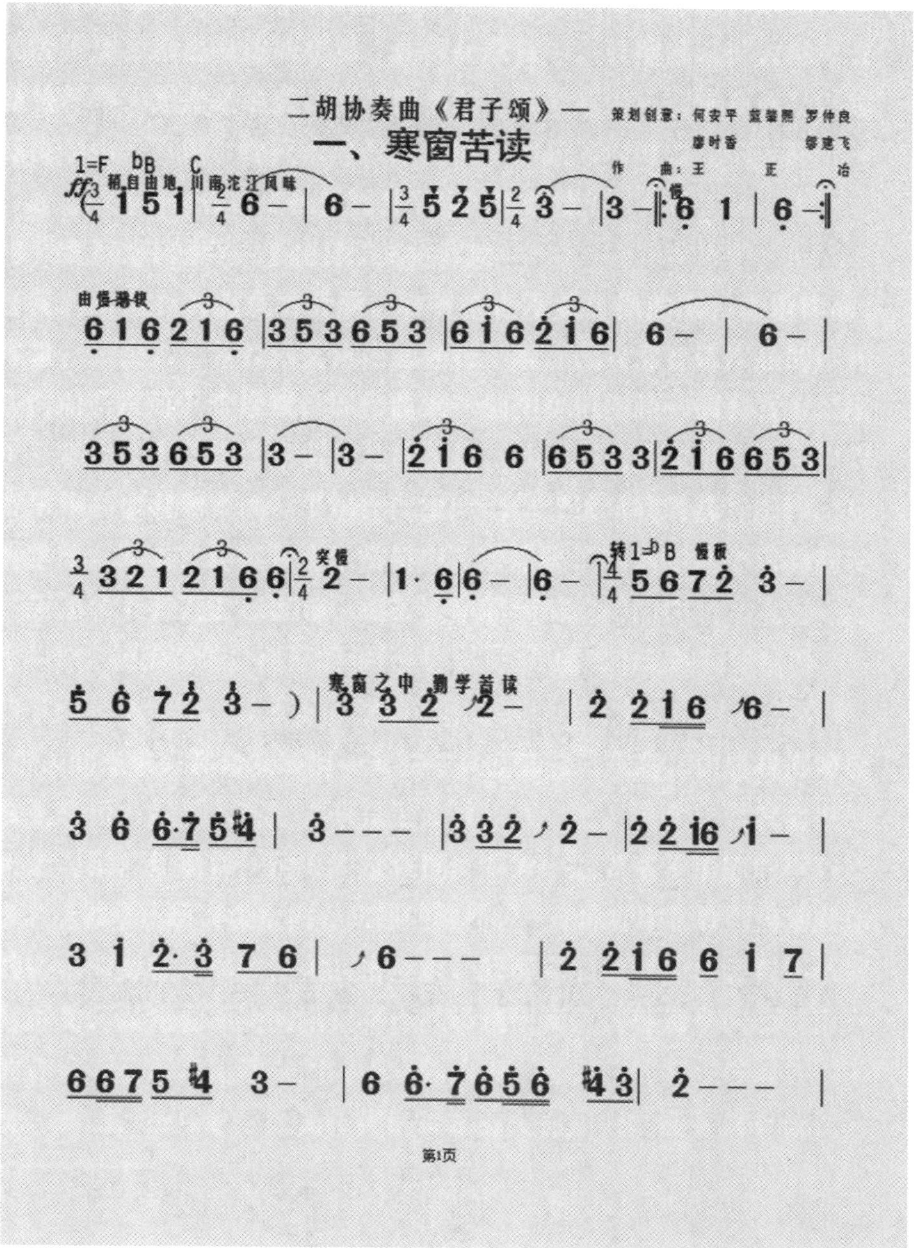

图25-2 《君子颂》第一乐章（1）

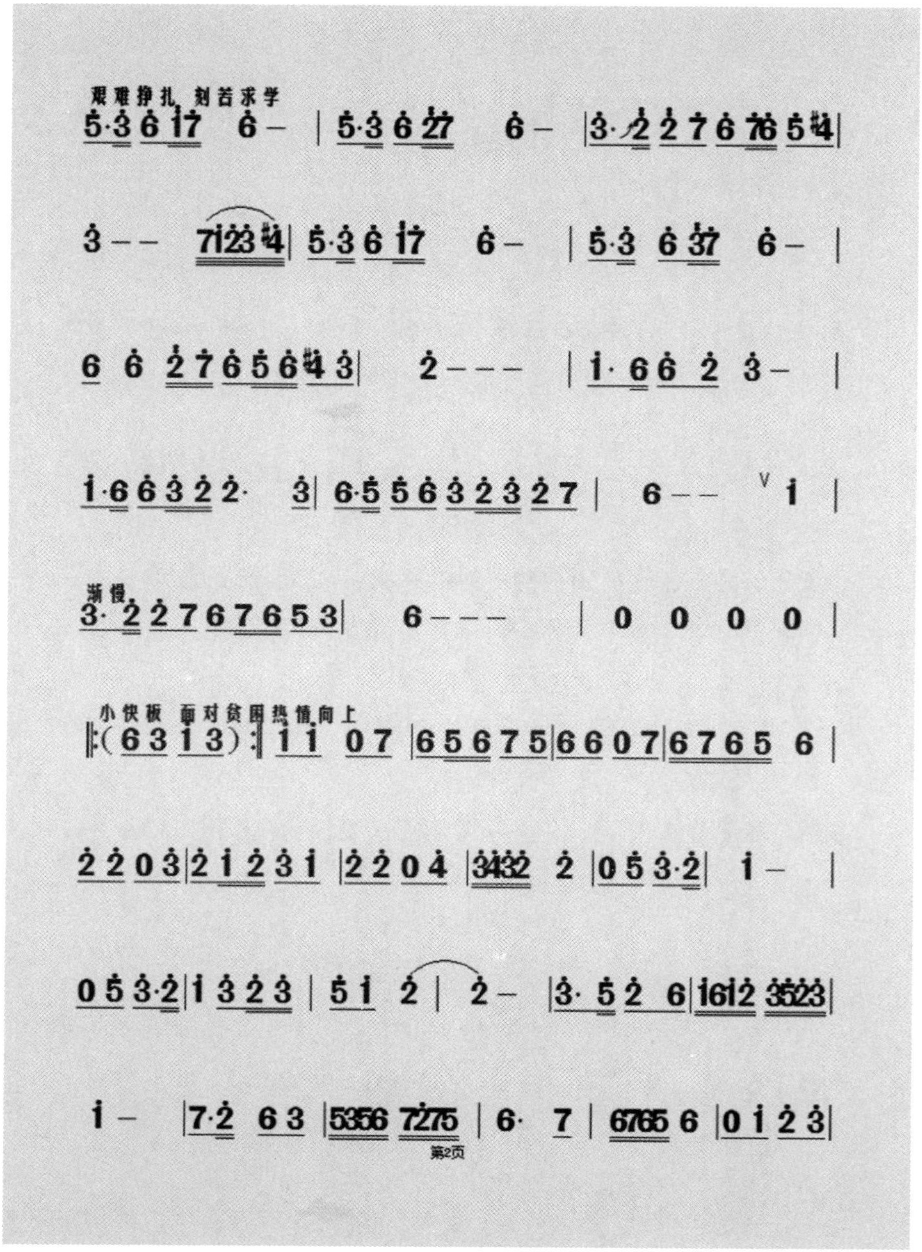

经典中医实录——
我对蓝肇熙先生中医学术的评述

图25-3　《君子颂》第一乐章（2）

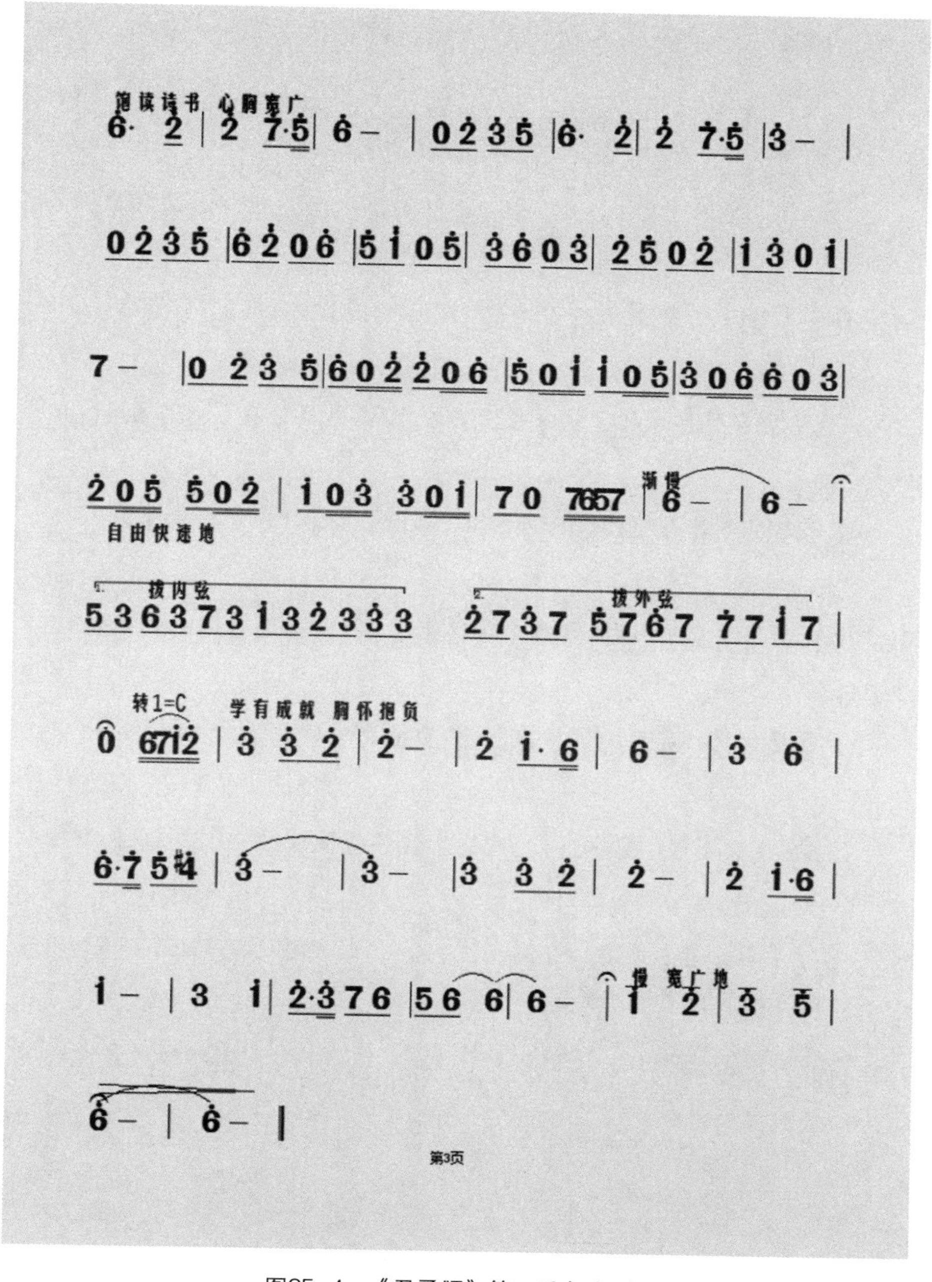

图25-4 《君子颂》第一乐章（3）

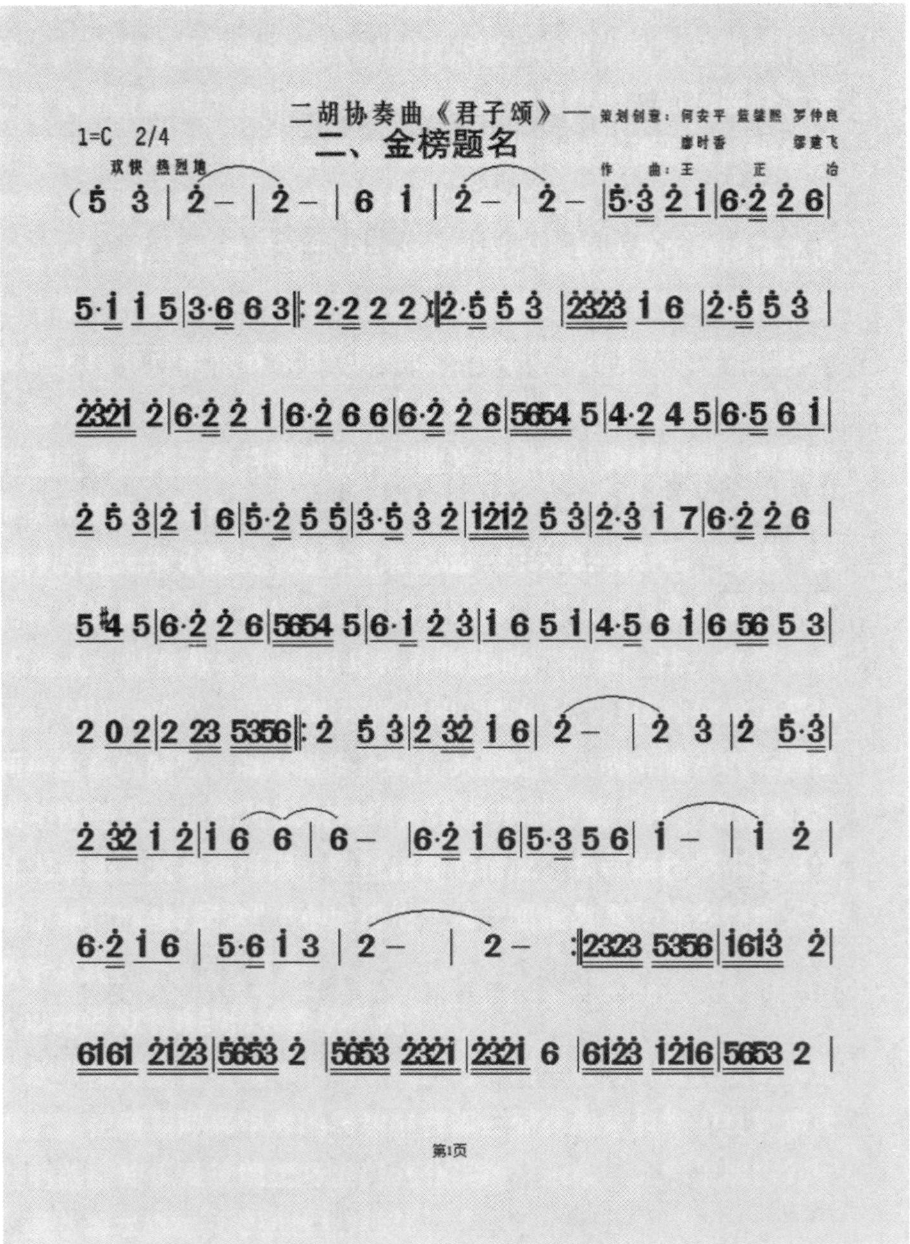

图25-5 《君子颂》第二乐章（1）

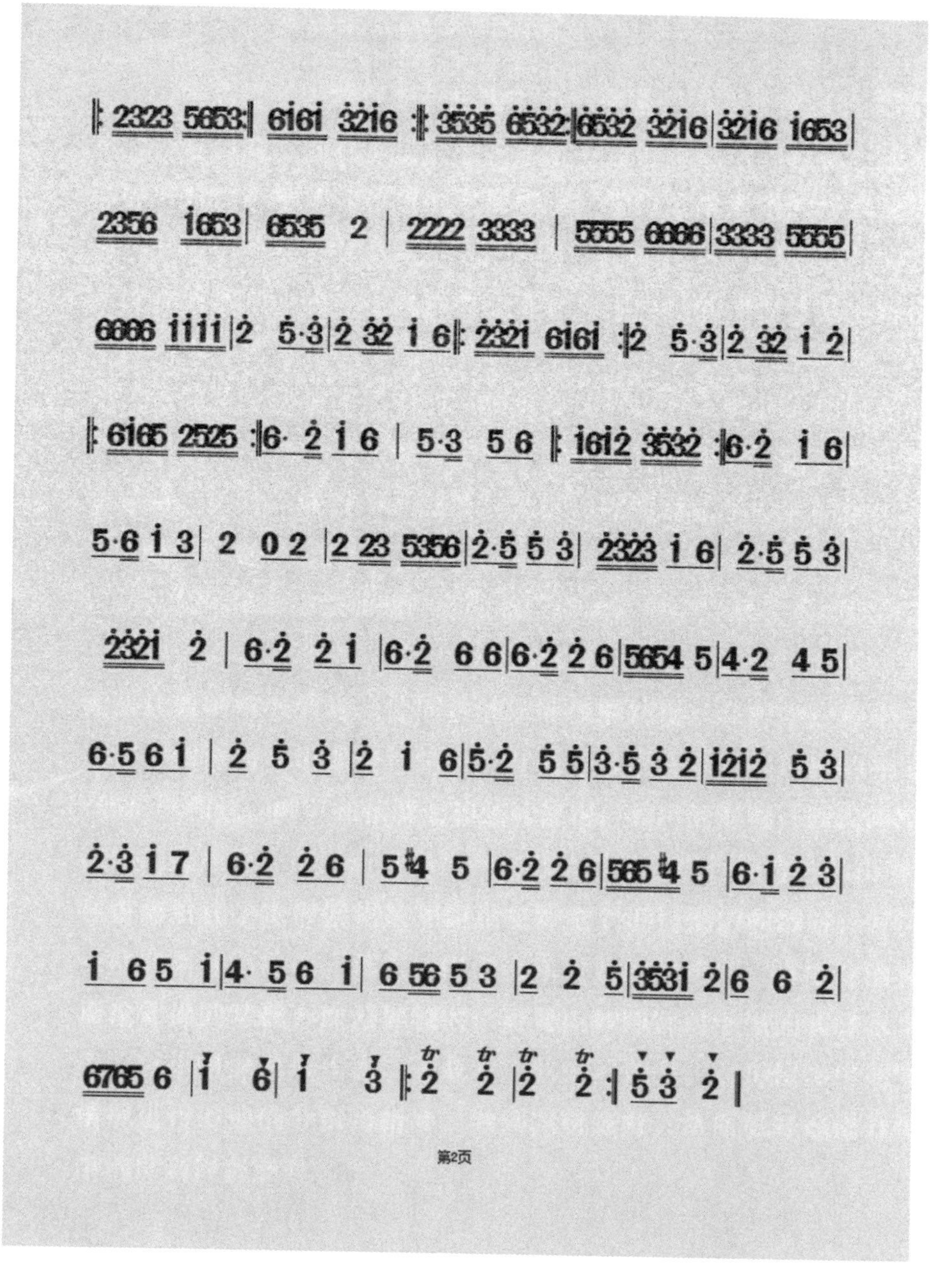

图25-6 《君子颂》第二乐章（2）

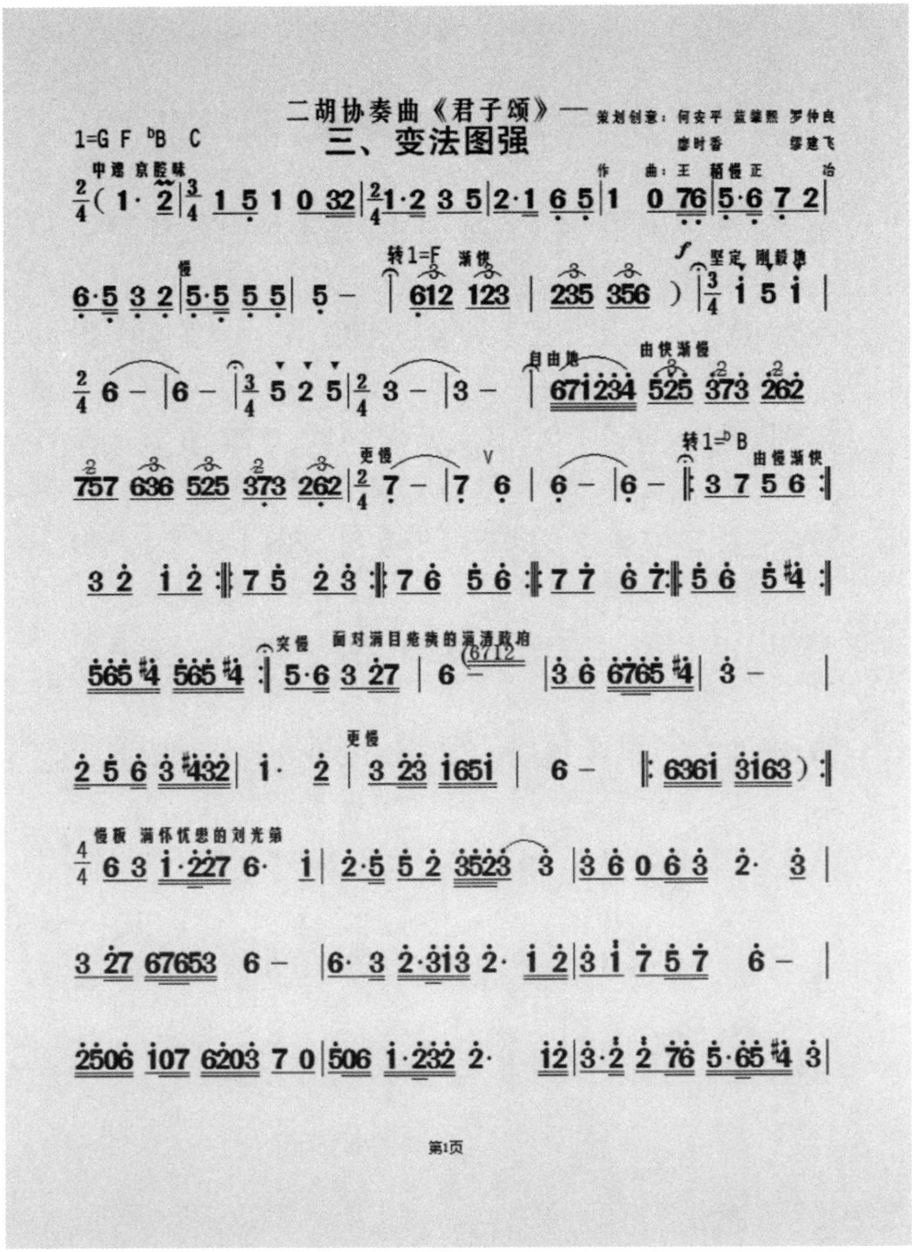

图25-7 《君子颂》第三乐章（1）

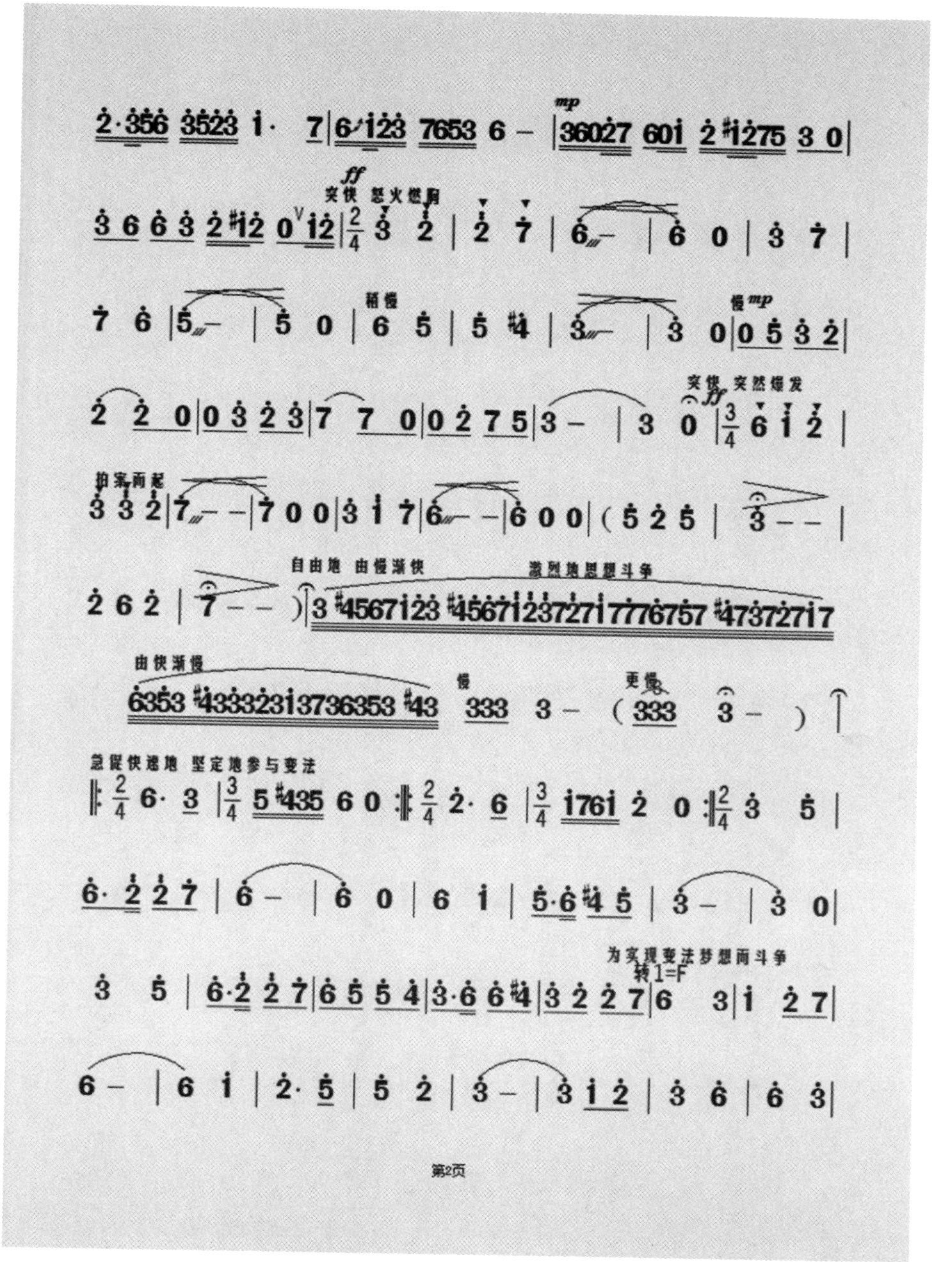

图25-8 《君子颂》第三乐章（2）

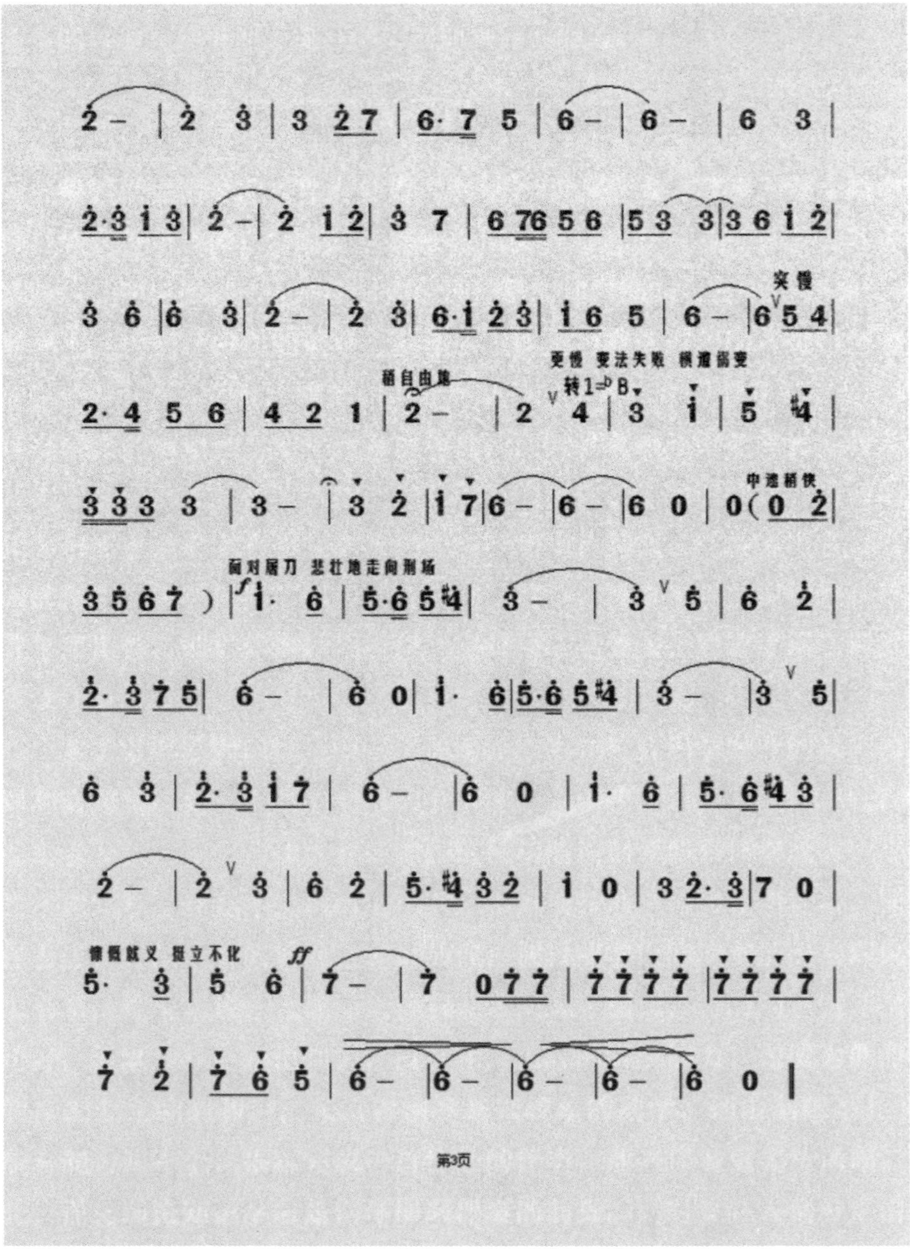

经典中医实录——
我对蓝肇熙先生中医学术的评述

图25-9　《君子颂》第三乐章（3）

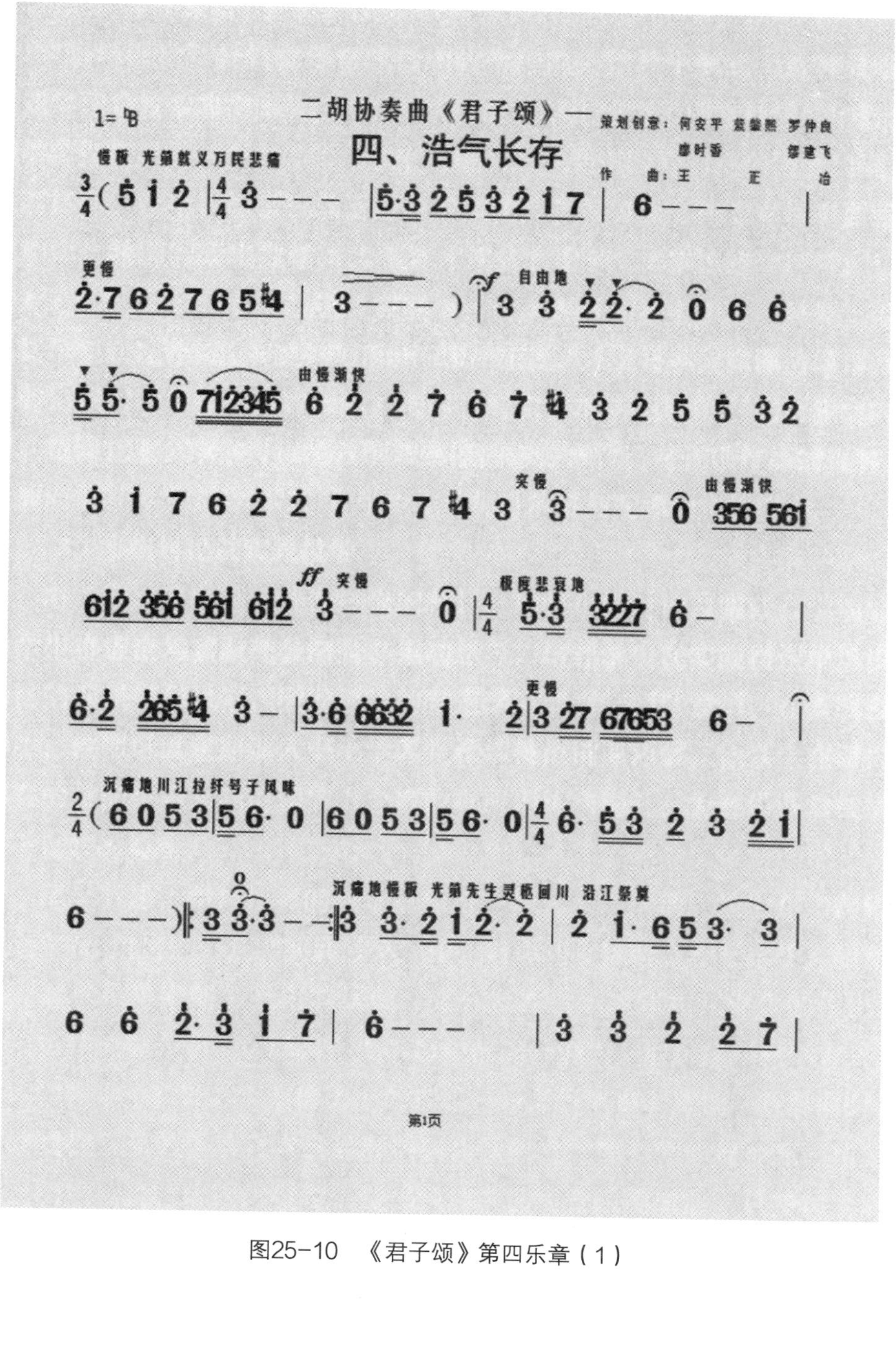

图25-10 《君子颂》第四乐章（1）

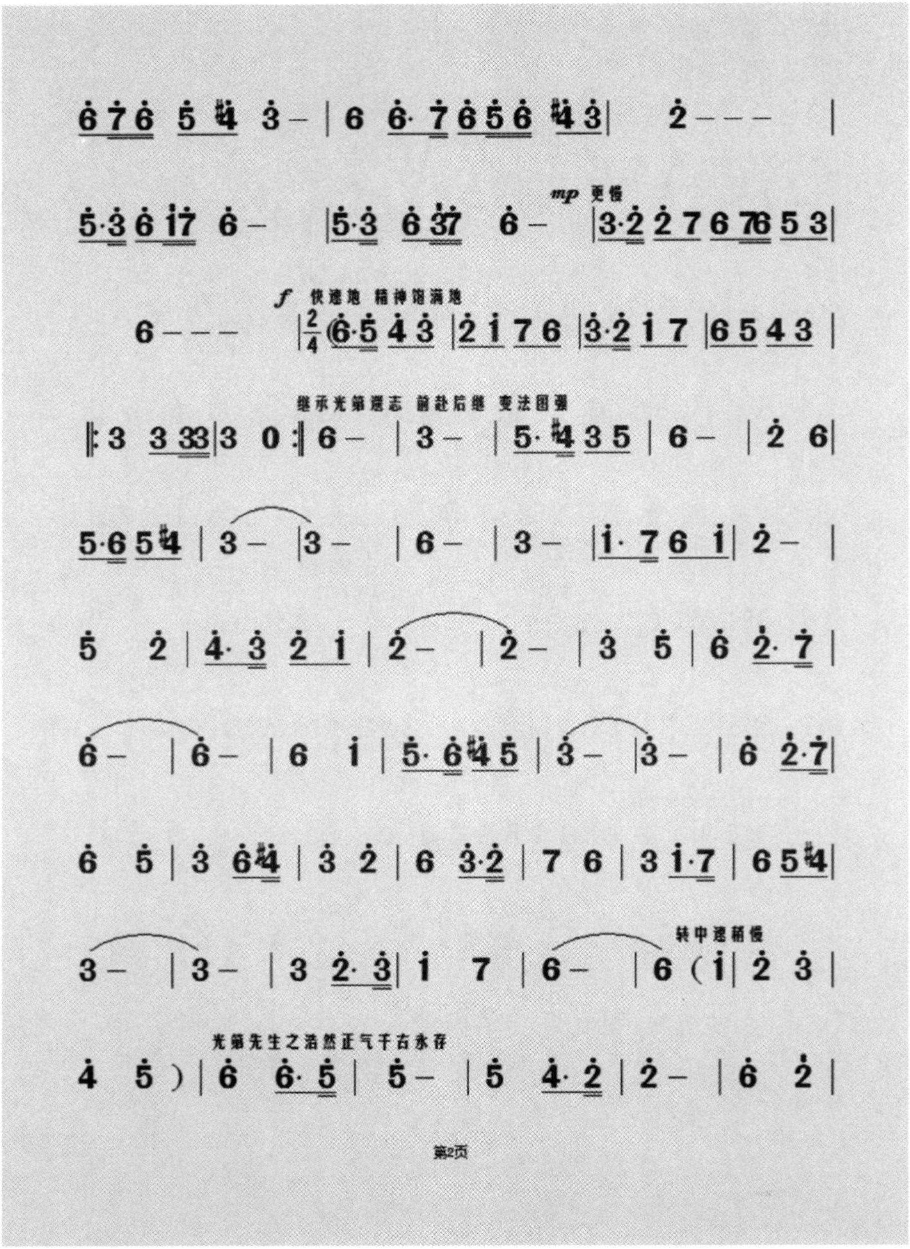

图25-11　《君子颂》第四乐章（2）

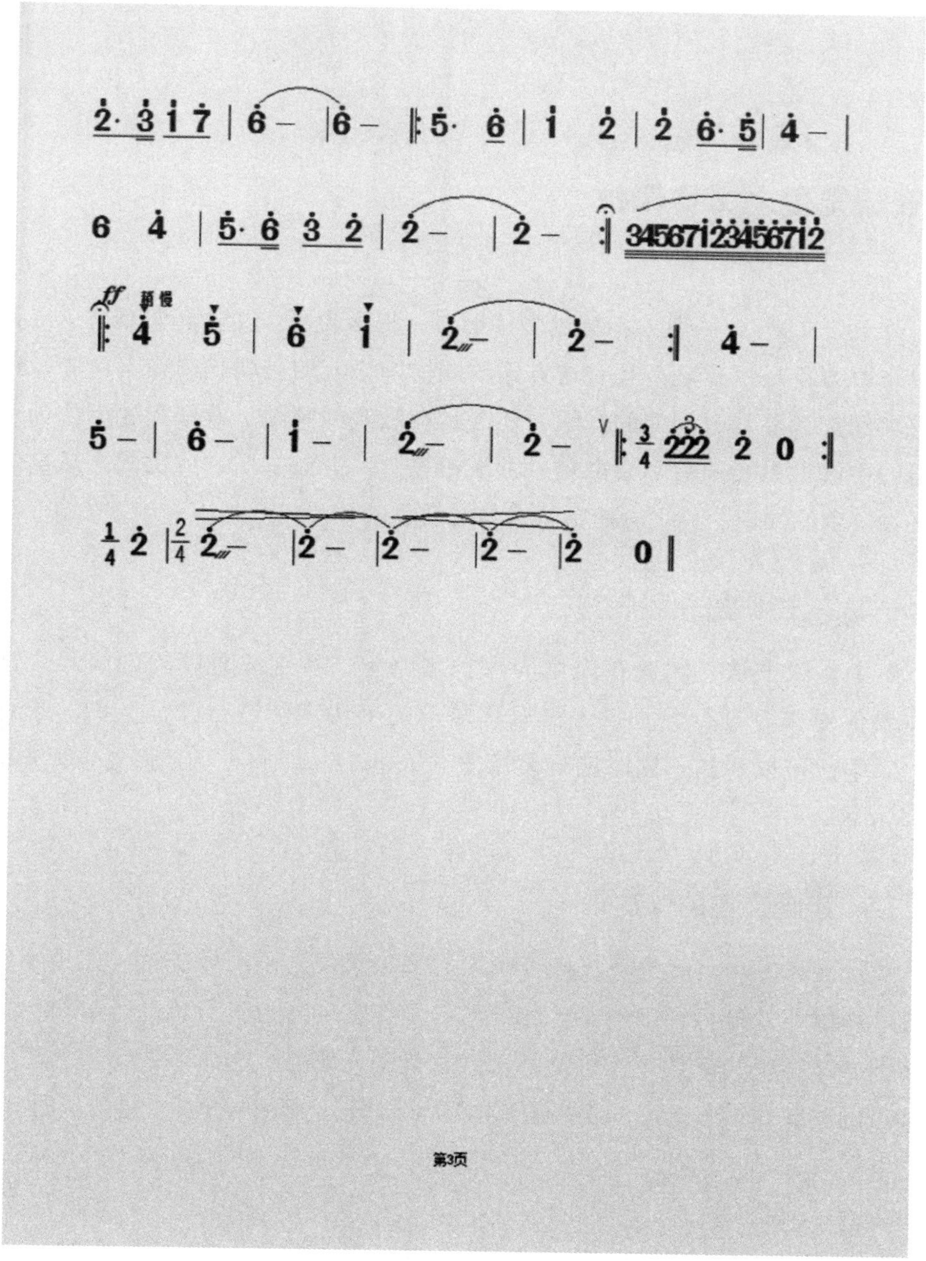

图25-12 《君子颂》第四乐章（3）

第二十六章
蓝肇熙先生之文物保护

对于"文物"，一般人不会过多接触，一是因为当今文物真假难辨，二是因为自身财力不足，三是不具有这方面的渊博知识，四是朝代演变不清晰。这不仅要求保护者要具有渊博的知识，还需具有敏锐的慧眼。蓝肇熙先生作为一名普通的中医，喜欢闲暇之余逛玩于古玩市场，一方面是向这些民间古玩高手学习文物鉴别的知识，另一方面是将自身对文物的相关历史知识应用于实践。

一、书法牌匾的保护

先生喜欢书法，因此在先生的保护之路中，特别注重牌匾的收集，这不仅需要他对作者进行甄别，还需对牌匾上的书法字体进行欣赏鉴别。于是在先生家中，可以看到不同时期许多历史名人的书法牌匾（见插图 26-1 至插图 26-6 ）。

二、字画文物的保护

先生喜欢字画，这些涉及许多画家、书法家甚至民间模仿者。先生不仅需要对字画细节处进行仔细甄鉴，还需对各个作者的特点进行比对与分析。在先生保护的文物中，最具文物价值的字画就是刘光第先生与米芾的字迹。先生亦喜欢门窗书桌等大型文物，这些需要时间、知识、阅历的积累才能认识的事物，先生也颇具慧眼，其中"熙和居"，已经被授予"省级文物保护单位"称号（见插图 26-7，插图 26-8 ）。

先生常讲，这些文物我们有义务保护下来，传于后世，只有铭记历史的人，才是真正的"仁"。虽然在保护文物之路上，先生将自己看诊所赚取钱财倾囊而出，生活节俭，但他总是乐此不疲，因为他坚信：历史使人明"志"，古物使人明"心"。

第二十七章
蓝肇熙先生之中医人生

一、五代中医，启蒙医学

蓝肇熙先生作为蓝氏家族第四代中医传人，父亲的启蒙教育对他影响非常深远，在其他的小朋友还在玩耍之时，蓝肇熙先生常常要完成《濒湖脉学》《汤头歌诀》等中医基础书籍的背诵，母亲更是悉心教授先生历代文学经典，故如《岳阳楼记》等名篇，蓝肇熙先生常是信手拈来。家族里，三叔蓝述苍的医术最高，毛笔字最工整，因此，每每看到乡邻跋山涉水求诊于三叔与父亲，未尝不羡慕，并暗自发奋。

二、大学五载，经典研读

大学生涯，蓝肇熙先生一息时间也不放过，与他同级的很多同学现在都已是各个地方的名中医，但面对蓝肇熙先生看书过目不忘的本领以及"恰同学少年"的时光，他们常常赞叹不已。因此，先生在毕业任教时，也是当年成都中医药大学的"四大才子"之一。

大学时期的先生，喜欢背诵《伤寒论》《金匮要略》《温病条辨》等经典著作，时常在四川大学望江公园与友人模仿外国人练习英语口语，背诵牛津词典上的单词，一本500多页的《简易牛津词典》也被先生翻了不下十数遍。

这样的努力，使得先生在年级《温病学》考试中，获得了满分。因为中医药类的大学经典很少出现满分，故成都中医学院基础医学院专门组织了专家检查试卷，先生的老师——全国名中医张之文教授，亲自组织大家再次阅卷，不放过一个标点，就是这样细致的检查，也未能发现任何一个标点符号错误，更未能改变先生经典考试满分的事实。

三、硕博六载，师恩难忘

1. 李明富先生

李明富先生是蓝肇熙先生的恩师，先生博士期间深受李明富先生学术与人品的影响。每每李先生家中有好吃的，都要叫来蓝肇熙先生给他补补身体。

在临床跟诊中，蓝肇熙先生总结恩师经验道："李明富先生擅长应用《伤寒论》《金匮要略》之方，喜用小方，每于平常之中见奇效"。这使得蓝肇熙先生后来的医学生涯中，每每临证，都喜用平常草木之品，但却收到了最好的效果。这样的学术传承到达我这一代，平常之中见真知，每每临床取效，甚是惊叹不已。

2. 张发荣先生

先生常对我讲，张发荣先生对于他来说更像"父亲"。1989 年，张发荣先生得知成都中医学院开始招收中医内科学博士，于是，匆匆骑上自行车来到蓝肇熙先生的家里，鼓励他准备复习考博。起初先生由于工作的原因，在考博与工作这件事情上不能做出选择，但张发荣先生苦口婆心，一次次的鼓励与支持，使得先生下定决心参加当年中医博士考试。

先生一边坚持工作，一边利用所有闲暇时间学习。就这样，在有限的时间里，先生凭借着辛勤努力，考上了成都中医学院中医内科学的博士研究生。作为教育新时期的博士，蓝肇熙先生是第一批双导师培养的中医博士。但这一切的成就都应归于张发荣先生，是他的坚持才促使蓝肇熙先生中医之路的成功（图 27-1）。

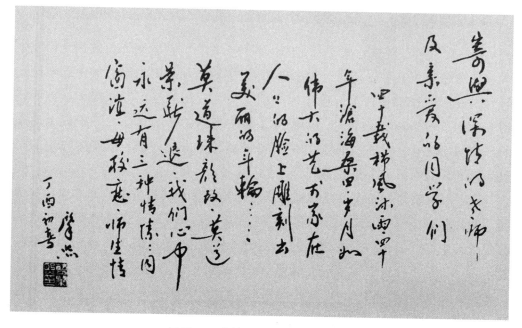

图27-1　蓝肇熙先生对老师的感恩

在 2017 年成都中医药大学 60 周年校庆之日，蓝肇熙先生邀请张发荣教授聆听二胡专场音乐会。张发荣教授为蓝肇熙先生的音乐会吟诗一首，拉开了二胡演奏的序幕。

在临证中，蓝肇熙先生常在我的耳边述说："张发荣先生擅长中医疑难病证，每每遇到疑难杂症，张发荣先生都会使用奇药、怪方，往往能治疗疑难病证。"也就是这样的传承，使得先生多年的医学生涯，每每用方，效如桴鼓。

3. 马烈光先生

在《黄帝内经·素问故事》里，全国名中医马烈光先生对先生进行了精彩的点评，我有幸在临床与马烈光先生相遇，得知马烈光先生是蓝肇熙先生的班主任。当时蓝肇熙先生在大学时，马烈光先生就对其青睐有加，认为蓝肇熙先生在中医界，乃"川中无二人"也。

四、国医大师，评述论文

在一次资料整理中，我看到了先生的硕士论文。蓝肇熙先生的硕士研究生毕业论文题为《五脏以"通"为用探述》，主题新颖。因为当时的中医学硕士研究生各大院校都很稀少，遂先生的论文要经过相关理论专家评审，有幸得到方药中、王玉川、王渭川、裘沛然、邓铁涛等大师的点评，对于先生论文的评语成了先生一生的方向与灯塔。每每提及文末的评语，蓝肇熙先生的眼里都闪烁着对中医药事业的无限动力。

王渭川教授和方药中教授都赞誉了先生辨证论治的思维方式，本应六腑为通，但先生却对"五脏以通为用"之理、法、方、药进行探述，实属一代天之骄子、中医"心悟"最高者。在评述中"方药中""王渭川"等这样的名家签名大字，足以让这篇学术论文得到中医界的肯定，实乃大家之作矣。

我于2016年整理先生家里的旧书时，找到了这一页弥足珍贵的评语签名，而王玉川教授的评语与签名因时间久远、纸张破碎，未能找到，先生也深表遗憾。我于惋惜之中，更加告诉自己要努力像蓝肇熙先生一样，博闻强识，遂拍下"方药中"先生的签名，其旁边的评语则是"王渭川"老师的评语（图27-2）。

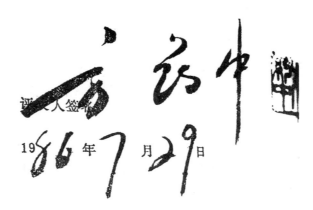

图27-2　方药中在蓝肇熙先生硕士毕业论文中的签名

五、广中医进修，医学经典研修

1990 年，蓝肇熙先生在成都中医学院担任讲师期间，有幸被选为优秀教师代表，与陈刚教授等人一起去广州中医学院进修。起初来自全国各大院校的一百多人要进行分组，大家都选择了自己喜欢的科目组别，唯独蓝肇熙先生还没有选择，陈刚老师问了他后，才知他是在等待大家选完，看哪个组人数不足，再选择人数不足的组。

其中李赛美教授希望蓝肇熙先生参与"伤寒组"的研究，但因为先生已得知"《黄帝内经》组"人数不足，遂接受了陈刚老师的邀请，进入了"《黄帝内经》组"。

因此，这样的机缘巧合，也就决定了蓝肇熙先生一生愿意殚精竭虑的圣继绝学——《黄帝内经》的传承与研究。

在众多进修"中医四大经典"的教师中，蓝肇熙先生凭借自己超强的记忆以及灵活的思维，很快中脱颖而出。也许是因为小时候与大学学习时的努力，让蓝肇熙先生在这个中医人齐聚的殿堂光芒四射，他出色的理论与临床经验分享，得到了国医大师邓铁涛老先生的称赞。

邓铁涛先生很想留下时年 30 余岁的蓝肇熙先生任教于广州中医学院，但蓝肇熙先生委婉地拒绝了邓老的盛情。后来，先生与我畅谈时，讲出了拒绝的理由，因为当时在他心中，他更热爱"四川"这片故土。

在进修结束临行前，邓铁涛先生悄悄把蓝肇熙先生拉到一边，并对他说："回去好好把川派中医发展、继承并发扬下来。"后来《邓铁涛寄语青年中医》这本书出版时，又亲笔签名赠送给蓝肇熙先生，以勉励他在中医这条路上走向圣继绝学。

六、四十年教学，名垂高校史册

蓝肇熙先生从 27 岁硕士研究生毕业开始，第一年工作于成都中医药大学，讲授过中医各科基础类课程，后来为了成都体育学院运动医学系中医教研室的发展，来到成都体育学院从事中医学类教学。在成都体育学院的教师生涯中，先生教授过大部分课程，从《中医基础理论》到《中医诊断学》，从《中医内科学》到《黄帝内经》，从《伤寒论》到《温病学》，每一个科目的教授如今在蓝肇熙先生的脑海里都历历在目，仿佛昨日经历的事情。

与此同时，先生也教授过大部分西医学课程，因为早年对西医学的追逐以及成都中医学院西医名师的教授，使得他在西医这方面的理论与经验颇为丰富，倾注一生之所学教授于成都体育学院的学子。如今蓝肇熙先生的学生遍布全国各地，其中不乏社会名流、中医名家等。

因此，先生的人生轨迹亦像一条纯洁清澈的溪流，源远流长（如图27-3、27-4）。

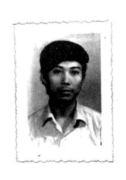

成都中医学院
攻读博士学位研究生
毕业证书

蓝肇熙 系四川富顺人，一九五九年七月二十九日生。一九八九年三月至一九九二年三月在我院攻读 中医内科学 博士学位。已通过博士学位的课程考试和论文答辩，成绩合格。准予毕业。

成都中医学院院长 李明富

证书编号（博）9213

一九九二年七月十 日

图27-3　1992年蓝肇熙先生中医内科学博士毕业

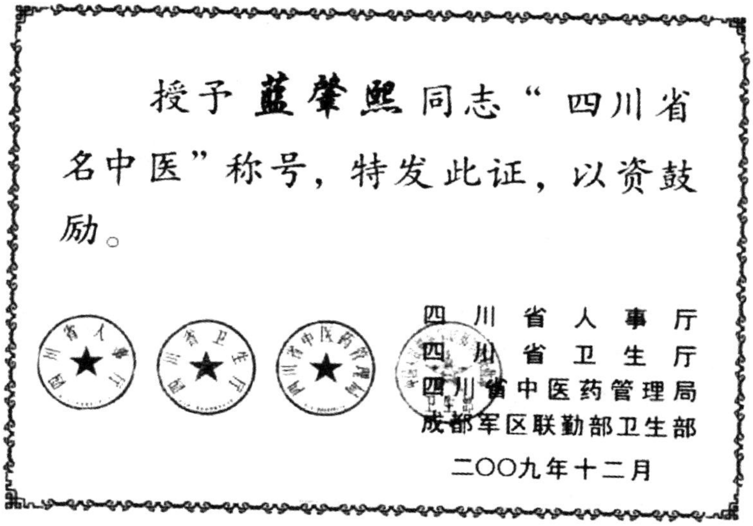

授予**蓝肇熙**同志“四川省名中医”称号，特发此证，以资鼓励。

四川省人事厅
四川省卫生厅
四川省中医药管理局
成都军区联勤部卫生部
二〇〇九年十二月

图27-4　2009年12月蓝肇熙先生被授予“四川省名中医”称号

1985年1月至1986年2月，成都中医学院附属第一医院中、西医师。

1986年7月至1987年1月，成都中医学院中医诊断学教研室，助教中、西医师。

1987年2月至1989年2月，成都体育学院运动医学系讲师和中、西医师。

1989年3月至1992年3月，成都中医学院临床医学系中医讲师、中医医师，以及中医内科学博士在读。

1992年4月至1995年4月，成都体育学院运动医学系中医教研室主任以及医学系副教授。

1995年5月至1998年8月，成都体育学院运动医学系副主任及副教授。

1998年9月至2003年3月，成都体育学院研究生部主任和教授。

2003年4月至2019年7月，成都体育学院运动医学系教授，教授《内经选读》课程。

2008年1月至今，成都中医药大学兼职博士生导师。

2009年12月被评为“四川省首届名中医”。

2012 年 7 月至今，聘为中科院深圳先进院、四川大学客座教授，讲授中医养生以及中医高科技装备相关课程。

2014 年 1 月至今，成都体育学院博士生导师。

2017 年 9 月被评为"成都体育学院三十年教龄贡献奖教学名师"。

七、六十年人生，谱写《中医赞》

2017 年，蓝肇熙先生欣闻《中医药法》颁布，欣喜若狂，彻夜未眠，此时的他希望为中医再做点什么。于是先生废寝忘食，尽心苦思，坐在自己的书桌旁前后思索，结合对中医的领悟与临证感受，创作出中国第一首中医版合唱形式的词曲，定名为《中医赞》。歌词内容深远，气势磅礴，在阴阳之间、古今之间，将中医的起源、发展与未来，娓娓道来；曲调方面，音色时而婉转，时而抑扬顿挫，时而清脆明快，时而高亢浑厚，仿佛将一整个宇宙天地之间的浩然正气吐纳于胸中（如图 27-5 至图 27-6）。

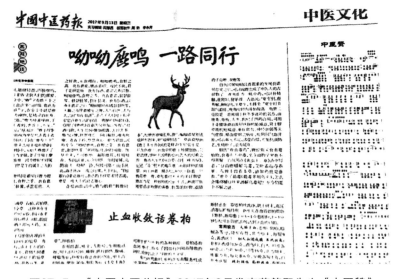

图27-5　《中国中医药报》2017年9月发表蓝肇熙先生《中医赞》

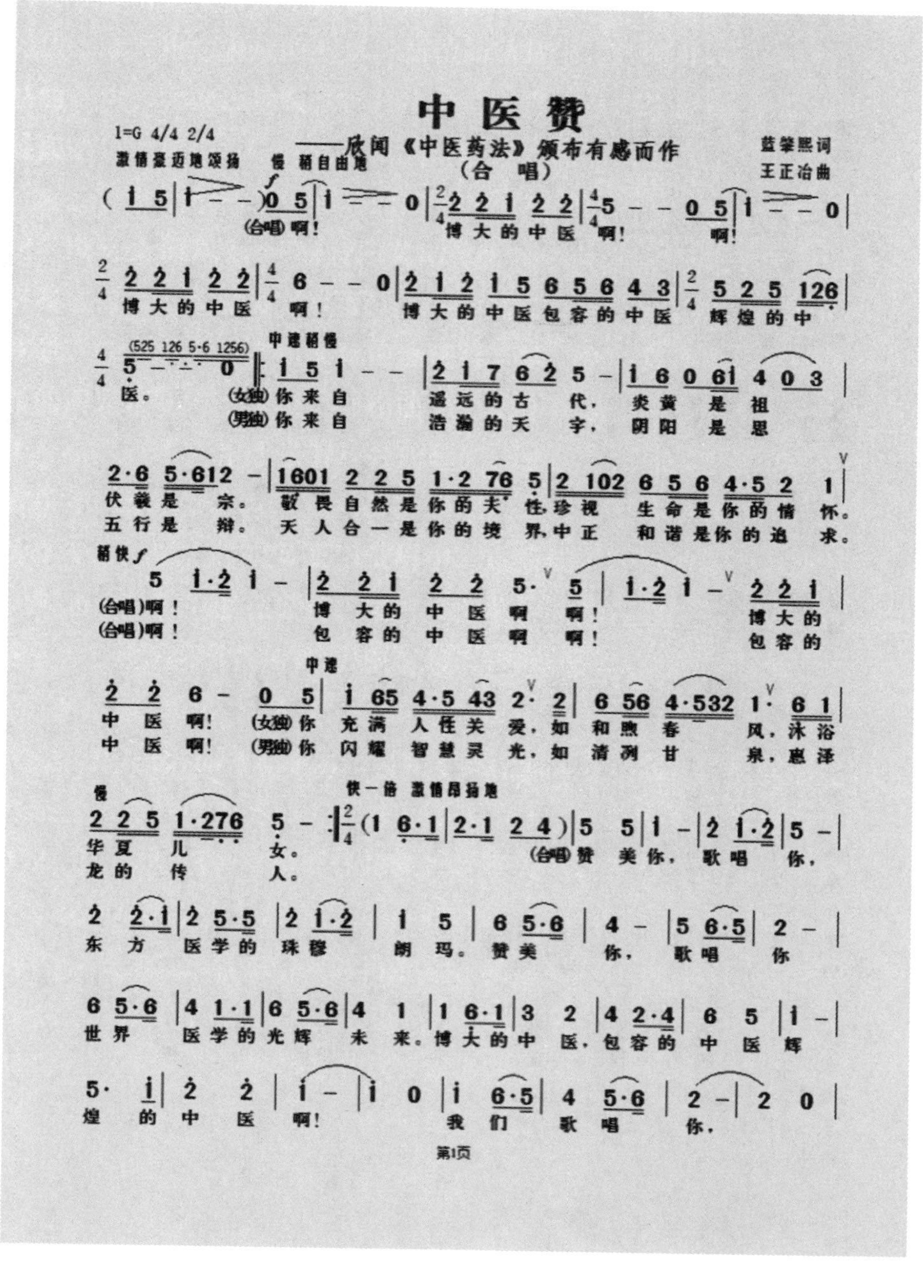
中医赞
——欣闻《中医药法》颁布有感而作
(合 唱)
1=G 4/4 2/4
激情豪迈地颂扬
慢 稍自由地
蓝肇熙词
王正治曲
(合唱)啊!
博大的中医 啊! 啊!
博大的中医 啊!
博大的中医包容的中医 辉煌的中
医。
中速稍慢
(女独)你来自 遥远的古代，炎黄是祖
(男独)你来自 浩瀚的天宇，阴阳是思
伏羲是宗。敬畏自然是你的天性，珍视生命是你的情怀。
五行是辩。天人合一是你的境界，中正和谐是你的追求。
稍快
(合唱)啊! 博大的中医啊 啊! 博大的
(合唱)啊! 包容的中医啊 啊! 包容的
中速
中医啊! (女独)你充满人性关爱，如和煦春风，沐浴
中医啊! (男独)你闪耀智慧灵光，如清冽甘泉，惠泽
慢
快一倍 激情昂扬地
华夏儿女。
龙的传人。
(合唱)赞美你，歌唱你，
东方医学的珠穆朗玛。赞美你，歌唱你
世界医学的光辉未来。博大的中医，包容的中医辉
煌的中医啊! 我们歌唱你，
第1页

图27-6 《中医赞》词曲

6 5·6 | 4 5 2 1 | 1 — | 1ˇ 5 5 | 2 — | 2· 6 | 5 — | 5 — |
我们　赞美你，　我们赞美　你。

慢一倍
(²⁄₄ 5 0 6 1 2 5 6) | ⁴⁄₄ 中速稍慢 深情地
i 5 i — — | 2 i 7 6 2 5 — |
3.(男女领)你来自　深情的大　地，

i 6 0 6 i 4 0 3 | 2·6 5 6 i 2 — | i 6 0 1 2 2 5 | 1·2 76 5 |
黄河是源　岐山是　根。发·现经络是你的伟·绩。

稍快 f
2 1 0 2 6 5 6 4·5 2 1 | 5 i·2 i — | 2 2 1 | 2 2 5 | 5 |
构建　藏象是你的丰功。(合唱) 啊　辉煌的中医啊！啊！

中速
i·2 i — | 2 2 1 | 2 2 6ˇ | 0 5 | i 6 5 | 4·5 4 3 2·2 |
辉煌的中医　啊！(男女领) 你蕴含　乾坤真　理，如

快一倍 激情昂扬地
6 5 6 4·5 3 2 1·ˇ 6 1 | 2 2 5 1·2 76 5 — | ²⁄₄ (1 6·1 | 2·1 2 4) |
蓝天使　者，护佑天下苍··生。

| 5 5 i — | 2 i·2 5 — | 2 2 i | 2 5 5 | 2 i | i 5 |
(合唱) 赞美你，歌唱　你，　东方　医学的珠穆　朗玛。

6 5·6 | 4 — | 5 6·5 | 2 — | 6 5·6 | 4 | 1·1 | 6 5·6 |
赞美　你，歌唱　你，世界　医学的　光辉

4 1 | 6·1 | 3 2 | 4 2·4 | 6 5 | i — | 5· i | 2 2 |
未来。博大的中医，包容的中医，辉　煌的中医

i — | 0 i | 6·5 4 5·6 | 2 — | 2 0 6 5·6 | 4 5 2 |
啊　我们歌唱你，　我们　赞美

i — | 1ˇ 5 5 | 2 — | 2·6 | 5 — | 5 5 5 | 2 — | 2· i |
你，我们赞美　你。我们赞美

原速
i — | i — | i — | i — | i 0 |
你。

2017.2.15.

第2页

一、你来自遥远的古代，炎黄是祖，伏羲是宗；敬畏自然是你的天性，珍视生命是你的情怀。啊！博大的中医，你充满人性关爱，如和煦春风，沐浴华夏儿女。

二、你来自浩瀚的天宇，阴阳是思，五行是辩；天人合一是你的境界，中正和谐是你的追求。啊！包容的中医，你闪耀智慧的灵光，如清冽甘泉，惠泽龙的传人。

三、你来自深情的大地，黄河是源，岐山是根；发现经络是你的伟绩，构建藏象是你的丰功。啊！辉煌的中医，你蕴涵乾坤真理，如蓝天使者，护佑天下苍生。

赞美你，歌唱你，东方医学的珠穆朗玛！

赞美你，歌唱你，世界医学的光辉未来！

第二十八章

蓝肇熙先生之 60 载论著

蓝肇熙先生 60 余载著述颇多，我将在后续《经典中医实录：论文集》中一一详细解读，仅以此次汇总，对先生中医事业的前半生进行一项总结，希望在将来一一出版，普惠更多中医人（表 28-1 至表 28-4）。

一、蓝肇熙先生之一作论文

表 28-1　蓝肇熙先生之第一作者发表论文

序号	蓝肇熙先生论文题目	期刊	发表时间	作者排序
1	力竭跑步后大白鼠骨骼肌和血清中铜含量的实验研究	四川解剖学杂志	1997	1
2	论中医"时藏理论"在体育运动中的运用	成都体育学院学报	1999	1
3	抗高热Ⅰ号合剂对肺炎双球菌所致发热家兔红细胞免疫功能的影响	华西药学杂志	2001	1
4	抗高热Ⅰ号合剂对肺炎双球菌所致发热家兔脑脊液 PGE、cAMP 含量的影响	华西药学杂志	2001	1
5	应用现代科学实验方法改革《中医基础理论》教学	成都体育学院学报	2001	1
6	高血压病机及证治新探	四川中医	2002	1
7	部分普通高校高水平篮球后备人才身体机能的研究	中韩体育学术论丛	2002	1
8	骨立拮抗维甲酸所致大鼠骨质疏松的实验研究	华西药学杂志	2003	1
9	非典型肺炎病因病机及证治探析	四川中医	2004	1
10	试析心为人体阳气之主宰	四川中医	2005	1

（续表）

序号	蓝肇熙先生论文题目	期刊	发表时间	作者排序
11	骨立冲剂治疗脾肾两虚型原发性骨质疏松症的临床观察	四川中医	2006	1
12	骨立对去卵巢大鼠骨质疏松症防治作用的实验研究	四川中医	2006	1
13	骨立对去卵巢大鼠骨质疏松症骨生物力学影响的实验研究	四川中医	2006	1
14	心脾关系辨析	四川中医	2006	1
15	损伤血瘀证中 PAF 变化及桃红四物汤对其干预的实验研究	四川中医	2007	1
16	损伤血瘀证与 IL-6、IL-10 的相关性及化瘀中药对其影响的实验研究	四川中医	2008	1
17	桃红四物汤对大鼠损伤血瘀证的影响	华西药学杂志	2008	1
18	桃红四物汤对大鼠损伤血瘀证中 TXB2、6-keto-PGF1α 的影响	华西药学杂志	2008	1
19	运动结合五脏背俞穴按压对原发性高脂血症影响的观察	内蒙古中医药	2010	1
20	黄芪通过干预"损伤血瘀证"早期 IL2 以达到抑制炎症的目的	医学信息	2013	1
21	蓝肇熙名老中医治疗运动性耳鸣经验浅析	四川中医	2018	1
22	Acupuncture therapy in a patient with radial nerve injury	TMR Non-Drug Therapy	2018	1
23	autoregulation factors of female endocrine hormones during long time load exercise	JOURNAL OF MATERIALS SCIENCE: METERIALS IN MEDICINE	2018	1
24	针灸结合骨立对去势大鼠骨质疏松症骨密度及生物力学影响的研究	四川中医	2008	指导老师
25	从医易结合看中医的全息思维	中国民族民间医药	2009	指导老师

二、蓝肇熙先生之二作论文

表28-2　蓝肇熙先生之第二作者发表论文

序号	蓝肇熙先生论文题目	期刊	发表时间	作者排序
1	当归芍药散对痛经患者血液流变性及PGF2α水平的影响	中西医结合杂志	1990	2
2	糖复康对正常及糖尿病家兔血糖水平、血清胰岛素和胰升血糖素释放的影响	中成药	1992	2
3	辨证分型、内外结合治疗髌骨软骨病	中国运动医学学术会议论文集	1996	2
4	运用三维动画技术研究手法整复运动性骨折	全国体育科学术会论文集	1997	2
5	糖复康对NIDDM脂代谢紊乱患者血脂及载脂蛋白水平影响	实用中西医结合杂志	1997	2
6	运动型失眠的研究现状	成都体育学院学报	1999	2
7	麦粒灸加叩刺拔罐法治疗类风湿性关节炎	四川中医	2000	2
8	优秀运动员运动性失眠的发生与治疗	第六届全国体育科学大会论文摘要汇编（二）	2000	2
9	奥地利萨尔茨堡大学、德国波茨坦大学办学体制及体育院系考察报告	成都体育学院学报	2001	2
10	脑脉通注射液对全脑缺血及再灌注大鼠脑组织单胺类递质的影响	华西药学杂志	2002	2
11	中药对优秀运动员免疫功能的影响	第九届全国运动医学学术会议论文摘要汇编	2002	2
12	论中医学的阴升阳降及对临床治疗的指导意义	四川中医	2003	2
13	调神定志中药对优秀运动员运动性失眠血液单胺类神经介质的影响	成都体育学院学报	2003	2
14	乙肝病机及治疗探要	四川中医	2003	2
15	再论"调肝法"治疗2型糖尿病	四川中医	2007	2
16	从阴邪论治乙型病毒性肝炎	新中医	2009	2
17	损伤血瘀证研究的突破性进展	内蒙古中医药	2012	2

（续表）

序号	蓝肇熙先生论文题目	期刊	发表时间	作者排序
18	"阴阳合一""脏腑合一"原则防治骨质疏松症	内蒙古中医药	2012	2
19	黄芪通过协调平衡 IL6 以达到控制损伤血瘀证早期炎症的目的	健康必读	2013	2
20	黄芪通过 IL8 干预"损伤血瘀证"早期炎症反应	保健时报	2014	2

三、蓝肇熙先生之其他论文

表 28-3　蓝肇熙先生之其他排序作者发表论文

序号	蓝肇熙先生论文题目	期刊	发表时间	作者排序
1	糖复康治疗 II 型糖尿病及其脂代谢紊乱患者的临床研究	中医药治疗糖尿病新进展——首届糖尿病（消渴病）国际学术会议论文集	1994	8
2	糖复康治疗 II 型糖尿病的临床疗效观察	中成药	1996	6
3	应用计算机可视技术和高智能模拟技术改革运动生理实验教学	成都体育学院学报	1997	5
4	糖复康治疗 II 型糖尿病的临床疗效观察	中医研究	1997	7
6	模拟过度训练对肾组织影响的超微病理和酶组织化学研究	体育科学专集	1998	6
5	运动与心脏促血管内皮生长因子（VEGF）	成都体育学院学报	1998	4
6	运动性失眠的中医辨证分型	第六届全国体育科学大会论文摘要汇编（二）	2000	4
7	运动性失眠的中医辨证分型治疗观察	四川中医	2001	3
8	肥胖基因的研究及其新进展	广州体育学院学报	2003	3
9	中药对脾胃失调肾阴虚运动员微量元素与免疫参数的影响	中华人民共和国第十届运动会科学大会论文摘要汇编	2005	3
10	结合分子生物学创新中医理论的探讨	时珍国医国药	2012	4

四、蓝肇熙先生之主编著作

表 28-4　蓝肇熙先生之主编医学著作

序号	著作书名	出版社	发表时间	贡献
1	伤科中药与方剂	成都体育学院教材委员会	1994	主编
2	运动性疾病的中医辨证论治	天地出版社	2002	主编
3	黄帝内经·素问故事	人民卫生出版社	2016	主编
4	损伤血瘀证理论与实践	人民卫生出版社	2018	主编
5	黄帝内经·灵枢故事	人民卫生出版社	2018	主编
6	郑怀贤医著集粹	四川大学出版社	1998	副主编
7	中医骨伤科学	成都体育学院教材委员会	1988	编委

第二十九章
蓝肇熙先生之文史记述

　　蓝肇熙先生博学多才，自我认识先生起，就常能耳濡目染先生对中国传统文化的热爱与执着，目下之《初春》（如图 29-1）、《浣花雅聚》（如图 29-2）、《岳阳楼记》（如图 29-3）部分，是我与先生看诊时赠送友人的礼物，字迹清秀、豁达、刚劲，着实让晚辈敬佩不已。此后，我又收集了先生写给母校、恩师、同学的笔墨（如图 29-4 至图 29-7），《中医赞》原稿，以及蓝锡纯先生 80 余岁高龄所写处方，一起放置于此（如图 29-8，图 29-9，图 29-10，图 29-11），以此记录自己开始的中医人生，要像先生们一样，奋发图强，博闻强识，增进中医内功之修为。

一、蓝肇熙先生之文学诗词歌赋

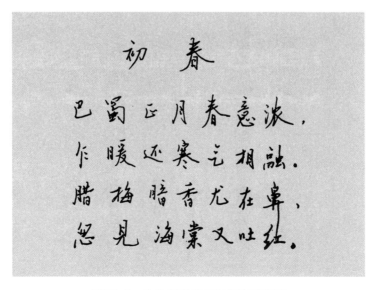

图29-1　先生看诊空闲时间有感而写

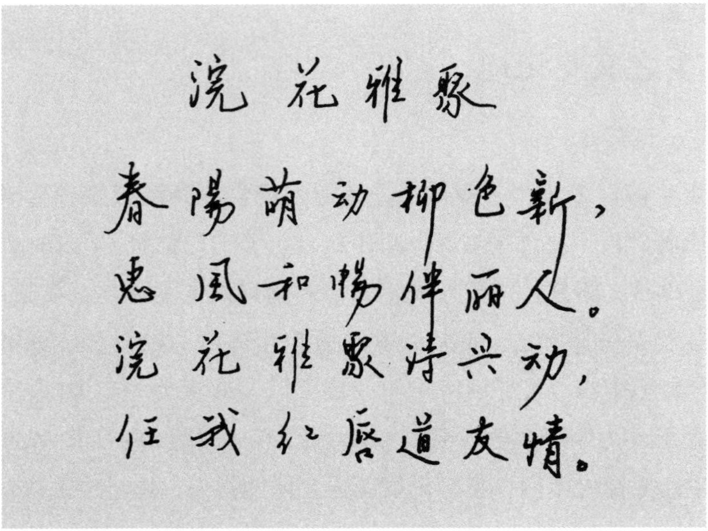

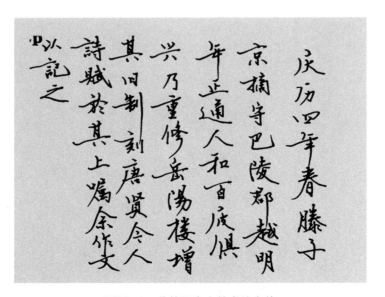

图29-2 蓝肇熙先生赠予友人的诗

图29-3 蓝肇熙先生的书法字体

二、蓝肇熙先生之人生恩师评述

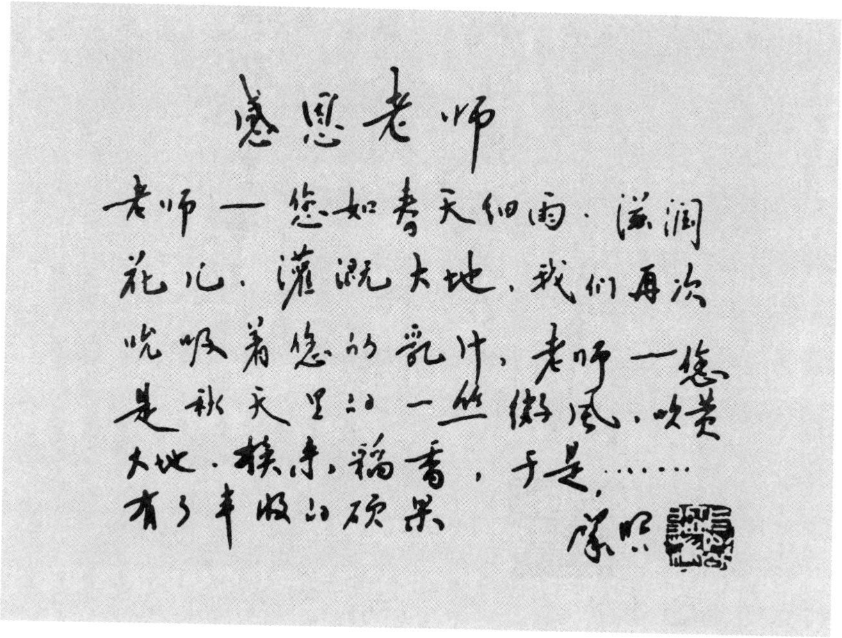

感恩老师

老师——您如春天细雨，滋润花儿，灌溉大地，我们再次吮吸着您的乳汁，老师——您是秋天里的一丝微风，吹黄大地，换来稻香，于是……有了丰收的硕果

肇熙

图29-4　蓝肇熙先生谱写50年师生情

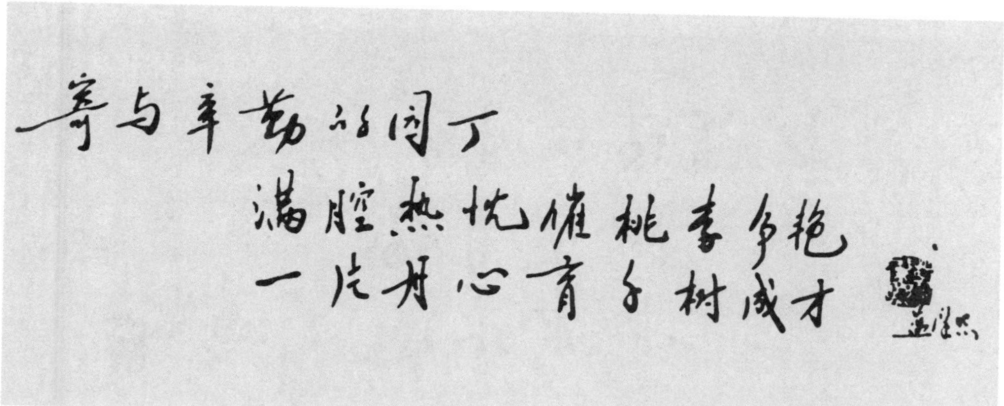

寄与辛勤的园丁

满腔热忱催桃李争艳

一片丹心育子树成才

蓝肇熙

图29-5　蓝肇熙先生写给恩师的话

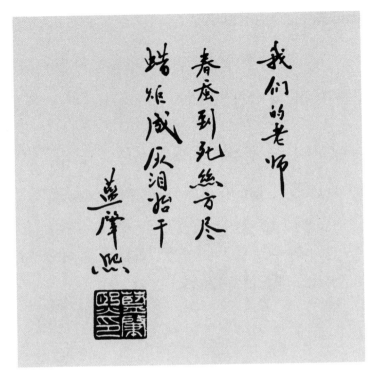

图29-6　蓝肇熙先生写给恩师的话语

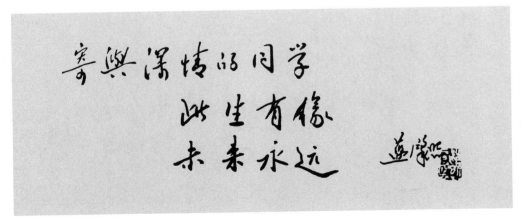

图29-7　蓝肇熙先生谱写50年同学情

三、蓝肇熙先生之父亲处方记录

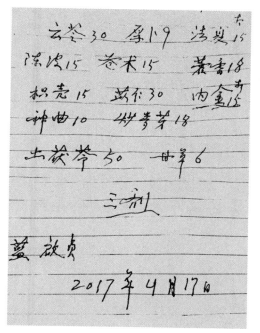

图29-8　蓝肇熙先生的父亲蓝锡纯先生的
手写处方（时年86岁）

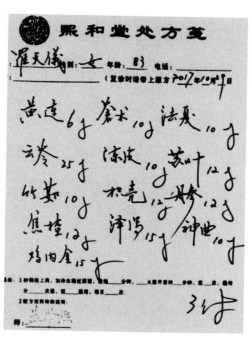

图29-9　蓝肇熙先生给母亲罗天仪女士
诊治的处方

四、蓝肇熙先生之《中医赞》原稿

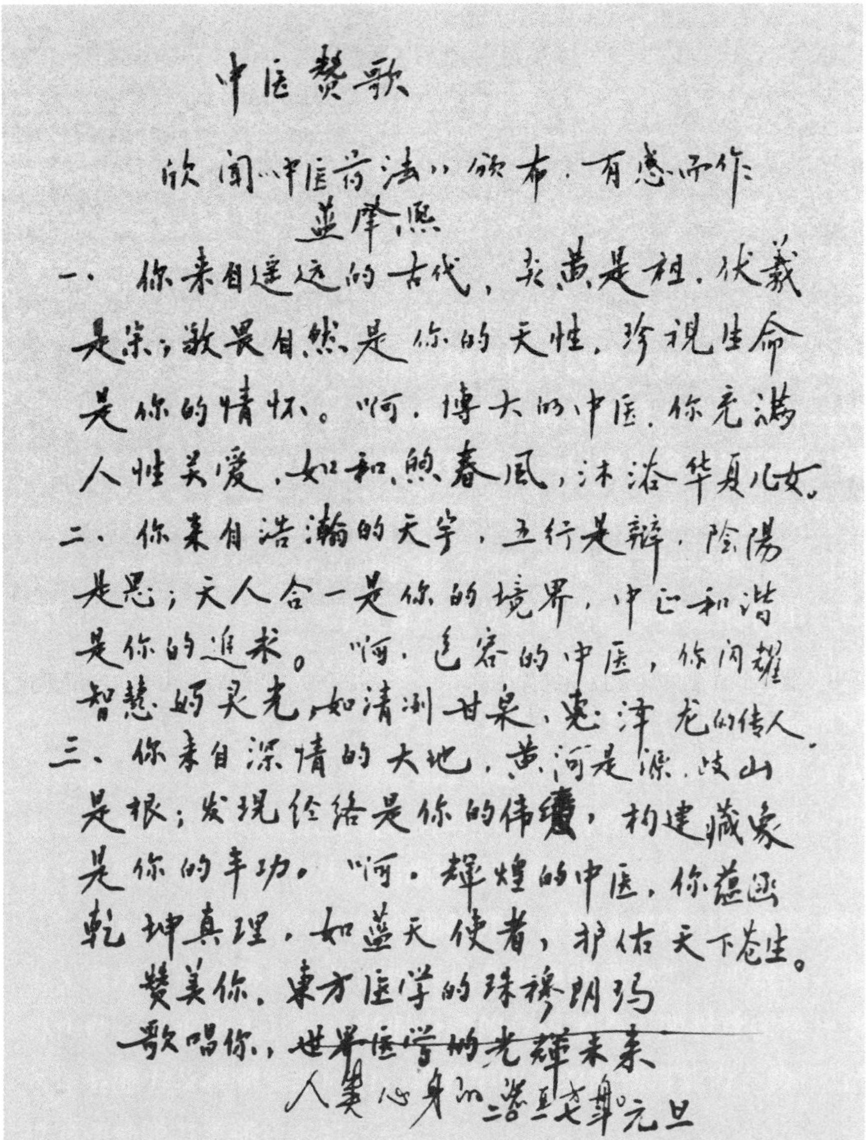

中医赞歌

欣闻《中医药法》颁布，有感而作

蓝肇熙

一、你来自遥远的古代，炎黄是祖，伏羲是宗；敬畏自然是你的天性，珍视生命是你的情怀。呵，博大的中医，你充满人性关爱，如和煦春风，沐浴华夏儿女。

二、你来自浩瀚的天宇，五行是辩，阴阳是思；天人合一是你的境界，中正和谐是你的追求。呵，包容的中医，你闪耀智慧妈灵光，如清洌甘泉，恋泽龙的传人。

三、你来自深情的大地，黄河是源，岐山是根；发现经络是你的伟绩，构建藏象是你的丰功。呵，辉煌的中医，你蕴函乾坤真理，如蓝天使者，护佑天下苍生。

赞美你，东方医学的珠穆朗玛

歌唱你，世界医学的光辉未来

人美心身和谐　二零一七年元旦

图29-10　蓝肇熙先生《中医赞》原稿手迹

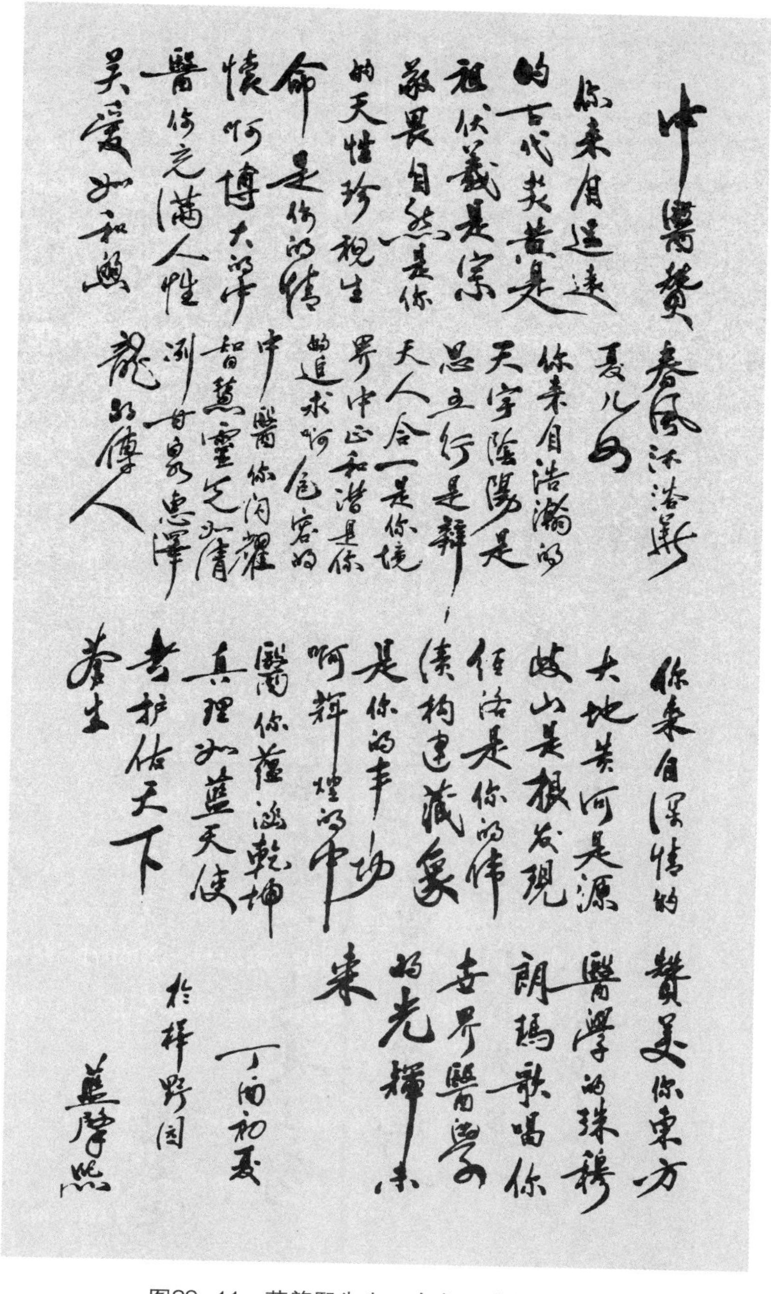

中醫贊
你來自遥遠
的古代炎黄是
祖伏羲是宗
敬畏自然是你
的天性珍視生
命是你的情
懷啊博大的中
醫你充滿人性
关愛如和煦
春風沐浴華
夏兒女
你來自浩瀚的
天宇陰陽是
思五行是辯
天人合一是你境
界中正和諧是你
的追求啊包容的
中醫你閃耀
智慧靈光如清
冽甘泉惠澤
龍的傳人
你來自深情的
大地黄河是源
岐山是根發現
經絡是你的偉
績構建藏象
是你的辛功
啊輝煌的中
醫你蘊涵乾坤
真理如藍天使
者护佑天下
蒼生
贊美你東方
醫學的珠穆
朗瑪歌唱你
世界醫學
的光輝未
來
丁酉初夏
於梓野園
藍肇熙

图29-11　蓝肇熙先生二次书写《中医赞》

附 录

时至今日，回想我的中医之路，常能想起蓝肇熙先生书写的一首词——《念奴娇·赤壁怀古》，"大江东去，浪淘尽，千古风流人物"，希望每一个中医人能经得起时间与临证的考验，成为中医界的"千古人物"，希望先生的学术思想也会"一枝一叶总关怀"，守护每一个中医追梦的种子（附图1，附图2）。

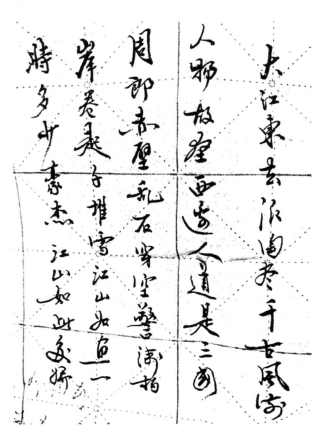

附图1　蓝肇熙先生书写《念奴娇·赤壁怀古》

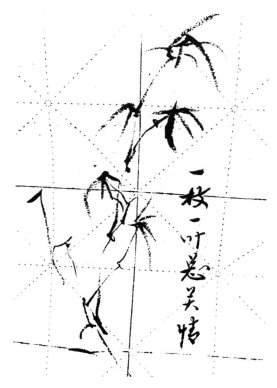

附图2　蓝肇熙先生送"竹"

后 记

先生已过花甲之年，至今仍博闻强识，秉承家学，初心始终，矢志中医，我将先生的教育启蒙、中医学术思想、独特的临证经验、医案以及科研论文著作做以记录，历时六载余，作《灵蓝秘典·经典中医实录》一书，希望能将先生的学术集萃分享于吾学同辈，在中医历史的长河中发出璀璨的星光。

在我的中医之路上，我希望自己可以尽快编写完《经典中医实录：论文集》《经典中医实录：中西医论》《经典中医实录：经方临证录》《经典中医实录：医话集》《蓝肇熙医著集萃》《经典中医实录：秘方集》《蓝氏五代经典医学录》《蓝肇熙医学全集》《蓝氏医门》，敬请大家期待与指正。

先生崇尚"分享精神"。在中医学的世界里，他希望能够不断发出自己的光与热，普照一代又一代的中医新力军，将自己的临床经验与中医思想理论毫无保留地全部授予吾辈学者。

先生信仰中医，对于中医，似乎是一位狂热的"信徒"，不论身处哪里，不论遇到什么，他都能将中医的渊博知识赋予一天一地，一事一物，一花一草，一枝一叶，甚至一音一弦之中。正如先生《悟道》诗所述："云升雨降归何因？孰长孰消岂有神？万象纷然谁是主？阴阳五行示其真。"先生将最真实的自然之理融入了中医。后又作《养生》诗："自然贼风切莫逢，恬淡虚无真气从。精神内守正气旺，病安从来有华容"，将经典之理应用于人体之中。

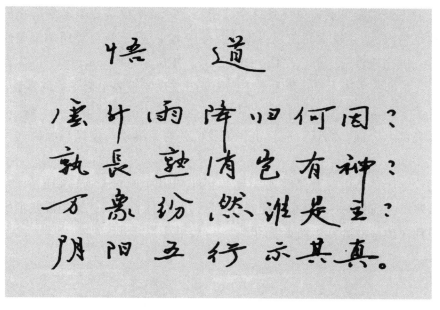

悟　道

密竹雨落旧何因？
孰长孰消岂有神？
万象纷然谁是主？
阴阳五行示其真。

蓝肇熙先生登高富顺"保和寨"时有感

养　生

自然戒风切莫违，
快说崖无其之从。
精神内华正之旺，
病安从来有华容。

蓝肇熙先生登高富顺"保和寨"时有感

先生热爱这份事业，更热爱这个"中"字。他不仅常自豪地告诉自己与他人"我是中国人"，也很骄傲地讲出"我是一名中医"，甚至更用他沧桑而有力的声音，洪亮地告诉国外人"I'm Chinese"，"I'm a TCM doctor"，因为在他的心中始终信仰：中国人是世界上最幸福的人，中医是世界上最幸福的事业。

对于学子，先生常告诫我们"尽吾志"，学习中医要"精"与"诚"，不但品德要高尚，志向要高远，而且也告诉我们要努力继承与发扬祖国最优秀的传统文化。

此致结尾，结束对蓝肇熙先生前半生60余载中医事业追逐和成就的评述，希冀吾辈承继前志——"春蚕到死丝方尽"，用自己的一生，"蜡炬成灰泪始干"，去捍卫和守护这份世界上最幸福的事业——中医！

戊戌年·夏芒种·撰于蓉城体院

致 谢

时光如梭，光阴似箭，匆匆之间，我跟随先生已过三载，在这数年的时间里，最令我感动的是先生对每一位学生倾心的培养。

回忆，如一本精致的影像集，一幕幕、一页页在我的脑海里呈现。

曾记与先生第一次相遇，一支白云牌小毛笔、一张雪白的处方签、一张方正的小桌，先生用俊秀的小楷字一行行整齐地书写：柴胡 15g，枳壳 15g，黄芩 12g……就是这样的一笔笔字迹，深深地印入学生初识先生时的脑海里。

曾记第一次颤颤巍巍地站在蓝肇熙先生的面前，内心里无限担心与自闭，害怕听到先生拒绝的声音，但就是在这种情况下，先生却用敏锐的目光仔细透过了我的内心，用一句充满正能量的语言鼓励我、支持我、接纳我，并告诉我"有希望"。

曾记先生让师母悄悄地给予家庭困难的弟子们经济上的支持与师门关怀，让他们能够安心学习。

亦曾记第一次先生把患者的病情交给我诊断，30 分钟的时间，冗长的思索，才开出一剂小柴胡汤，先生不仅不生气，还耐心指导我诊断与处方。

一日为师，终身为父。这样的一幕幕一直激励着我、鼓励着我，在此书作罢之时，更加珍惜与感恩这份师生情："谢谢您，我的恩师"。

有志者，事竟成。期望每一位读者都能像蓝肇熙先生一样，在自己的中医事业中，做一名精诚之医，为中医药事业的发展发出自己的一分光与热。

（宝剑锋从磨砺出，梅花香自苦寒来，本书出版之际，特此感谢：冯麟、赵鹏、王浩宇、卓兴卫等师兄弟的支持！感谢培养我的学校——成都中医药大学、成都体育学院、中国科学院深圳先进技术研究院所有曾经给予我知识的人！感谢出版路上河北源澜文化传播有限公司徐丙辉先生、中医古籍出版社张磊先生、四川科学技术出版社肖伊女士耐心的解答、指导与支持！）

戊戌年·夏芒种·撰于蓉城政心中医书院

参考文献

[1] 蓝肇熙，付乙．力竭跑步后大白鼠骨骼肌和血清中铜含量的实验研究 [J]．四川解剖学杂志，1997，（3）：134–137.

[2] 蓝肇熙．论中医"时藏理论"在体育运动中的运用 [J]．成都体育学院学报，1999，25（2）：44–49.

[3] 蓝肇熙．抗高热Ⅰ号合剂对肺炎双球菌所致发热家兔红细胞免疫功能的影响 [J]．华西药学杂志，2001，16（4）：248–250.

[4] 蓝肇熙．抗高热Ⅰ号合剂对肺炎双球菌所致发热家兔脑脊液 PGE、cAMP 含量的影响 [J]．华西药学杂志，2001，16（2）：81–83.

[5] 蓝肇熙．应用现代科学实验方法改革《中医基础理论》教学 [J]．成都体育学院学报，2001，27（3）：60–61

[6] 蓝肇熙，邹志春．高血压病病机及证治新探 [J]．四川中医，2002，20（5）：11–12.

[7] 蓝肇熙．部分普通高校高水平篮球后备人才身体机能的研究．中韩体育学术论丛，2002.

[8] 蓝肇熙．非典型肺炎病因病机及证治探析 [J]．四川中医，2004，22（2）：9–11.

[9] 蓝肇熙．试析心为人体阳气之主宰 [J]．四川中医，2005，23（10）：1–2.

[10] 蓝肇熙．骨立冲剂治疗脾肾两虚型原发性骨质疏松症的临床观察 [J]．四川中医，2006，24（6）：75–77.

[11] 蓝肇熙．骨立对去卵巢大鼠骨质疏松症防治作用的实验研究 [J]．四川中医，2006，24（11）：11–14.

[12] 蓝肇熙，刘建宇．骨立对去卵巢大鼠骨质疏松症骨生物力学影响的实验研究 [J]．四川中医，2006，24（10）：16–19．

[13] 蓝肇熙．心脾关系辨析 [J]．四川中医，2006，24（7）：26–27．

[14] 蓝肇熙，李薇．损伤血瘀证中 PAF 变化及桃红四物汤对其干预的实验研究 [J]．四川中医，2007，25（10）：9–11．

[15] 蓝肇熙．损伤血瘀证与 IL–6、IL–10 的相关性及化瘀中药对其影响的实验研究 [J]．四川中医，2008，26（11）：17–19．

[16] 蓝肇熙．桃红四物汤对大鼠损伤血瘀证的影响 [J]．华西药学杂志，2008，23（3）：286–287．

[17] 蓝肇熙，王万智．桃红四物汤对大鼠损伤血瘀证中 TXB_2、6–keto–PGF–1α 的影响 [J]．华西药学杂志，2008，23（6）：687–688．

[18] 蓝肇熙，冯麟．运动结合五脏背俞穴按压对原发性高脂血症影响的观察 [J]．内蒙古中医药，2010，29（2）：27．

[19] 谭政，蓝肇熙．蓝肇熙名老中医治疗运动性耳鸣经验浅析 [J]．四川中医，2018，36（5）：3–6．

[20] Tan Zheng，Lan Zhao–xi.Acupuncture therapy in a patient with radial nerve injury[J].TMR Non–Drug Therapy，2018，1（1）：23–27

[21] Yang Lu–han，Lan Zhao–xi.Autoregulation factors of female endocrine hormones during long time load exercise.JOURNAL OF MATERIALS SCIENCE：METERIALS IN MEDICINE，2018，5

[22] 马界，蓝肇熙．针灸结合骨立对去势大鼠骨质疏松症骨密度及生物力学影响的研究 [J]．四川中医，2008，26（8）：9–11．

[23] 王万智，蓝肇熙．从医易结合看中医的全息思维 [J]．中国民族民间医药，2009，18（6）：75–76．

[24] 谢春光，蓝肇熙，杜联，等．当归芍药散对痛经患者血液流变性及 PGF–2α 水平的影响 [J]．中西医结合杂志，1990，10（7）：410–412，389．

[25] 谢春光，蓝肇熙，王飞，等．糖复康对正常及糖尿病家兔血糖水平、血清胰岛素和胰升血糖素释放的影响 [J]. 中成药，1992，（2）：29-31.

[26] 张三康，蓝肇熙．运用三维动画研究运动性骨折的手法复位 [A]. 第五届全国体育科学大会论文摘要汇编 [C]，1997.

[27] 付乙，蓝肇熙．运动性失眠的研究现状 [J]. 成都体育学院学报，1999，（4）：56-60.

[28] 高虹，蓝肇熙．麦粒灸加叩刺拔罐法治疗类风湿性关节炎 [J]. 四川中医，2000，18（3）：53-54.

[29] 付乙，蓝肇熙．优秀运动员运动性失眠的发生与治疗 [A]. 湖北：第六届全国体育科学大会论文摘要汇编 [C]，2000.

[30] 杨桦，蓝肇熙，李国栋，等．奥地利萨尔茨堡大学、德国波茨坦大学办学体制及体育院系考察报告 [J]. 成都体育学院学报，2001，27（6）：1-4.

[31] 王宗勤，蓝肇熙．脑脉通注射液对全脑缺血及再灌流大鼠脑组织单胺类递质的影响 [J]. 华西药学杂志，2002，17（1）：13-15.

[32] 付乙，蓝肇熙．中药对优秀运动员免疫功能的影响 [A]. 第九届全国运动医学学术会议论文摘要汇编 [C]，2002.

[33] 高虹，蓝肇熙．论中医学的阴升阳降及对临床治疗的指导意义 [J]. 四川中医，2003，21（11）：18-19.

[34] 付乙，蓝肇熙．调神定志中药对优秀运动员运动性失眠血液单胺类神经介质的影响 [J]. 成都体育学院学报，2003，29（4）：91-92，96.

[35] 赵勇，蓝肇熙．乙肝病机及治疗探要 [J]. 四川中医，2003，21（11）：12-14.

[36] 刘婧，蓝肇熙．再论"调肝法"治疗 2 型糖尿病 [J]. 四川中医，2007，25（5）：19-21.

[37] 李磊，蓝肇熙．从阴邪论治乙型病毒性肝炎 [J]. 新中医，2009，41（9）：6-7.

[38] 冯麟，蓝肇熙．损伤血瘀证研究的突破性进展 [J]. 内蒙古中医药，2012，31（4）：129.

[39] 魏微，蓝肇熙．黄芪通过 IL8 干预"损伤血瘀证"早期炎症反应 [J]. 北京：
保健时报，2014.

[40] 冯麟，蓝肇熙．黄芪通过协调平衡 IL6 以达到控制"损伤血瘀证"早期炎
症的目的 [J]. 中国论文网，2013，11（2）：1672–3783

[41] 冯麟，蓝肇熙．"阴阳合一""脏腑合一"原则防治骨质疏松症 [J]. 内蒙
古中医药，2012，31（8）：120.

[42] 王万智，蓝肇熙．损伤血瘀证大鼠骨骼肌细胞凋亡、免疫机制研究 [D]. 成
都中医药大学，2011.

[43] 洪营东，蓝肇熙．基于主成分分析法对损伤血瘀证相关性指标的研究 [D].
成都中医药大学，2014.

[44] 周忠科，蓝肇熙．运用文献与激光散斑成像技术揭示刮痧法调节营卫的研
究 [D]. 成都中医药大学，2014.

[45] 蓝肇熙．黄帝内经素问故事 [M]. 北京：人民卫生出版社，2016.

[46] 蓝肇熙．伤科中药与方剂 [M]. 成都：成都体育学院教材委员会，1994.

[47] 蓝肇熙．黄帝内经素问故事 [M]. 北京：人民卫生出版社，2016.

[48] 蓝肇熙．运动性疾病的中医辨证论治 [M]. 北京：天地出版社，2002.

[49] 李杲．脾胃论——中医临床必读丛书 [M]. 北京：人民卫生出版社，2013.

[50] 朱丹溪．丹溪心法——中医临床必读丛书 [M]. 北京：人民卫生出版社，
2008.

[51] 许慎．说文解字 [M]. 北京：中国戏剧出版社，2008.

[52] 广东中医学院中医研究院．中医名词术语选释 [M]. 北京：人民卫生出版
社，1973.

[53] 中国社会科学院语言研究所．新华字典 [M]. 北京：商务印书馆，2011.

[54] 柯琴．伤寒来苏集 [M]. 柳璇，校注．北京：中国医药科技出版社，2011.

[55] 尤在泾．伤寒贯珠集 [M]. 李玉清，校注．北京：中国医药科技出版社，
2011.

[56] 曹颖甫 . 经方实验录 [M]. 鲍艳举，点校 . 北京：学苑出版社，2014.

[57] 陈鼎三 . 医学探源 [M]. 蔡绍平，点校 . 上海：上海中医学院出版社，1987.

[58] 老聃 . 道德经 [M]. 乙力，注释 . 西安：三秦出版社，2008.

[59] 朱高正 . 四书精华阶梯 [M]. 浙江：浙江大学出版社，2013.

[60] 喻嘉言 . 寓意草 [M]. 于恒，校注 . 北京：中国医药科技出版社，2011.

[61] 郭丹，程小青，李彬源 . 左传 [M]. 北京：中华书局，2012.

[62] 褚澄 . 褚氏遗书 [M]. 卢详之，等，校补 . 北京：人民军医出版社，2012.

[63] 常存库 . 中国医学史 [M].2 版 . 北京：中国中医药出版社，2003.

[64] 黄元御 . 长沙药解 [M]. 北京：中国医药科技出版社，2011.

[65] 张介宾 . 景岳全书 [M]. 孙玉信，朱平生，校注 . 上海：第二军医大学出版社，2006.

[66] 中国中医研究院 . 蒲辅周医案 [M]. 北京：人民卫生出版社，2005.

插 图

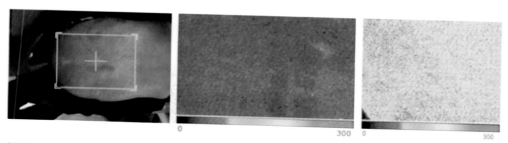

插图5-1 （左）正常人体皮肤组织；（中）人体正常状态下气血的灌注插图像；（右）使用温灸推抚理疗床垫后人体相应部位皮肤组织的气血灌注插图像

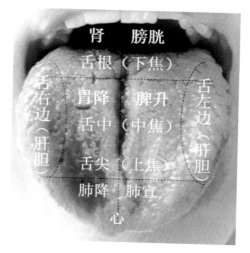

插图7-1 蓝氏舌象的意义

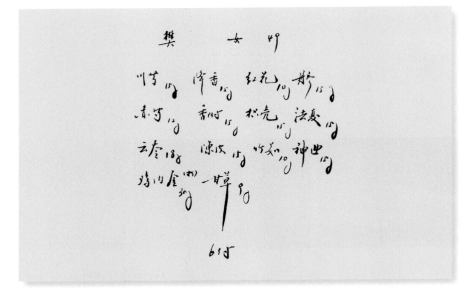

插图13-1　先生看诊时书写的中医处方

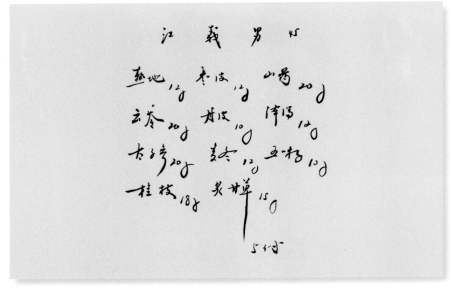

插图13-2　先生看诊时书写的中医处方

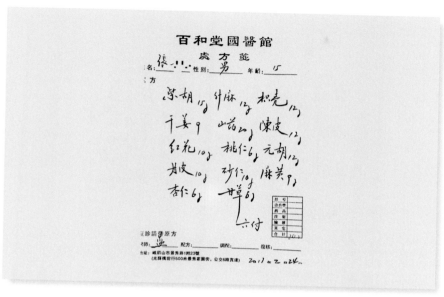

插图13-3　先生看诊时书写的中医处方

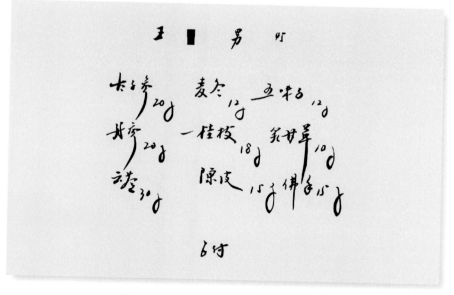

插图13-4　先生看诊时书写的中医处方

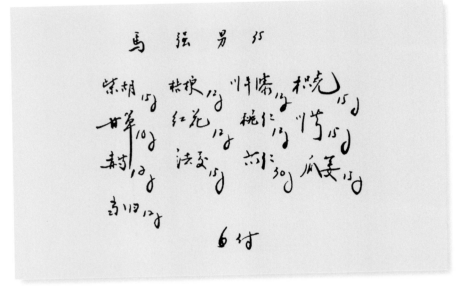

插图13-5　先生看诊时书写的中医处方

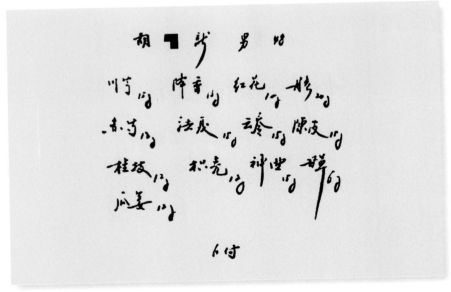

插图13-6　先生看诊时书写的中医处方

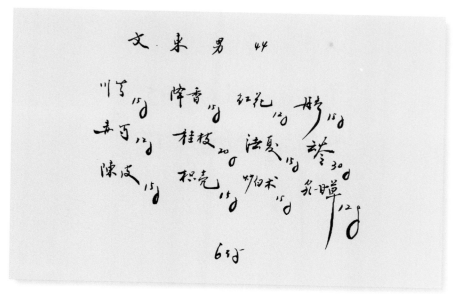

插图13-7　先生看诊时书写的中医处方

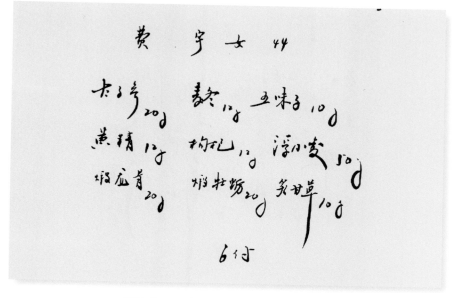

插图13-8　先生看诊时书写的中医处方

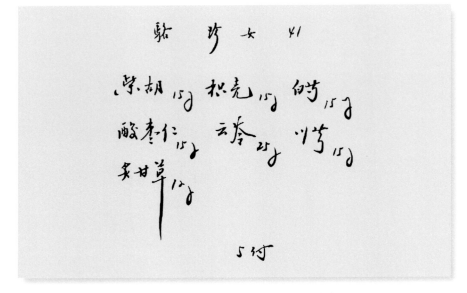

插图13-9　先生看诊时书写的中医处方

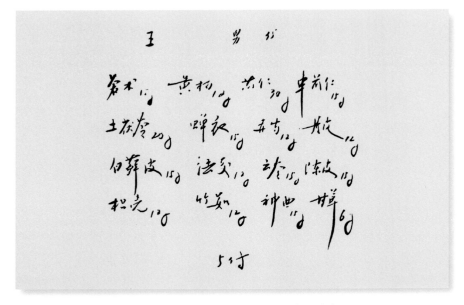

插图13-10　先生看诊时书写的中医处方

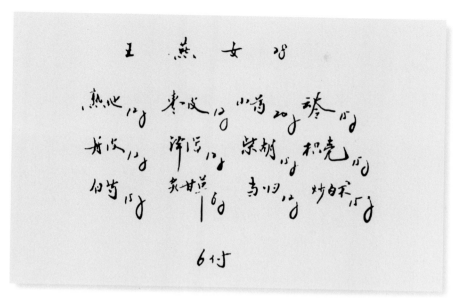

插图13-11　先生看诊时书写的中医处方

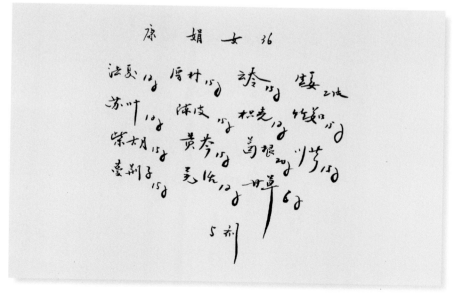

插图13-12　先生看诊时书写的中医处方

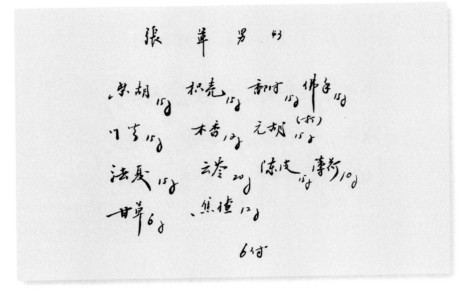

插图13-13　先生看诊时书写的中医处方

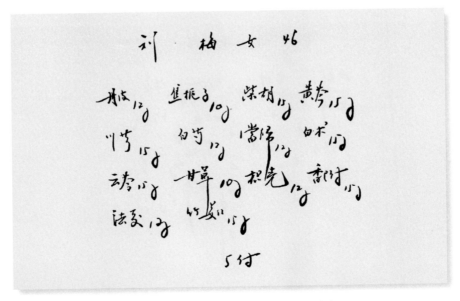

插图13-14　先生看诊时书写的中医处方

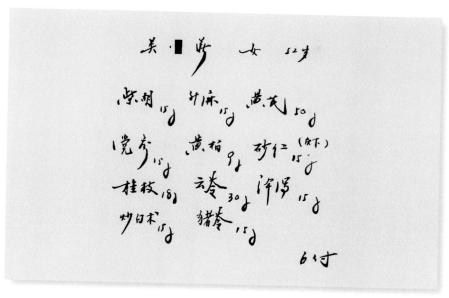

插图13-15 先生看诊时书写的中医处方

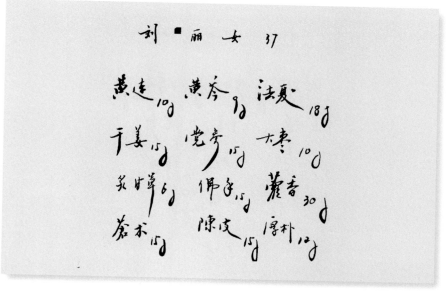

插图13-16 先生看诊时书写的中医处方

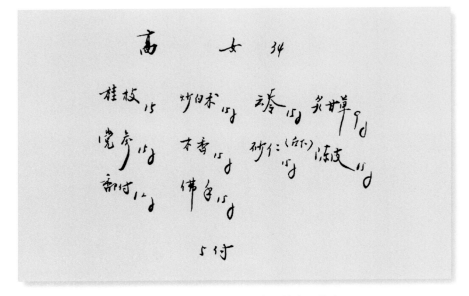

插图13-17　先生看诊时书写的中医处方

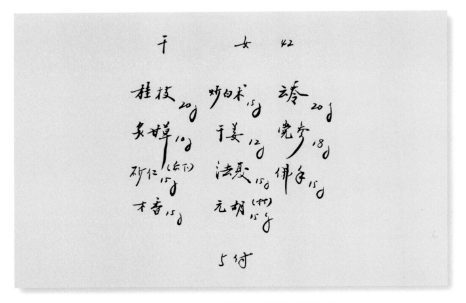

插图13-18　先生看诊时书写的中医处方

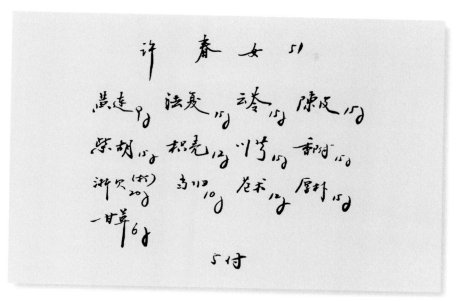

插图13-19　先生看诊时书写的中医处方

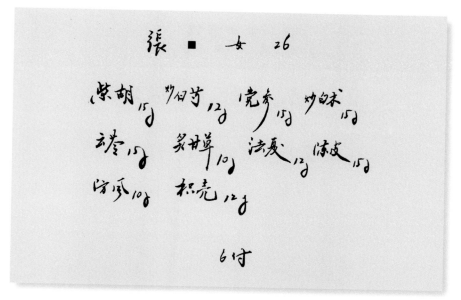

插图13-20　先生看诊时书写的中医处方

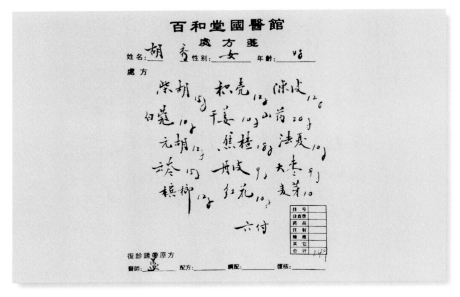

插图13-21　先生看诊时书写的中医处方

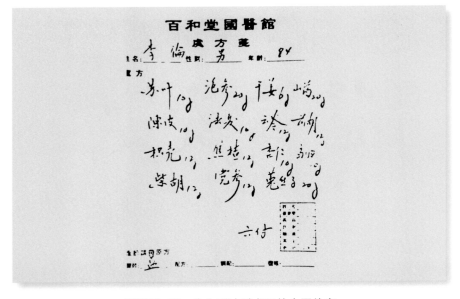

插图13-22　先生看诊时书写的中医处方

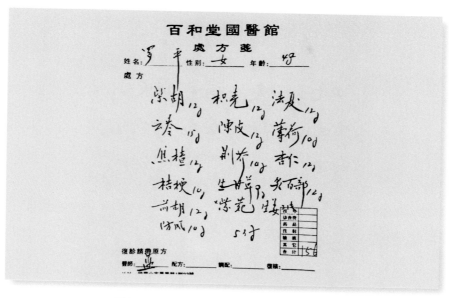

插图13-23 先生看诊时书写的中医处方

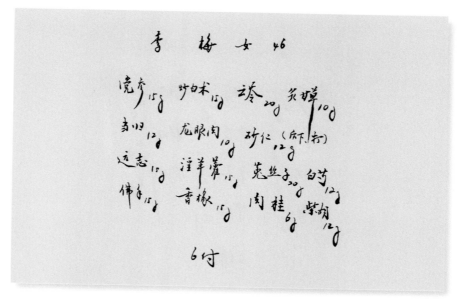

插图13-24 先生看诊时书写的中医处方

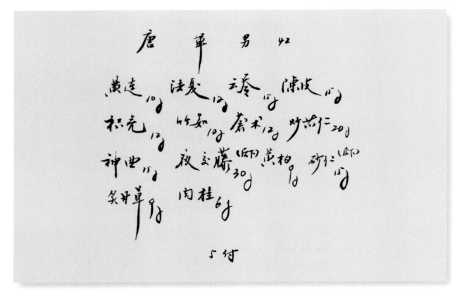

插图13-25　先生看诊时书写的中医处方

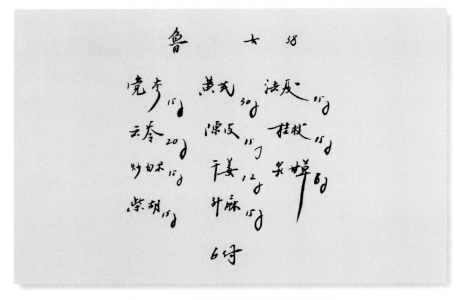

插图14-1　先生看诊时书写的中医处方

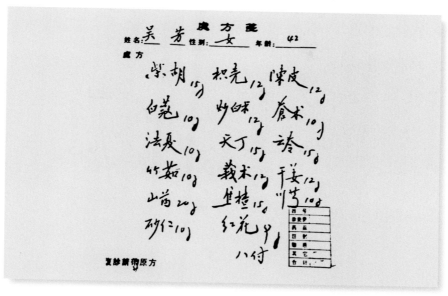

插图14-2　先生看诊时书写的中医处方

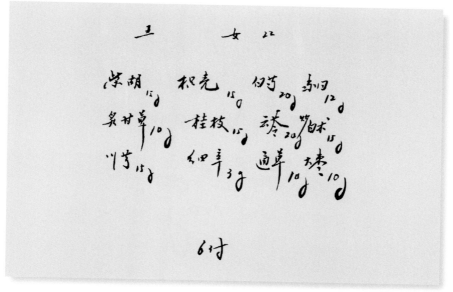

插图14-3　先生看诊时书写的中医处方

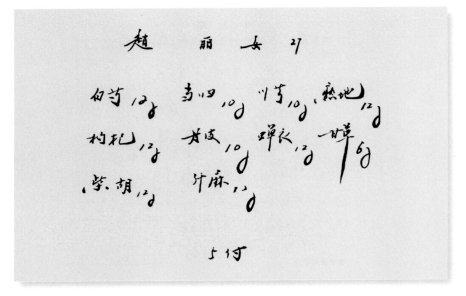

插图14-4　先生看诊时书写的中医处方

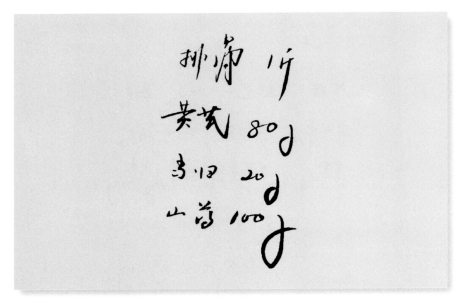

插图14-5　先生看诊时书写的中医处方

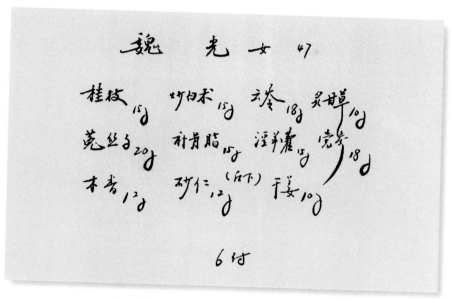

插图14-6　先生看诊时书写的中医处方

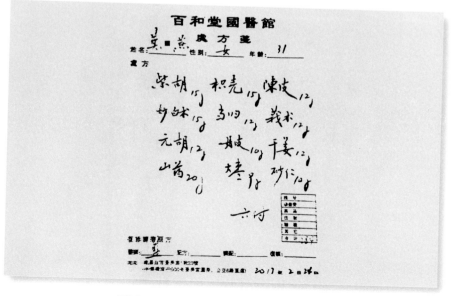

插图14-7　先生看诊时书写的中医处方

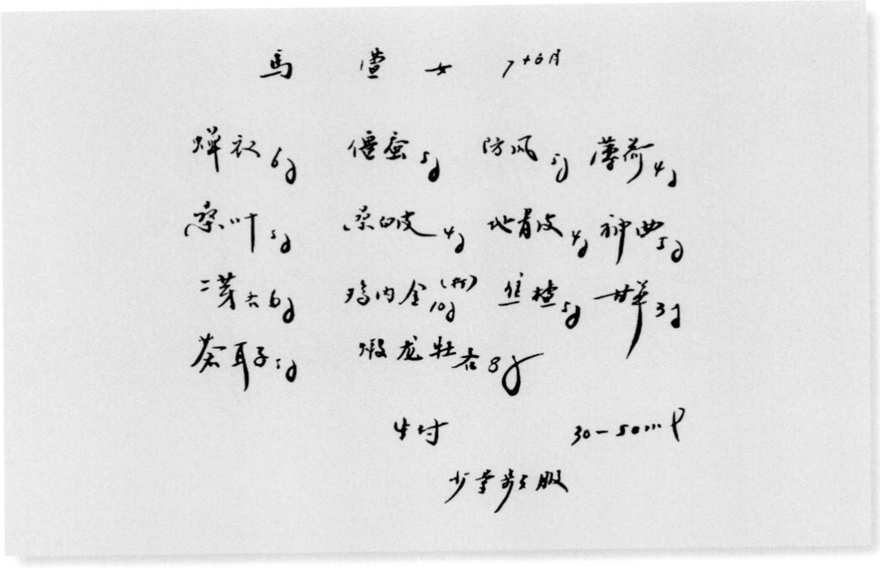
马 堂 女 7+6月
蝉衣6g 僵蚕5g 防风5g 薄荷4g
桑叶5g 桑白皮4g 地骨皮4g 神曲5g
二芽各6g 鸡内金(打)10g 生楂5g 甘草3g
苍耳子5g 煅龙牡各8g
4付 30-50ml
少量频服

插图15-1　先生看诊时书写的中医处方

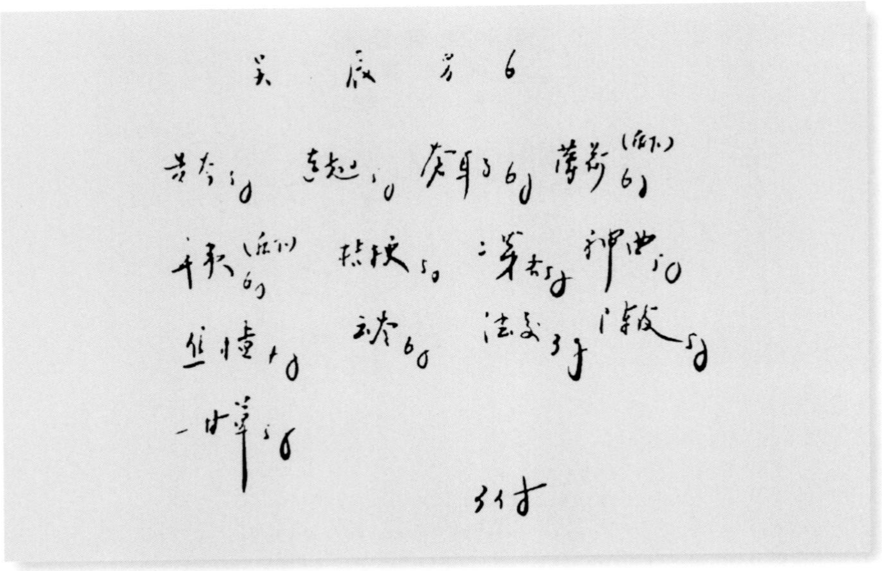
吴 辰 男 6
黄芩5g 连翘5g 苍耳子6g 薄荷(后下)6g
牛蒡(后下)6g 桔梗5g 二芽各5g 神曲10g
生楂10g 玄参6g 法夏3g 陈皮5g
甘草5g
3付

插图15-2　先生看诊时书写的中医处方

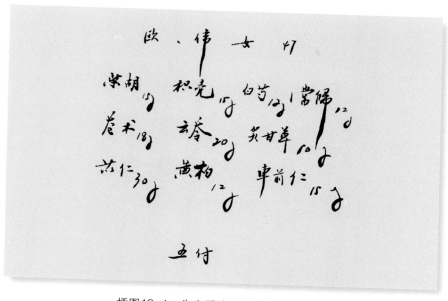

插图16-1　先生看诊时书写的中医处方

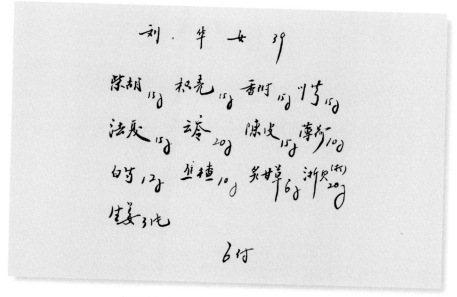

插图16-2　先生看诊时书写的中医处方

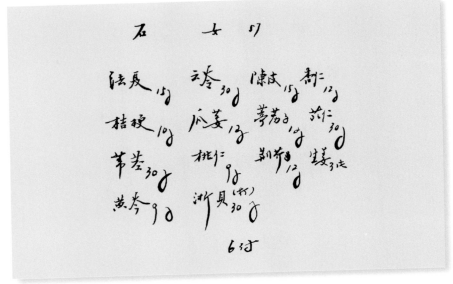

插图16-3　先生看诊 时书写的中医处方

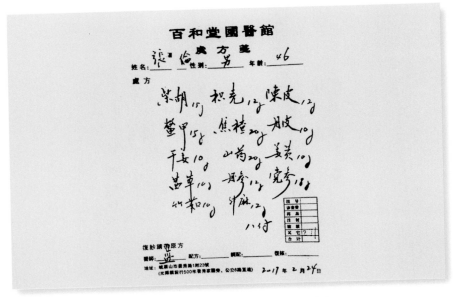

插图16-4　先生看诊时书写的中医处方

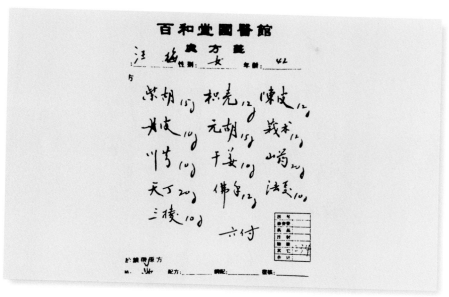

插图16-5　先生看诊时书写的中医处方

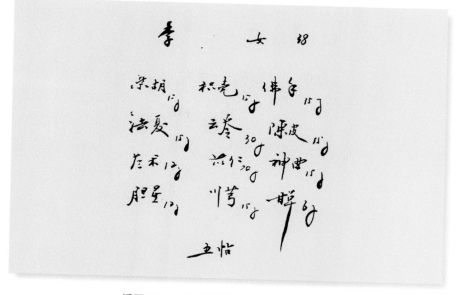

插图17-1　先生看诊时书写的中医处方

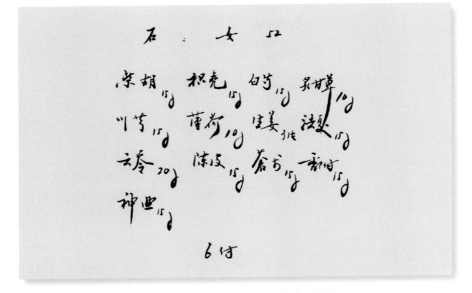

插图17-2　先生看诊时书写的中医处方

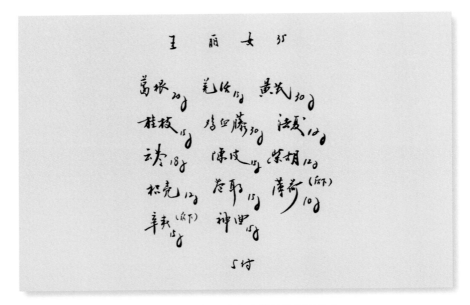

插图17-3　先生看诊时书写的中医处方

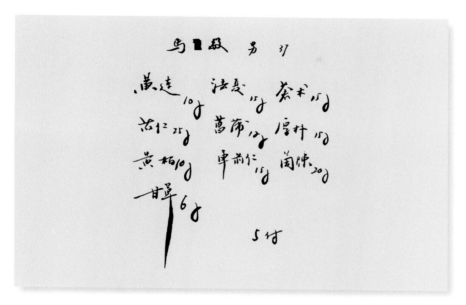

插图17-4　先生看诊时书写的中医处方

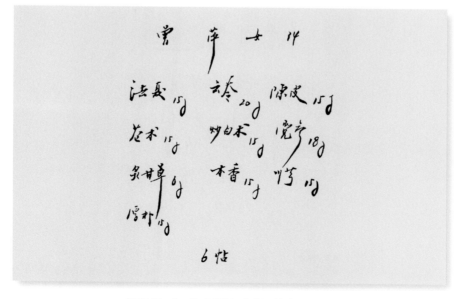

插图18-1　先生看诊时书写的中医处方

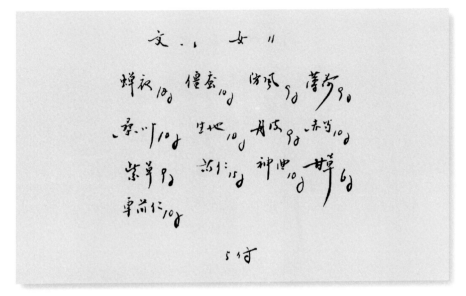

插图18-2　先生看诊时书写的中医处方

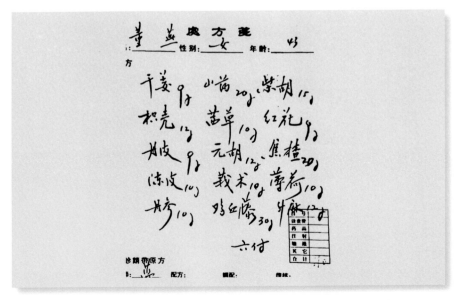

插图18-3　先生看诊时书写的中医处方

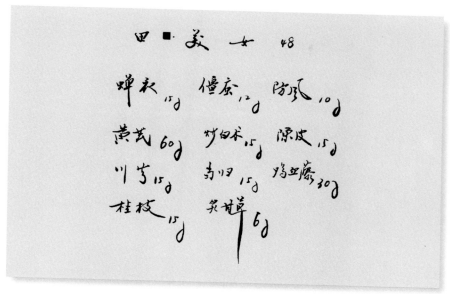

插图19-1　先生看诊时书写的中医处方

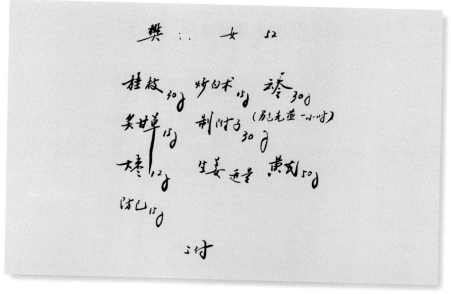

插图19-2　先生看诊时书写的中医处方

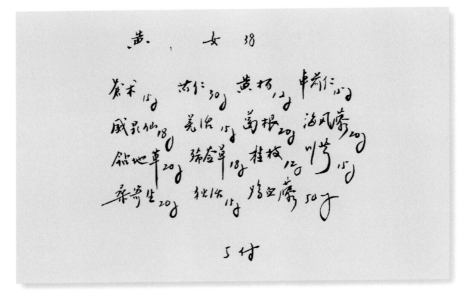

插图19-3　先生看诊时书写的中医处方

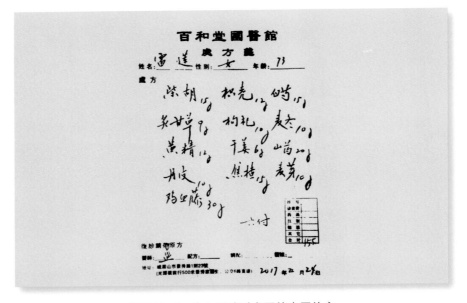

插图19-4　先生看诊时书写的中医处方

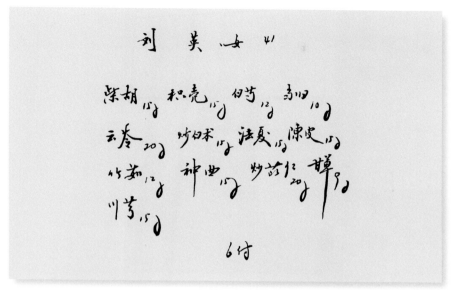

插图20-1　先生看诊时书写的中医处方

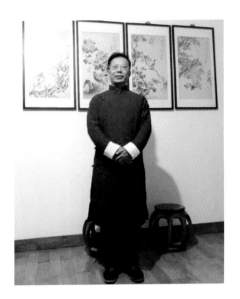

插图21-1　蓝肇熙先生家中照

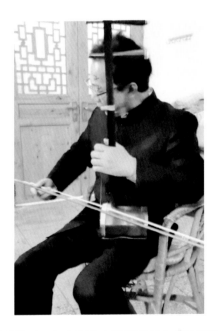

插图25-1　先生在家中独奏二胡曲《君子颂》

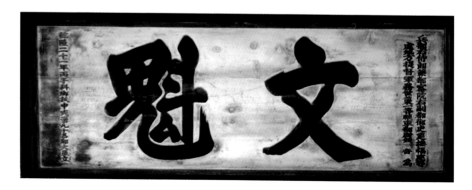

插图26-1　文魁

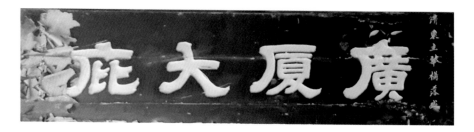

插图26-2　广厦大庇

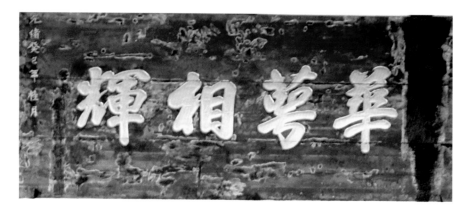

插图26-3　华萼相辉

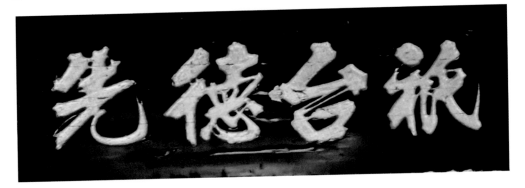

插图26-4　祇台德先《尚书·夏书·禹贡》

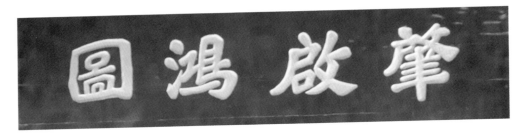

插图26-5　肇启鸿图

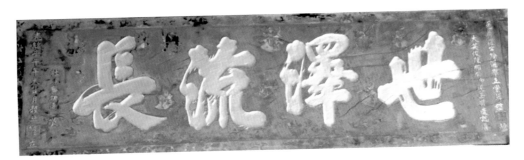

插图26-6　世泽流长

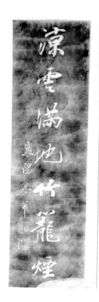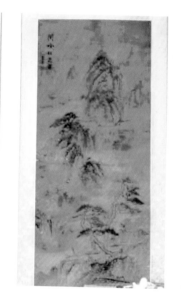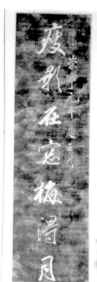

插图26-7 米芾碑刻拓片

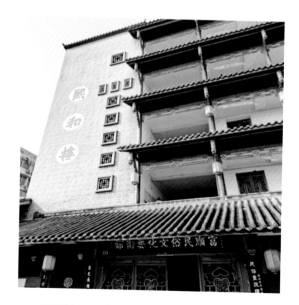

插图26-8 省级文物保护单位"熙和居"